临床消化系统疾病与内镜应用

主 编 王太平 李连兴 梁旭阳 张 冰 贺照霞

LINCHUANG XIAOHUA XITONG JIBING YU NEIJING YINGYONG

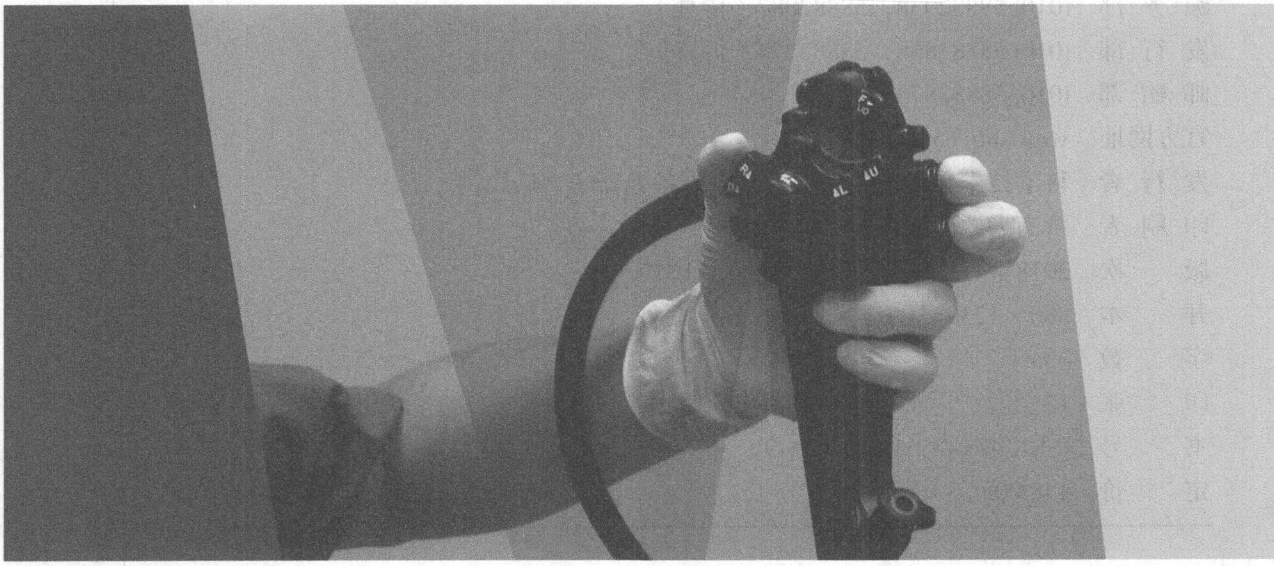

科学技术文献出版社
SCIENTIFIC AND TECHNICAL DOCUMENTATION PRESS
·北 京·

图书在版编目（CIP）数据

临床消化系统疾病与内镜应用 / 王太平等主编. — 北京 : 科学技术文献出版社, 2018.4
ISBN 978-7-5189-4373-9

Ⅰ. ①临… Ⅱ. ①王… Ⅲ. ①消化系统疾病—内窥镜检—诊疗 Ⅳ. ①R570.4

中国版本图书馆CIP数据核字(2018)第092644号

临床消化系统疾病与内镜应用

策划编辑：曹沧晔　　责任编辑：曹沧晔　　责任校对：赵　瑗　　责任出版：张志平

出 版 者　科学技术文献出版社
地　　址　北京市复兴路15号　邮编 100038
编 务 部　(010) 58882938，58882087（传真）
发 行 部　(010) 58882868，58882874（传真）
邮 购 部　(010) 58882873
官方网址　www.stdp.com.cn
发 行 者　科学技术文献出版社发行　全国各地新华书店经销
印 刷 者　济南大地图文快印有限公司
版　　次　2018年4月第1版　2018年4月第1次印刷
开　　本　880 × 1230　1/16
字　　数　394千
印　　张　12
书　　号　ISBN 978-7-5189-4373-9
定　　价　148.00元

前 言

消化系统疾病知识更新极为迅猛，尤其是在当今知识爆炸的时代，网络的应用，循证医学、整合医学及个体化医学等概念对医学产生了革命性冲击，对疾病诊治的思维方式提出了极大的挑战。作为消化专科临床医师，必须认真学习消化系统疾病的相关知识，熟悉并尽快掌握专科诊疗技术，因此，编者收集了大量的国内外文献，并结合自身的临床经验，编写了这部实用的临床著作。

本书首先介绍了消化系统基础内容，然后以较大篇幅重点介绍了消化系统常见疾病，如食管疾病、胃及十二指肠疾病、小肠疾病、大肠疾病、肝脏疾病、胆囊疾病等内容，最后还介绍了消化内镜检查、治疗技术以及相关的护理配合。全书论述详尽、资料新颖，对消化疾病的诊断和治疗具有指导意义，适合我国各级临床医师阅读参考，以便于消化科医师了解和掌握常见病的最新诊疗手段，为患者提供最佳的治疗方案。

创新性地编写一本教材是非常艰苦而有挑战的工作，尽管全体编委付出了辛勤的劳动，但书中疏漏和不足之处仍然在所难免，恳请广大读者提出宝贵意见和建议，以使本书日臻完善，谢谢。

编 者

2018 年 4 月

目　录

第一章

概　　述

消化系统（digestive system）包括消化道、各种消化腺及与消化活动有关的神经、体液的调节。消化道为经口腔、咽喉、食管、胃、小肠、大肠直至直肠、肛门的连续性管道，其功能是消化食物，吸收营养物质和排泄粪便。其中位于屈氏（Treitz）韧带以上的食管、胃、十二指肠、空肠上段等消化管道以及肝、胰腺等消化腺及胆管、胰管等腺体导管称为上消化道，屈氏韧带以下的消化管道称为下消化道。消化腺可分为大消化腺和小消化腺，前者指大唾液腺、肝和胰，后者指唇腺、颊腺、舌腺、食管腺、胃腺和肠腺等。消化道的功能是在神经、体液的调节下进行的，神经、体液的调节可以保证消化道的生理活动。消化系统结构以及食物在消化道内消化的过程见图1－1。

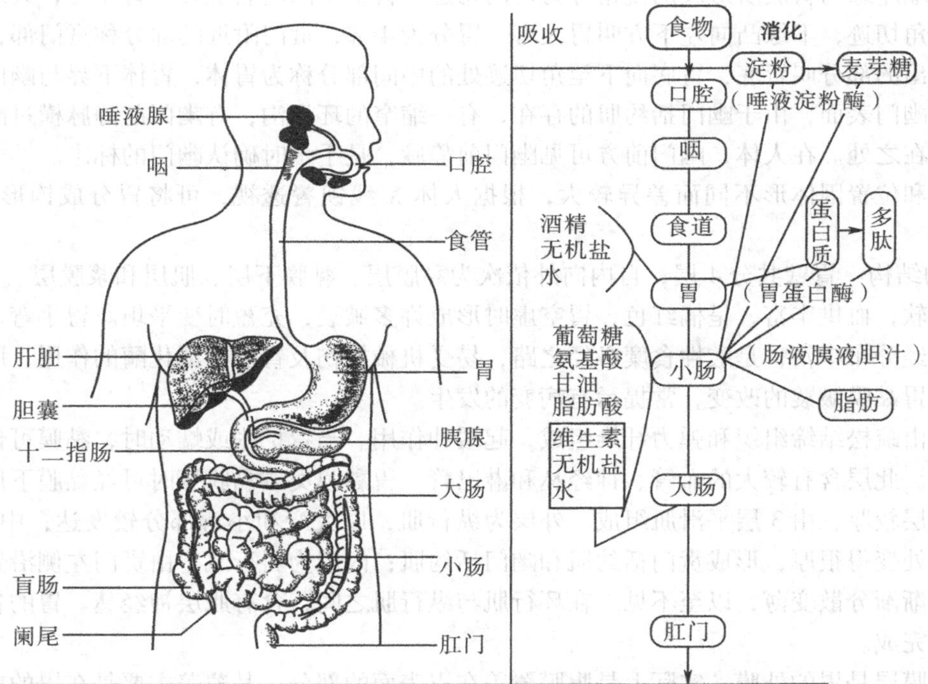

图1－1　消化系统结构以及食物在消化道内消化的过程

第一节　消化系统的结构

一、食管

食管（esophagus）是一个前后扁平的肌性管，位于脊柱前方，上端在第6颈椎下缘平面与咽相续，下端续于胃的贲门，全长约25cm，是消化道各部中最狭窄的部分，依其行程可分为颈部、胸部和腹部三段。

1. 食管的特点　食管全程有三处狭窄，第一个狭窄位于食管和咽的连接处；第二个狭窄位于食管与左支气管交叉处；第三个狭窄为穿经膈食管裂孔处。三个狭窄是食管异物易滞留和食管癌好发的部位。

2. 食管壁的结构　食管壁厚约4mm，具有消化管典型4层结构，食管壁从内到外由黏膜、黏膜下层、肌膜和外膜组成，但缺乏浆膜层。食管外膜由疏松结缔组织构成。

二、胃

胃（stomach）是消化管最膨大的部分，容量约1 500ml。大部分位于上腹部的左季肋区，上连食管，下续十二指肠。

1. 胃的形态和分部　胃上端与食管连接处是胃的入口贲门，下端是连接十二指肠的出口幽门。贲门左侧食管末端左缘与胃底所形成的锐角称为贲门切迹。胃上缘凹向右上方叫胃小弯，其最低点弯度明显的折转处称角切迹，下缘凸向左下方叫胃大弯。胃分为4部，贲门附近的部分称贲门部，贲门平面以上向左上方膨出的部分叫胃底，胃底向下至角切迹处的中间部分称为胃体，胃体下界与幽门之间的部分叫幽门部。在幽门表面，由于幽门括约肌的存在，有一缩窄的环形沟，有幽门前静脉横过幽门前方，为幽门括约肌所在之处。在人体，幽门前方可见幽门前静脉，是手术时确认幽门的标志。

胃的形态和位置因体形不同而差异较大，根据人体X线钡餐透视，可将胃分成钩形胃、角形胃、长胃。

2. 胃壁的结构　胃壁共分4层，自内向外依次为黏膜层、黏膜下层、肌层和浆膜层。

胃黏膜柔软，血供丰富，呈橘红色，胃空虚时形成许多皱襞，充盈时变平坦。胃小弯、幽门部的黏膜较平滑，神经分布丰富，是酸性食糜必经之路，易受机械损伤及胃酸、消化酶的作用，所以易发生溃疡。临床上，胃黏膜皱襞的改变，常提示有病变的发生。

黏膜下层由疏松结缔组织和弹力纤维组成，起缓冲作用。当胃扩张或蠕动时，黏膜可伴随这种活动而伸展或移位。此层含有较大的血管、神经丛和淋巴管。胃黏膜炎或黏膜癌时可经黏膜下层扩散。

胃壁的肌层较厚，由3层平滑肌组成。外层为纵行肌，以大弯和小弯部分较发达；中层为环形肌，在贲门和幽门处变得很厚，形成贲门括约肌和幽门括约肌；内层为斜行肌，由贲门左侧沿胃底向胃体方向进行，以下渐渐分散变薄，以至不见。在环行肌与纵行肌之间，含有肌层神经丛。胃的各种生理运动主要靠肌层来完成。

胃壁的浆膜层是胃的外膜，实际上是腹膜覆盖在胃表面的部分。其覆盖主要是在胃的前上面和后下面，并在胃小弯和胃大弯处分别组成小网膜和大网膜。

三、小肠

小肠（small intestine）可分为十二指肠、空肠和回肠三部分。小肠是进行消化和吸收的重要器官，并具有某些内分泌的功能。

1. 十二指肠　十二指肠（duodenum）介于胃与空肠之间，相当于十二个横指并列的长度而得名。十二指肠呈“C”形，包绕胰头，可分上部、降部、水平部和升部4部。十二指肠降部的后内侧壁上有胆总管和胰腺管的共同开口，胆汁和胰液由此流入小肠。十二指肠上部近幽门约2.5cm的一段肠管，壁较薄，黏膜面较光滑，没有或甚少环状襞，此段称十二指肠球部，是十二指肠溃疡的好发部位。

2. 空肠和回肠　空肠（jejunum）和回肠（ileum）上端起自十二指肠空肠曲，下端接续盲肠，空肠和回肠一起被肠系膜悬系于腹后壁，合称为系膜小肠。有系膜附着的边缘称系膜缘，其相对缘称游离缘或对系膜缘。

空肠和回肠之间无明显分界，在形态和结构上的变化是逐渐改变的。

3. 小肠壁的结构　小肠由黏膜层、黏膜下层、肌层和浆膜层四层构成。约 2% 的成人在距回肠末端 0.3 ~ 1cm 的回肠对系膜缘上，有长 2 ~ 5cm 的囊状突起，自肠壁向外突出，称 Meckel 憩室，是胚胎时期卵黄囊管未完全消失而形成的。Meckel 憩室易发炎或合并溃疡穿孔，并因其位置靠近阑尾，故症状与阑尾炎相似。

四、大肠

大肠（large intestine）是消化管的下段，起自右髂窝，全长 1.5m，全程围绕于空、回肠的周围，可分为盲肠、阑尾、结肠、直肠和肛管 5 部分。

除直肠、肛管和阑尾外，结肠和盲肠具有 3 种特征性结构，即结肠带、结肠袋和肠脂垂。

1. 盲肠　盲肠（caecum）是大肠的开始部，位于右髂窝内，左接回肠，上通升结肠，下端为盲端。回肠末端向盲肠的开口，称回盲口。此处肠壁内的环形肌增厚，并覆以黏膜而形成上下两片半月形的皱襞称回盲瓣，可以阻止小肠内容物过快地流入大肠，利于食物在小肠内的消化吸收，并可防止盲肠内容物逆流入回肠。

2. 阑尾　在盲肠下端的后内侧壁伸出一条细长的阑尾（venniform appendix），其末端游离，外形酷似蚯蚓，又称引突。长度因人而异，一般长 5 ~ 7cm，内腔与盲肠相通。偶有长约 20cm 或短至 1cm 者，阑尾阙如者少见。通常与盲肠一起位于右髂窝内，少数情况可以出现高位阑尾、低位阑尾及左下腹阑尾等异位阑尾。成人阑尾的管径多为 0.5 ~ 1cm，并随着年龄增长而缩小，容易被肠石阻塞而导致阑尾炎。

阑尾的位置主要取决于盲肠的位置，阑尾根部的体表投影点通常在右髂前上棘与脐连线的中、外 1/3 交点处，该点称阑尾麦氏点（McBurney 点）。

3. 结肠　结肠（colon）是介于盲肠与直肠之间的一段大肠，整体称“M”形，围绕在空回肠的周围，可分为升结肠、横结肠、降结肠和乙状结肠四部分。

结肠肠壁分为黏膜、黏膜下层、肌层和外膜。

4. 直肠　直肠（rectum）是位于盆腔下部的一段消化管全长 10 ~ 14cm，从第 3 骶椎前方起自乙状结肠后，沿骶、尾骨前面下行穿过盆膈移行于肛管。

5. 肛管　肛管（anal canal）的上界为直肠穿过盆膈的平面，下界为肛门，长约 4cm。男性肛管前面与尿道及前列腺相毗邻，女性则为子宫及阴道，后为尾骨。肛管被肛门括约肌所包绕，平时处于收缩状态，有控制排便的功能。

肛柱内有直肠上动脉终末支和由直肠上静脉丛形成的同名静脉，内痔即由此静脉丛曲张、扩大而成。

五、肝

肝（liver）是人体中最大的腺体，也是最大的实质性脏器，主要位于右季肋部和上腹部。

1. 肝的形态　肝呈不规则的楔形，右端圆钝厚重，左端窄薄，有上、下两面，前后左右四缘。上面隆凸贴于膈，称为膈面，由矢状位的镰状韧带分为左、右两叶。肝左叶小而薄，肝右叶大而厚。膈面后部无腹膜被覆，直接与膈相贴的部分称裸区，裸区左侧部分有一较宽的沟，称为腔静脉沟，内有下腔静脉通过。肝下面略凹，邻接附近脏器，又称脏面。此面有略呈“H”形的左右纵沟及横沟，左侧的纵沟窄而深，沟的前部内有肝圆韧带通过，称肝圆韧带裂，右纵沟阔而浅，前部有胆囊窝容纳胆囊，后部容纳静脉韧带，称静脉韧带裂。横沟内有门静脉、肝动脉、肝管、神经及淋巴管出入，称为肝门。出入肝门的这些结构被结缔组织包绕，称肝蒂。肝蒂中主要结构的位置关系是：肝左、右管居前，肝固有动脉左、右支居中，肝门静脉左、右支居后。在腔静脉沟的上端处，有肝左、中、右静脉出肝后立即注入下腔静脉，临床上常称此处为第二肝门。

肝的脏面，借“H”形的沟、裂和窝将肝分为4叶：左叶位于肝圆韧带裂与静脉韧带裂的左侧，即左纵沟的左侧；右叶位于胆囊窝与静脉沟的右侧，即右纵沟的右侧；方叶位于肝门之前，肝圆韧带裂与胆囊窝之间；尾状叶位于肝门之后，静脉韧带裂与腔静脉沟之间。脏面的肝左叶与膈面一致。脏面的肝右叶、方叶和尾状叶一起，相当于膈面的肝右叶。

2. 肝外胆管系统　如下所述。

（1）胆囊：胆囊（gall bladder）为贮存和浓缩胆汁的囊状器官，呈长茄子状，位于肝脏脏面胆囊窝内，上面借疏松结缔组织与肝相连，其余各面均有腹膜包被。

（2）肝管与肝总管：肝左、右管分别由左、右肝内的毛细胆管逐渐汇合而成，走出肝门之后即合成肝总管。肝总管长约3cm，下行于肝十二指肠韧带内，在韧带内与胆囊管以锐角结合成胆总管。

（3）胆总管：胆总管由肝总管与胆囊管汇合而成，管壁内含有大量的弹性纤维，有一定的收缩力。根据胆总管的经过，可将其分为十二指肠上段、十二指肠后段、胰腺段和十二指肠壁段。

六、胰腺

胰腺（pancreas）是人体的第二大消化腺，由外分泌部和内分泌部组成。由于胰腺的位置较深，前方有胃、横结肠和大网膜等遮盖，故胰腺病变时，体征常不明显。

胰腺可分为头、体、尾三部，各部之间无明显界限。头、颈部在腹中线右侧，体、尾部在腹中线左侧。胰腺的总输出管称胰管，从胰尾行向胰头，纵贯胰腺实质，与胆总管汇合后共同开口于十二指肠大乳头。

胰头为胰右端膨大的部分，位于第2腰椎体的右前方，其上、下方和右侧被十二指肠包绕。在胰头的下部有一向左后方的钩突，将肝门静脉起始部和肠系膜上动、静脉夹在胰头、胰颈与钩突之间。

胰颈是位于胰头与胰体之间的狭窄扁薄部分。其前上方邻接胃幽门，后面有肠系膜上静脉通过，并与脾静脉汇合成肝门静脉。

胰体位于胰颈与胰尾之间，占胰的大部分，略呈三棱柱形。胰体横位于第1腰椎体前方，故向前凸起。

胰尾较细，行向左上方至左季肋区，在脾门下方与脾的脏面相接触。

（王太平）

第二节　消化系统功能

消化系统的功能是消化食物，吸收养料、水分和无机盐并排出残渣（粪便），包括物理性消化和化学性消化。物理性消化是指消化管对食物的机械作用，包括咀嚼、吞咽和各种形式的蠕动运动以磨碎食物，使消化液充分与食物混合，并推动食团或食糜下移等。化学性消化是指消化腺分泌的消化液对食物进行化学分解，如把蛋白质分解为氨基酸，淀粉分解为葡萄糖，脂肪分解为脂肪酸和甘油，这些分解后的营养物质被小肠（主要是空肠）吸收，进入血液和淋巴。通常这两种消化方式同时进行，相互配合。不能被消化和吸收的食物残渣，最终形成粪便，通过大肠排出体外。

一、消化系统分泌功能

1. 消化腺的分泌功能　人每日由各种消化腺分泌的消化液总量达6～8L，消化液的主要功能：①分解食物中的各种成分。②为各种消化酶提供适宜的pH环境。③保护消化道黏膜。④稀释食物，使其渗透压与血浆的渗透压相等。

消化液的分泌包括从血液中摄取原料，在细胞内合成分泌物，以及将分泌物排出等一系列复杂的过程。腺细胞的分泌活动受神经、体液的调节。

2. 消化道的内分泌功能　在消化道的黏膜下存在着数种内分泌细胞，合成和释放多种有生物活性的化学物质，统称为胃肠激素，如胰高血糖素、胰岛素、生长抑素等。

胃肠激素的主要作用是调节消化器官的功能，也可对体内的其他器官功能产生广泛的影响。

另外一些肽类物质如胃泌素、胆囊收缩素、P物质等，既存在于中枢神经系统，也在消化系统中存在，具有双重分布的特点，称为脑－肠肽。

二、食管的消化功能

食管有两大功能，即食团从口腔转运至胃和控制胃－食管反流。

食团吞咽后由咽腔进入食管上端，食管肌肉即发生波形蠕动，使食团沿食管下行至胃。食管的蠕动波长2～4cm，其速度为每秒2～5cm。所以成年人自吞咽开始至蠕动波到达食管末端约需9秒。

食管上括约肌是食团进入食管的第一个关口，它有两个功能：一是防止吸气时空气进入食管，并使呼吸的无效腔减至最低程度；二是防止食物反流入咽腔，以免误入气管。食管下括约肌处的内压较胃内压高，可防止胃内容物反流入食管。

三、胃的消化功能

胃是消化道中最膨大的部分，具有暂时贮存食物的功能。食物在胃内完成胃液的化学性消化及胃壁肌肉运动的机械性消化。

1. 胃的分泌　胃黏膜是一个复杂的分泌器官，含有3种管状的外分泌腺和多种内分泌细胞。贲门腺为黏液腺，分泌黏液；幽门腺，分泌碱性黏液的腺体；泌酸腺，由壁细胞、主细胞和黏液颈细胞组成，分别分泌盐酸、胃蛋白酶原和黏液。胃液为酸性液体，主要含有盐酸，H^+的分泌依靠壁细胞顶膜上的质子泵实现。选择性干扰胃壁细胞的H^+-K^+-ATP酶的药物已被用来有效地抑制胃酸分泌，成为一代新型的抗溃疡药物。

2. 胃液分泌的调节　胃液分泌受许多因素的影响，其中有的起兴奋性作用，有的则起抑制性作用。进食是胃液分泌的自然刺激物，它通过神经和体液因素调节胃液的分泌。

（1）刺激胃酸分泌的内源性物质：乙酰胆碱、胃泌素、组胺。

（2）消化期的胃液分泌：进食后胃液分泌的机制，一般按接受食物刺激的部位，分成三个时期来分析，即头期、胃期和肠期。但必须注意，三个时期的划分是人为的，实际上三个时期几乎是同时开始、相互重叠的。

A. 头期胃液分泌：头期的胃液分泌是由进食动作引起的，因其传入冲动均来自头部感受器（眼、耳、口腔、咽、食管等），故称为头期。

头期胃液分泌的量和酸度都很高，而胃蛋白酶的含量尤其高。资料表明，头期胃液分泌的大小与食欲有很大的关系。

B. 胃期胃液分泌：食物入胃后，对胃产生机械性和化学性刺激，继续引起胃液分泌，其主要途径为：扩张刺激胃底、胃体部的感受器，通过迷走神经长反射和壁内神经丛的短反射，引起胃腺分泌；扩张刺激胃幽门部，通过壁内神经丛，作用于G细胞，引起胃泌素的释放；食物的化学成分直接作用于G细胞，引起胃泌素的释放。

此期胃酸分泌的胃液酸度也很高，但胃蛋白酶含量却比头期分泌的胃液少。

C. 肠期胃液分泌：将食糜提取液、蛋白胨液由瘘管直接注入十二指肠内，也可引起胃液分泌的轻度增加，说明当食物离开胃进入小肠后，还有继续刺激胃液分泌的作用。机械扩张游离的空肠襻，胃液分泌也增加。

肠期胃液分泌的量不大，约占进食后胃液分泌总量的1/10，这可能与食物在小肠内同时还产生许多对胃液起抑制性作用的调节有关。

D. 胃液分泌的抑制性因素：正常消化期的胃液分泌还受到各种抑制性因素的调节，实际表现的胃液分泌正是兴奋和抑制性因素共同作用的结果。在消化期间内，抑制胃液分泌的因素除精神、情绪因素外，主要有盐酸、脂肪和高张溶液三种。

四、小肠的消化功能

小肠内消化是消化过程中最重要的阶段。在小肠内，食糜受到胰液、胆汁和小肠液的化学性消化及小肠运动的机械性消化。食物通过小肠后，消化过程基本完成，许多营养物质也在这一部位吸收，未被消化的食物残渣则从小肠进入大肠。食物在小肠内存留时间与食物的性质有关，一般为3～8小时。

小肠有三大功能，即消化吸收、分泌及运动功能，其中以吸收和分泌功能为主。

1. 小肠的消化吸收功能　在消化系统中，小肠是吸收的主要部位。食物在口腔和食管内不被吸收。人的小肠长5～7m，它的黏膜具有环状皱褶，并拥有大量指状突起的绒毛，因而使吸收面增大30倍，达$10m^2$；食物在小肠内已被消化，适于吸收；食物在小肠内停留的时间也相当长。这些都是对于小肠吸收非常有利的条件。

2. 小肠的分泌功能　小肠的另一主要功能为分泌功能。小肠内有两种腺体：十二指肠腺和肠腺。十二指肠腺又称勃氏腺（Brunner gland），是分布在十二指肠范围内的一种分支管泡状腺，位于黏膜下层内。其分泌碱性液体，内含黏蛋白，主要功能是保护十二指肠上皮不被胃酸侵蚀。肠腺分布于全部小肠的黏膜层内，肠腺的分泌液构成了小肠液的主要成分。

3. 小肠的运动功能　小肠的运动功能是靠肠壁的两层平滑肌完成的。肠壁的外层是纵行肌，内层是环行肌。

（1）小肠的运动形式：小肠的运动形式包括紧张性收缩、分节运动和蠕动3种。

（2）小肠运动的调节：①内在神经丛的作用：分布于纵行肌和环行肌之间的肌间神经丛对小肠运动起主要调节作用。当机械和化学刺激作用于肠壁感受器时，通过局部反射可引起平滑肌的蠕动运动。切断小肠的外来神经，小肠的蠕动仍可进行。②外来神经的作用：一般来说，副交感神经的兴奋能加强肠运动，而交感神经兴奋则产生抑制作用。但上述效果还根据肠肌当时的状态而定。如肠肌的紧张性高，则无论副交感或交感神经兴奋，都使之抑制；相反，如肠肌的紧张性低，则这两种神经兴奋都有增强其活动的作用。③体液因素的作用：小肠壁内的神经丛和平滑肌对各种化学物质具有广泛的敏感性。除两种重要的神经递质乙酰胆碱和去甲肾上腺素外，还有一些肽类激素和胺，如P物质、脑啡肽和5－羟色胺，都有兴奋肠运动的作用。

小肠内容物向大肠的排放，除与回盲括约肌的活动有关外，还与食糜的流动性和回肠与结肠内的压力差有关，食糜越稀薄，通过回盲瓣也越容易，小肠腔内压力升高，也可迫使食糜通过括约肌。

五、大肠的消化功能

人类大肠内没有重要的消化活动，大肠的主要生理功能为：吸收水和电解质，参与机体对水、电解质平衡的调节；完成对食物残渣的加工，形成并贮存粪便；吸收由结肠内微生物产生的B族维生素和维生素K。此外，大肠壁尚有内分泌细胞，产生数种激素，并具有较强的免疫功能，如大肠的免疫组织接受肠道抗原刺激后可产生局部的免疫应答，其抗体主要有分泌型IgA、IgM和IgG等。

六、肝的功能

肝脏的主要功能是进行糖的分解、贮存糖原；参与蛋白质、脂肪、维生素、激素的代谢；解毒；分泌胆汁；吞噬、防御功能；制造凝血因子；调节血容量及水电解质平衡；产生热量等。在胚胎时期，肝脏还有造血功能。

1. 肝脏与糖代谢　肝脏是调节血糖浓度的重要器官，维持血糖浓度的恒定。餐后血糖浓度升高时，肝脏利用血糖合成糖原（肝糖原约占肝重的5%，占全身总量的20%）。过多的糖在肝脏转变为脂肪以及加速磷酸戊糖循环等，从而降低血糖。相反，当血糖降低时，肝糖原分解及糖异生作用加强，生成葡萄糖送入血中，调节血糖浓度，使之不致过低。肝脏可将甘油、乳糖及生糖氨基酸等转化为葡萄糖或糖原，称为糖异生。严重肝病时，易出现空腹血糖降低，主要由于肝糖原贮存减少以及糖异生作用障碍的缘故。

肝细胞中葡萄糖经磷酸戊糖通路，还为脂肪酸及胆固醇合成提供所必需的烟酰胺腺嘌呤二核苷酸磷酸（nicotinamide adenine dinucleotide phosphate，NADPH），又称还原型辅酶Ⅱ。通过糖醛酸代谢生成UDP－葡萄糖醛酸，参与肝脏生物转化作用。

2. 肝脏与脂类代谢　脂肪与类脂（磷脂、糖脂、胆固醇和胆固醇脂等）总称为脂类。肝脏参与脂类的合成、贮存、转运和转化，故是脂类代谢的中心。肝脏是氧化分解脂肪酸的主要场所，也是人体内生成酮体的主要场所。

（1）肝脏在脂类代谢中的作用：肝脏有合成脂肪酸的作用。乙酰辅酶A羧化酶是合成脂肪的加速酶，这个酶体系需要乙酰辅酶A、二氧化碳、还原型辅酶Ⅱ（NADPH）和生物素等参加。人类细胞质的脂肪酸合成酶系统是一个多酶复合体。肝脏不仅合成脂肪酸，同时又进行脂肪酸的氧化。

（2）肝脏在胆固醇代谢中的作用：肝脏对胆固醇代谢有多方面的影响，合成内源性胆固醇，并使其酯化；分解和排泄胆固醇；将胆固醇转化为胆汁酸；调节血液的胆固醇浓度。

肝脏是体内合成胆固醇的主要脏器，肝脏平均每日合成胆固醇1.0～1.5g，胆固醇的去路包括：在肝内降解，形成胆汁酸；在肝内还原成为双氢胆固醇，可透过肠壁或随胆汁而排泄；胆固醇未经转化即从胆汁排出，一部分被小肠重吸收，另一部分受肠菌作用还原成类固醇，从粪便排出。

3. 肝脏与蛋白质代谢　肝脏是血浆蛋白的主要来源，肝细胞在微粒体上合成血浆蛋白，与粗面内质网结合并分泌进入血浆。肝脏合成白蛋白的能力很强，成人肝脏每日约合成12g白蛋白，占肝脏合成蛋白质总量的1/4。白蛋白在肝内合成与其他分泌蛋白相似，首先以前身物形式合成，即前白蛋白原，经剪切信号肽后转变为白蛋白原。再进一步修饰加工，成为成熟的白蛋白。相对分子质量为69 000，由550个氨基酸残基组成。

肝脏在血浆蛋白质分解代谢中亦起重要作用。肝细胞表面有特异性受体可识别某些血浆蛋白质（如铜蓝蛋白、α_1－抗胰蛋白酶等），经胞饮作用吞入肝细胞，被溶酶体水解酶降解。而蛋白所含的氨基酸可在肝脏进行转氨基、脱氨基及脱羧基等反应，进一步分解。严重肝病时，血浆中支链氨基酸与芳香族氨基酸的比值下降。

在蛋白质代谢中，肝脏还具有一个极为重要的功能，即将氨基酸代谢产生的有毒的氨通过鸟氨酸循环的特殊酶系合成尿素以解毒。鸟氨酸循环不仅解除氨的毒性，而且由于尿素合成中消耗了产生呼吸性H^+的CO_2，故在维持机体酸碱平衡中具有重要作用。

肝脏也是胺类物质解毒的重要器官，肠道细菌作用于氨基酸产生的芳香胺类等有毒物质被吸收入血，主要在肝细胞中进行转化以减少其毒性。当肝功能不全或门体侧支循环形成时，这些芳香胺可不经处理进入神经组织，进行β－羟化生成苯乙醇胺和β－多巴胺。它们的结构类似于儿茶酚胺类神经递质，并能抑制后者的功能，属于“假神经递质”，与肝性脑病的发生有一定关系。

4. 肝脏与胆汁酸代谢　胆汁酸是胆汁内重要的组成之一，主要在肝脏合成。在肝内胆固醇经一系列羟化合成初级胆汁酸，包括胆酸和鹅脱氧胆酸。初级胆汁酸在肝内与甘氨酸或牛磺酸结合成胆盐，在肠道内经细菌作用形成二级胆汁酸的脱氧胆酸；在回肠末端重吸收入肝脏，在肝内形成三级胆汁酸的熊脱氧胆酸。

5. 肝脏与胆红素代谢　胆红素是一种四吡咯色素，是血红蛋白的终末产物，这些游离胆红素是非极性、脂溶性的，不能溶在尿中，在血浆中以白蛋白为载体输送入肝。在肝细胞内，游离胆红素与谷胱甘肽S－转移酶结合，转换为胆红素葡萄糖醛酸酯，即结合型胆红素，是极性、水溶性的。这一过程由葡萄糖醛酸转移酶催化，苯巴比妥可以诱导这一过程。结合胆红素由肝细胞向毛细胆管排泄。胆汁中的结合胆红素不能由小肠吸收，在结肠中由细菌的葡萄糖醛酸酶将其水解为游离型，而后还原为粪（尿）胆原，由粪（尿）排出。少量非极性的尿胆原和游离胆红素由小肠吸收，可进入肝脏再循环，称为胆红素的肠肝循环。

胎儿的葡萄糖醛酸转移酶活性较低，仅为成人的1%，出生后迅速增长，14周后达到成人水平。

七、胰腺的功能

胰腺是人体的第二大腺，由外分泌部和内分泌部两部分组成。外分泌部由腺泡和导管构成，腺泡由锥体形的腺细胞围成。腺细胞分泌胰液，胰液内含多种消化酶，经各级导管流入胰管。内分泌部是指散在于外分泌部之间的细胞团，称为胰岛，它分泌胰岛素，直接进入血液和淋巴，主要参与糖代谢的调节。

1. 胰液的成分　胰液是无色无嗅的碱性液体，其中含有无机物和有机物。在无机成分中，碳酸氢盐的含量很高，它是由胰腺内小的导管细胞分泌的。除 HCO_3^- 外，占第二位的主要负离子是 Cl^-。Cl^- 的浓度随 HCO_3^- 的浓度变化而变化，当 HCO_3^- 浓度升高时，Cl^- 的浓度下降。胰液中的正离子有 Na^+、K^+、Ca^{2+} 等，它们在胰液中的浓度与血浆中的浓度非常接近，不依赖于分泌的速度。

胰液中的有机物主要是蛋白质，含量为 0.7% ~10%，多数为酶蛋白和前酶，其余为血浆蛋白质，胰蛋白酶抑制物和黏蛋白。蛋白质含量随分泌的速度不同而有所不同。胰液中的蛋白质主要由多种消化酶组成，它们是由腺泡细胞分泌的。胰液中的消化酶主要有：胰淀粉酶、胰脂肪酶、胰蛋白酶和糜蛋白酶。

正常胰液中还含有羧基肽酶、核糖核酸酶、脱氧核糖核酸酶等水解酶。羧基肽酶可作用于多肽末端的肽键，释放出具有自由羧基的氨基酸，后两种酶则可使相应的核酸部分地水解为单核苷酸。

2. 胰液分泌的调节　在非消化期，胰液几乎是不分泌或很少分泌的。进食开始后，胰液分泌即开始。所以，食物是兴奋胰腺的自然因素。进食时胰液受神经和体液双重控制，但以体液调节为主。

（1）神经调节：胰腺受副交感神经和交感神经系统支配。副交感神经纤维直接从迷走神经到达胰腺，也间接地经腹腔神经节、内脏神经，可能还经十二指肠壁内的神经丛到达胰腺。节后胆碱能神经元在消化期的头相、胃相和肠相，调节胰酶和碳酸氢盐的分泌。胰腺的肾上腺素能神经支配主要经由内脏神经到达胰腺，多数神经纤维分布于血管，少数可至腺泡和胰管。

迷走神经兴奋引起胰液分泌，特点是：水分和碳酸氢盐含量很少，而酶的含量却很丰富。

内脏神经对胰液分泌的影响不明显。内脏神经中的胆碱能纤维可增加胰液分泌，但其肾上腺素能纤维则因使胰腺血管收缩，对胰液分泌产生抑制作用。

（2）体液调节：调节胰液分泌的体液因素主要有促胰液素和胆囊收缩素（也称促胰酶素）。①促胰液素：是最强有力的胰液和碳酸氢盐分泌的刺激物。其主要作用于胰腺小导管的上皮细胞，使其分泌大量的水分和碳酸氢盐，因而使胰液的分泌量大为增加，胰酶的含量却很低。②胆囊收缩素：这是小肠黏膜中I细胞释放的一种肽类激素。引起胆囊收缩素释放的因素（由强至弱）为：蛋白质分解产物、脂酸钠、盐酸、脂肪。糖类没有引起胆囊收缩素释放的作用。

胆囊收缩素的一个重要作用是促进胰液中各种酶的分泌，因而也称促胰酶素；它的另一重要作用是促进胆囊强烈收缩，排出胆汁。另外，胆囊收缩素对胰腺组织还有营养作用，它促进胰组织蛋白质和核糖核酸的合成。

促胰液素和胆囊收缩素之间具有协同作用，即一种激素可加强另一种激素的作用。此外，迷走神经对促胰液素的作用也有加强作用，例如阻断迷走神经后，促胰液素引起的胰液分泌量将大大减少。激素之间，以及激素与神经之间的相互加强作用，对进餐时胰液的大量分泌具有重要意义。

（王太平）

第二章

消化系统症状

第一节　吞咽困难

一、概念

吞咽困难（dysphagia）是指进食时胸骨后发堵，食团通过障碍，停滞不下，或食团不能进入食管，停在口腔内。

正常吞咽动作的完成需要咽、食管的正常解剖结构和运动功能的完整。食管在功能上分为上食管括约肌（upper esophageal sphincter，UES）、食管体部和下食管括约肌（lower esophageal sphincter，LES）。食管的上段为横纹肌，下段为平滑肌，中间部分则由横纹肌和平滑肌组成。静息时，UES 和 LES 保持高的张力，起屏障作用，防止反流。吞咽时，咽和咽下部的横纹肌连续快速地收缩，将食团推进松弛的 UES，食团进入食管的上段，食管体部产生原发性蠕动收缩，将食团推向远段，同时 LES 松弛，食管体部和胃腔形成共同腔，食团进入胃内。中枢和周围神经在吞咽的启动和进行过程中起了综合食管各部分的动力作用。其中，脑干的吞咽中枢对食管各部分的动力有调节和控制作用。正常人在过急地吞咽大块食团时，偶尔可能发生发噎现象。

二、口咽性吞咽困难

口咽性吞咽困难是指食团难以从咽部进入食管，其病因分类见表 2－1。

表 2－1　口咽性吞咽困难的病因

病因	引起的疾病
神经肌肉疾病	（1）中枢神经系统疾病：脑血管意外、帕金森病、系统性硬化症、肌营养性侧索硬化病、脑干肿瘤、脊髓痨、Wilson 病、Huntington 舞蹈病 （2）周围神经系统疾病：糖尿病周围神经损害、延髓型脊髓灰质炎、周围神经病变 （3）运动神经终板疾病：重症肌无力 （4）肌肉病变：炎症性疾病、肌萎缩、原发性肌病、代谢性疾病、系统性红斑狼疮（SLE）
特发性 UES 功能障碍——UES 松弛不全性或 UES 失协调性	高张力（痉挛）、低张力（松弛）、环咽肌失弛缓症（上食管括约肌松弛不完全）
局部结构性病变	（1）咽食管交界处疾病：口咽部手术、近端食管先天异常、Zenker 憩室（UES 过早关闭）、口咽部及上食管肿瘤 （2）外源性压迫：甲状腺肿、颈部淋巴结肿大、颈椎病
口咽部炎症疾病	溃疡性口炎或咽炎、Vincent 口咽炎、咽白喉、咽结核、咽后壁脓肿
外科因素	（1）咽食管交界处和 UES 手术 （2）UES 神经离断 （3）局部手术后瘢痕 （4）局部放疗损伤

三、食管性吞咽困难

食管性吞咽困难是指食管内的食团通过障碍，由器质性和动力性疾病引起（表2-2）。

表2-2 食管性吞咽困难病因

病因	引起的疾病
食管机械性阻塞	食管或贲门肿瘤、食管癌、食管平滑肌瘤与肉瘤、食管炎性狭窄、先天性食管狭窄、食管息肉
食管解剖异常	食管憩室、食管蹼、短食管、血管畸形、先天性食管闭锁
食管运动障碍性疾病	食管反流与胃食管反流病、食管贲门失弛缓症、胃食管括约肌高压、环咽肌功能异常、咽及上食管张力缺乏与麻痹、弥漫性食管痉挛、系统性进行性硬化病、白塞病、Plummer - Vinson 综合征、Epidermolysis bullosa（表皮松解大疱）
其他	食管异物、外压性食管狭窄、纵隔肿瘤、主动脉硬化弯曲、主动脉瘤、心脏扩大

四、诊断

（一）症状和体征

了解病史时应注意起病年龄、居住地、病程、饮食习惯、有无酗酒史及腐蚀剂损伤史等。还须注意吞咽困难出现的部位，引起吞咽困难的食物硬度，以及胃灼热、声音嘶哑、饮食反呛、食物反流入鼻腔、体重下降等症状。食管癌有明显的高发地区。儿童患者吞咽困难，常为先天性食管疾病或食管异物。中年以上患者的吞咽困难，呈渐进性从吞咽干食困难发展至咽下液质困难时，应疑有食管癌的可能。吞咽困难伴饮食反呛，提示病变累及后组颅神经（舌咽、迷走、舌下神经）；吞咽困难伴呃逆，常提示食管下端病变，如贲门癌、贲门失弛缓症、膈疝；吞咽困难伴单侧性喘鸣，常提示纵隔肿瘤压迫食管与一侧主支气管。吞咽时出现食团停顿感，即使为一过性感觉也提示食管功能障碍。患者常以“粘住”“停住”“挡住”“下不去”等诉说症状并以手指指示食物停留部位。吞咽食物而食物停顿是吞咽困难，但进食时胸骨后有块状感（癔球症）不是吞咽困难。不少患者把轻度吞咽困难认为是正常现象，主诉“咽下的食物太大了”，故除非仔细询问病史，患者多不会主动提出有吞咽困难存在。了解患者对吞咽困难的反应可为诊断提供有价值的线索。若咽下食物必须返回，或当用水冲下食物而突然返回液体时，应疑有器质性梗阻存在。若患者利用体位变化，反复下咽，或饮入液体等能迫使食物咽下，则可能为运动紊乱症。吞咽困难数月之内持续进行性加重，提示可能为癌肿所致管腔闭塞或活动性消化性食管炎所致的器质性食管狭窄。必须注意，食管癌最常见的症状是在6个月内，不停发展的进行性吞咽困难，甚至只能进流食。梗阻症状的出现表明癌已累及食管四周管壁，是癌晚期的征象。吞咽困难还可伴有固定的钻痛，多为纵隔受累征象。吞咽困难是食管癌最常见症状，对任何有吞咽困难者，必须要及早明确是否为癌所致。查体常有体重减轻，严重者导致营养不良。反流重的病例，可能有肺部体征。由恶性肿瘤所致者可有浅表淋巴结肿大以及转移表现。体时须注意营养状态，有无贫血、甲状腺肿或颈部包块、口咽部溃疡与阻塞性变和吞咽肌活动异常等。

（二）器械检查

1. 放射线检查　钡餐造影对确定有无机械性或动力性梗阻很有帮助。可鉴别是腔内梗阻或腔外压迫，并可发现有无食管病变的特征。对咽部和食管上部的病变，可连续摄片或摄成录像，对了解食管运动紊乱的相对静态变化极有帮助。放射线检查能清楚显示咽部和UES及食管上部在吞咽过程中的运动是否正常。贲门失弛缓症时可见食管体部扩张，有食物、分泌液及钡剂潴留。应特别注意观察食管末端，贲门失弛缓症可见光滑似圆锥状的鸟嘴形改变。若鸟嘴形有任何不规则改变，应仔细检查是否为贲门癌浸润，后者的临床表现与放射学改变和弛缓不能症十分相似。胸片可显示有无肺部炎性病变或恶性病变。脊椎摄片能显示有无增生，尤其是其前部，有的贲门失弛缓症患者可以有吞咽受阻的感觉。

2. 内镜检查　结合钡餐造影所见仔细观察可疑病变部位的黏膜色泽、运动改变十分重要。活检应注意从病变的周围及中央采取，用水吹开白苔坏死组织，标本方能有高的阳性结果。必要时可采用碘液局部喷洒，不着色处多为可疑病变区，可多处取活检，常可明确诊断。对可疑病例应做近期内镜随诊，以免漏诊。对食管肿瘤，不论良性恶性，超声内镜检查能确定病变是否来自黏膜下或食管外，并可了解病变的深度。

3. CT 检查　有助于发现肺部、肝脏的转移性病变以及纵隔淋巴结有无肿大。

4. 食管测压　可长时间观察食管运动功能，是直接测定食管下括约肌功能的唯一方法，食管药物兴奋试验对有胸痛而食管测压正常者可能有助于分析导致胸痛的病因。

5. 其他　可进行有关免疫学及肿瘤标志物的检查。

五、弥漫性食管痉挛

弥漫性食管痉挛（diffuse esophageal spasrn，DES）是以高压型食管蠕动异常为动力学特点的原发性食管运动障碍疾病。以慢性间歇性胸痛和吞咽困难为其临床特征。任何年龄均可发病，多见于 50 岁以上，男女无差异。临床上本病并不多见。DES 的病因与发病机制尚不明了。大多数患者有轻重程度不等的吞咽困难，具有慢性、反复发作的特点，对固体、液体饮食均感咽下困难；有时与情绪激动有关。胸痛为本病的另一个特征，位于胸骨后或胸骨下，疼痛性质轻重不等，轻者仅有不适或进食时疼痛，重者呈“绞痛样”发作，并向肩、颈、背部放射，酷似“心绞痛”。疼痛多在进食时或情绪紧张时发生，也可自发性发作，疼痛持续时间长短不一，长者可达 1 小时。舌下含硝酸甘油可缓解，或者进餐时饮水也可缓解疼痛，此点与心源性胸痛可鉴别。DES 胸痛发作时，多无心电图改变。此外，尚有吞咽痛、吞咽哽噎、体重下降、营养不良、反呛和支气管肺吸入。

X 线检查约 50% DES 患者阳性，表现为：①食管下段蠕动波减弱，示被动性扩张。②食管下段外形呈波浪状或明显的对称性收缩，严重典型病例食管外形呈弯曲状、螺旋状或串珠状钡柱。③电影食管荧光屏动态观察食管运动，食管下段明显有第三收缩，钡剂呈节段性潴留，有时由于强力第三收缩，使钡剂逆行向上。内镜检查有时可见食管痉挛征象，但无食管器质性疾病存在。食管测压是诊断 DES 的重要方法之一。DES 食管测压特点：①UES 压力及松弛功能正常。②食管体部蠕动异常：多发生在中、下段食管，出现高幅、宽大、畸形蠕动波，波幅 >150mmHg，收缩持续时间 >6 秒，出现多发性非传导性蠕动波（第三收缩），食管体部蠕动速度减慢 $<0.8\sim1.5$cm/s。③LES 水平压力及功能大多数正常，偶有高压和松弛不全。晚近用 24 小时食管压力监测法并与食管 pH 以及心电图同步进行监测，对确定 DES 等食管动力异常导致的胸痛确诊有重要意义。

诊断与鉴别诊断：DES 诊断有一定困难，由于其症状呈间歇发生，食管 X 线造影、食管测压，其阳性发现与症状有时并不一致，特别是有一部分患者无症状，则诊断更为困难。典型 DES 病例诊断要点见表 2－3。

表 2－3　DES 诊断要点

鉴别方法	特点
症状	（1）慢性、反复性、间歇性发作，非进行性加重的吞咽困难伴胸痛 （2）各年龄组均可见，50 岁以上多见
食管 X 线钡剂造影	（1）食管下段蠕动减弱 （2）食管外形呈“串珠样”或“螺旋样” （3）食管远端出现非蠕动收缩（第三收缩）
内镜	（1）无器质性病变发现 （2）镜下有时可见食管痉挛征象
食管测压	（1）UES、LES 水平功能及压力正常 （2）食管中下段出现高幅、畸形、宽大蠕动波 （3）非传导性收缩发生率 >30% （4）可见正常蠕动收缩波

DES 应与其他类型的食管运动性障碍性疾病相鉴别，DES 与贲门失弛缓症和“胡桃钳”食管关系

密切，因此更需鉴别（表2－4）。

表2－4　DES鉴别诊断

疾病	鉴别要点			
	吞咽困难	胸痛	食管钡透	食管测压
DES	＋＋	＋＋＋	串珠状食管	异常蠕动、高幅（＞150mmHg）、宽大（收缩时间＞6s） 非传导第三收缩，有正常蠕动，LES压力正常（少数高压），松弛正常
贲门失弛缓症	＋＋＋	＋＋～＋	食管扩张下段狭窄呈鸟嘴样	失蠕动，高LES压力伴松弛不良或完全失弛
“胡桃夹”食管	＋或－	＋～＋＋	多见阳性发现，偶有食管排空受阻	LES及UES水平正常，食管体蠕动正常，食管远端波幅≥120mmHg，收缩时间＞5.5s

六、继发于全身疾患的食管运动障碍

有许多全身疾病可产生食管动力学异常（表2－5）。当这些疾病引起食管运动紊乱发生时，则可出现食管疾病综合征，如咽下困难、吞咽痛、自发性胸痛、胃灼热、反胃等。

表2－5　继发性食管运动障碍病因

病因	引起的疾病
中枢神经系统疾病	脑血管疾病、锥体外系退行性疾病、脱髓鞘疾病、脑干及小脑病变
周围神经病变	糖尿病、酒精中毒
食管黏膜内神经节受损	锥虫病、肿瘤浸润破坏
肌病	进行性肌营养不良、重症肌无力、多发性肌炎、皮肌炎
代谢性疾病	甲状腺功能亢进
食管黏膜炎症	胃食管反流、Barrett食管
结缔组织病	食管硬皮病

1. 食管硬皮病　硬皮病中食管损害发病机制尚不十分清楚。食管硬皮病时由于缺乏蠕动性收缩以及食管的低幅蠕动，食管排空迟缓，患者可出现吞咽困难，随着病情进展，排空缓慢，吞咽困难已逐渐加重。当LES功能障碍时，可出现胃灼热、反酸、反胃等胃食管反流症状，严重者并发反流性食管炎、上消化道出血。由于咽下困难，热量摄入不足，导致体重下降、营养不良及贫血。诊断要点包括：食管动力学异常，以低幅蠕动、蠕动丧失和LES受损为主要特征，24小时食管pH监测，证实有病理性GFRD。

2. 糖尿病食管　糖尿病并发周围神经病变，累及食管运动异常者，称糖尿病食管，临床上可伴有或不伴有食管症状。糖尿病食管和胃肠运动障碍等可引起胃灼热、胸痛、液体或固体咽下困难、反酸、便秘、腹泻、腹痛、恶心呕吐、吸收不良、肠胀气、嗳气以及腹胀等。食管测压证实存在食管幅动异常，特别“兔耳样”收缩波的出现，即可诊断糖尿病食管运动障碍。

（王太平）

第二节　胃灼热

一、病因与发病机制

胃灼热（heart burn）多见于胃食管反流病、胃炎和溃疡病，为酸性心反流物对食管上皮下感受神经末梢的化学性刺激所致。

关于胃灼热的发生机制仍在广泛研究中，目前尚不完全明了。但为众多学者共识的是胃食管反流病

（GERD）胃灼热的发生与酸暴露有关。动物模型和人在酸暴露组织通过电子传递显微照像（transmlssion electron photomicrography）见细胞内间隙扩大，提出反流病是因食管上皮细胞渗透性增加，因食管上皮知觉神经位于细胞间隙内，上皮细胞渗透性增高可解释非糜烂性反流（NERD）病的胃灼热症状，这个学说只能解释部分 NERD 患者症状和酸反流间的相关性。

食管接受过多的酸或十二指肠－胃－食管反流成分的刺激是引起胃灼热症状的主要原因然而 NERD 患者进行 24 小时 pH 监测时有 33% ~50% 为正常的试验结果。这些资料提出多数 NERD 患者即使生理性酸暴露足以引起典型的胃灼热症状，也就是说这些患者对生理性酸反流呈高度敏感，有人将这种胃灼热称为功能性胃灼热。上消化道内镜异常的患者胃灼热症状较多（65%），pH 监测与正常内镜相比，内镜（－）pH 监测异常者 32.5%，内镜和 pH 监测均正常者 20% 患者有胃灼热症状。一般糜烂性食管炎患者与 NERD 患者相比症状阳性指数较高，而若患者上消化道内镜和 24 小时 pH 监测均正常者，症状阳性指数（26% ±10.7%）比内镜异常者（症状阳性指数 85% ±4.6%）也低；内镜正常，pH 监测异常症状指数为 70% ±7.1%。以上资料说明 NERD 患者内镜异常、24 小时 pH 监测异常的阳性率低，症状指数也低，此意味着 NERD 患者对酸高度敏感，因此，生理量酸反流，或也可能非酸物质刺激性食物即可触发胃灼热发生。动物模型证明传入神经敏感，酸暴露食管的神经末梢可能直接通过敏感的化学感受器或通过炎症途径介导，在低痛阈时引起。NERD 患者食管化学感受器对酸敏感性增高，证明有疼痛知觉改变。

NERD 或糜烂性食管炎（EE）患者也可有对机械性刺激感受性增高。可通过食管内气球膨胀试验进行检测。Trimble 等对有胃灼热和过多酸反流的患者做内镜和（或）24 小时食管 pH 监测，与有胃灼热而 24 小时 pH 监测正常的患者作比较，结果证明后者食管气球膨胀和知觉不适呈低容量阈。此研究提出，患者有典型的胃灼热但缺乏酸过多的证据，也证明了此种患者对酸刺激的高度敏感性。但另一个报告 NERD、糜烂性食管炎患者与正常对照组比较并未证明有机械性刺激敏感性增高。有关文献提出，人长期食管酸暴露在化学和机械敏感性上的作用有所不同。食管慢性暴露于酸过多时可影响化学敏感性但不影响机械敏感途径，患者仅有典型 GERD 症状未证明有过多酸反流，证明是机械敏感性增高。酸反流事件仅 <20% 有胃灼热症状。新近证明，十二指肠内脂肪可增加食管内酸而引起胃灼热。此外，应激和心理状态也是 NERD 患者产生症状的重要因子，精神刺激可使酸反流增加，减少应激则可使反流症状改善，此是通过脑－胃肠道相互作用所致。低氧血症可引起大范围的食管事件导致胃灼热与疼痛发生。此外，焦虑、社交能力差在胃灼热的发生上也可能起一定的作用。图 2－1 总结了 NERD 患者胃灼热发生的模式图。有些患者的胃灼热由酸反流过多或患者对酸敏感性增高引起，而另一些人则由非酸相关物质刺激食管引起。中枢神经因子如应激、周围因子如十二指肠内脂肪可增加食管内知觉敏感性而导致胃灼热发生。

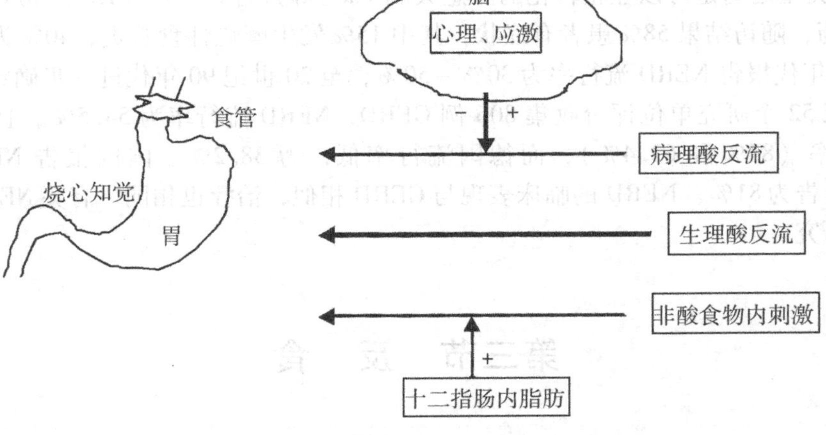

图 2－1　NERD 患者胃灼热发生模式图

二、诊断与鉴别诊断

因为胃灼热是一个症状，不是一个独立疾病，因此必须找出导致胃灼热的病因才能有效地治疗，以达到消除胃灼热症状的目的。据调查统计，50%胃食管反流病患者有此症状。一些溃疡病患者也主诉胃灼热，提示也有胃食管反流。其特点为上腹部或胸骨后的一种湿热感或烧灼感，典型表现多出现在饭后1～2小时，可伴有吐酸水或苦水，并可因饮食或体位的改变而加重。引起胃灼热的危险因素包括女性、年龄>65岁、过度肥胖、吸烟、精神压力、不良饮食习惯。饮酒可增加胃酸分泌；吸烟破坏胃对于酸的自然保护作用；过度肥胖可增加胃部压力，使胃反酸的可能性增加；服用抗胆碱能药物，可降低食管括约肌压力，从而增加发生胃食管反流的可能性。有关胃灼热的症状分级见表2－6。

表2－6 胃灼热的症状分级

症状	分级	表现
无	0	无胃灼热
轻	1	偶尔胃灼热
中	2	需就医
重	3	影响日常生活

进餐量大或喜进半流质食物，症状越明显，常同时反流出带有酸、苦味的消化液，间或有食物。天气寒冷，特别是在冷季节，更易发作。病史长者可达十余年或数十年。胃灼热随体位改变而加重，仰卧、侧卧（尤其是右侧卧位）向前屈身弯腰、做剧烈运动、腹腔压力升高（如举重、用力大便）皆能引起发作。立位、饮水或服抗酸剂均可使烧灼感减轻或短时缓解，睡眠时反流较多的患者，夜间常为胃灼热、反流困扰。因深睡时食管无活动，清除反流物较慢，也无动力作用帮助清除，又缺乏唾液的中和作用，故夜间反流频繁的患者，食管组织的损坏较重。胃灼热程度与病变程度不一定相关，如并发Barrett食管，即使反流严重，一般也无胃灼热症状，食管黏膜因慢性炎症而增厚或瘢痕形成，感觉减退，胃灼热症状反而减轻；食管炎在形成管腔狭窄后，亦可阻止反流，使胃灼热症状减轻。引起胃灼热症状的疾病如慢性胃炎、反酸、吞咽困难等，可从症状、体征、X线或内镜所见进行鉴别。

近年随着食管pH监测和内镜的普遍开展，将反流性食管炎分为糜烂性食管炎和非糜烂性食管炎两大类。

GERD时具有GERD症状而内镜（阴性），对此类患者称为内镜（阴性）GERD或非糜烂性反流病（nonerosive reflux distase，NERD）。对NERD目前尚无一致的定义，一般是指由食管反流引起GERD的典型症状>3个月，胃灼热症状可被生理性酸反流所致，而在内镜（阴性）的GERD患者中发生。新近研究显示，70% GERD为NERD，另一个报告应用抗酸剂研究，Robinson等发现50% GERD患者为NERD。但此两种类型之间是可以互相转化的。意大利Pace等报告33例NERD随访6个月，用抗酸剂和（或）促动力药，随访结果58%患者有症状，其中15%发生糜烂性食管炎，40%为无症状且可停药观察。20世纪80年代报告NERD流行率为30%～50%，至20世纪90年代进一步确定NERD流行率增高，欧洲多个国家52个研究单位评价收集806例GERD，NERD流行率为54.5%，且发现爱尔兰和英国有较高的流行率（84%和63.4%），而德国流行率低，为38.2%。国内报告NERD流行率高达73.9%，French报告为81%。NERD的临床表现与GERD相似，治疗也相同。有关NERD的预后及临床意义有待进一步研究。

（王太平）

第三节 反 食

一、概述

反食（regurgitation）是指患者无恶心、干呕，无腹部收缩，不用力的情况下，食管或胃内容物上溢，涌入口咽部而言。大多数胃食管反流患者有此症状。Postlethwait 统计 5 000 例胃食管反流患者有 44% 有反食症状。空腹时反食为酸性胃液反流，称为“反酸”，但也有胆汁、胰液流出。饭后反食，反流物则为少量未消化食物，在口腔和咽部遗有一种味酸和苦味。进食、用力或改变体位，特别严重的是在卧位或弯腰时，更易发生反食。发生于睡眠时的反食，常不被患者察觉，醒来可见枕上留有胃液或胆汁痕迹。

反食是因为食管下端括约肌的功能障碍，同时有胃及食管的逆蠕动，以致胃内容物反流到口腔，多为功能性，也可因器质性病变引起，如不完全幽门梗阻、贲门失弛缓症、食管癌、食管良性狭窄、食管巨大憩室、裂孔疝等，均可发生反食症状。

二、诊断

（一）病史

应仔细了解病史的长短，反食是否进行性加重，是否与体位、情绪有关，是否伴有吞咽困难、吞咽疼痛、胃灼热、嗳气、呃逆，反流物的味道及有无黏液、血液及未消化食物。有无腹痛、腹胀、体重下降等。询问睡眠、食欲有无改变。有无暴饮暴食史。

（二）反食特征与分级

反食时胃或食管内容物反流到口腔，不伴有恶心，亦不费力，同时常伴有胃灼热、嗳气。反食多在卧位时发生，特别严重的是在睡眠时发生，此时反食内容物则可误吸到肺内，引起阵发性咳嗽、吐痰、哮喘，亦可引起肺炎甚至肺脓肿发生。根据反食症状的轻重分为 3 级（表 2－7）。

表 2－7　反食的症状分级

症状	分级	临床表现
无	0	无反食
轻度	1	偶尔反食
中度	2	改变体位或用力时出现
重度	3	有误吸，表现为慢性夜间咳嗽或反复发作的肺炎

（三）辅助检查

1. 是否存在异常的胃食管反流　可采用上消化道钡餐造影、食管同位素扫描、标准酸反流试验验、食管 pH 监测。

2. 是否有胃黏膜损害或新生物　可行上消化道钡剂双重对比检查、黏膜电位差测定、内镜检查及活检、超声内镜检查有无腔内外肿物。

3. 反胃是否由反流引起　采用酸灌注试验、食管 pH 监测。

三、鉴别诊断

（一）与呕吐鉴别

呕吐常有前驱症状，如恶心或同时有自主神经功能紊乱的症状，如流涎、心悸、出汗、失眠、记忆力减退等。而反食则不费力，也没有其他伴随症状。

（二）根据反食时伴随症状鉴别

1. 反流伴有吞咽困难　见于贲门失弛缓症、食管癌、贲门癌、食管良性狭窄、食管憩室。

2. 反食伴有梗噎感　见于食管癌、贲门癌、食管良性狭窄。

3. 反食伴有腹胀　见于幽门不完全梗阻、急性胃扩张。

4. 反食伴有声音嘶哑　见于食管上端憩室、食管癌。

（三）根据反流物的性质进行鉴别

若反流物为酸性则为胃内容物，多见于溃疡病、慢性胃炎、幽门不完全梗阻、伴发胃扩张。若反流物为中性或碱性则为食管内容物，多见于食管癌、贲门失弛缓症、食管良性狭窄、食管憩室。反流物为不消化食物并伴有臭味，多见于巨大食管憩室。反流物若带有血液，多见于食管癌、食管憩室。

四、治疗

主要是治疗原发病，如食管反流病和溃疡病的治疗。而改变生活方式的辅助治疗也十分必要。这些措施可减轻症状、防止复发。首先，注意体位方法，包括餐后保持直立位，避免用力提重物，勿穿紧身衣服，睡觉时抬高床脚并垫高上半身。卧床时因重力关系可加快食管反酸的清除，减少食管黏膜暴露在酸中的时间。若同时用质子泵抑制剂，对减轻反食更为有效。其次，戒烟和停止过量饮酒。吸烟及过量饮酒者都能使食管下端括约肌压力降低，减弱对酸的清除力，延长黏膜暴露于酸中的时间，还可直接影响上皮细胞功能。吸烟不仅增加胃食管反流还可引起幽门括约肌功能不全和十二指肠胃反流，增加胃内胆汁和溶血卵磷脂的浓度，从而妨碍食管病损的愈合。第三，改变饮食成分和习惯，采取以下措施：①饮食：减少每餐食量和脂肪酸摄入量，避免吃巧克力和薄荷制剂。上述物质都可降低食管下端括约肌静水压，并致胃膛胀，从而增加了反流的频率。饮食应以高蛋白、高纤维、低脂肪为主。②饮料：避免饮咖啡、茶可乐等饮料。它们均可刺激酸分泌而产生反食。③睡前勿食：避免睡前2~3小时加餐，以减少因晚间进食刺激胃酸分泌，同时防止仰卧时胃内食物及酸性胃液的反流。④避免服用促反流的药物：如抗胆碱能药、茶碱、安定、钙通道阻滞剂、β-肾上腺素能激动剂、α-肾上腺素能拮抗剂、黄体酮、多巴胺、鸦片类和前列腺素等均可使反流发生。同时，钙通道阻滞剂、抗胆碱能药、多巴胺还能使食管收缩力减弱，增加反食的发生。

（王太平）

第四节 胸 痛

一、胸痛的病因与诊断

胸痛（chest pain）是临床上常见的症状，其临床意义因病因不同而有很大差异。如急性心肌梗死时胸痛，常提示疾病发生，有重要诊断意义。又如胸膜肥厚粘连的牵拉痛，随呼吸而变化，但其临床意义不大。

可引起胸痛的病因很多，主要由胸壁病变和胸腔脏器疾病引起，缺血性心脏病和呼吸系统疾病是引起胸痛的最常见原因，神经、肌肉病变和骨骼及关节病变为引起胸痛的第二常见原因。近年临床研究发现由消化系统疾病，尤其是反流性食管炎引起的胸痛病例显著增多。此外，膈下脓肿、肝内炎症或肝癌、肝囊性病变、胆系疾病、脾疾病均可引起胸痛。

胸痛的诊断从以下几方面获得。

（一）疼痛的性质与部位

由胸壁疾病所致的胸痛常固定于病变部位，且局部多有明显压痛；反流性食管炎常在胸骨后痛，伴有压榨感；胸膜炎所致胸痛在胸部呼吸扩张较大的部位，如胸侧部较明显；肝胆疾病及膈下疾病引起的胸痛多位于下胸，可为刺痛、胀痛；空腔脏器穿孔可为刀割样痛；肋间神经痛呈阵发性灼痛和刺痛；心绞痛主要在胸骨后及心前区常常有压迫发闷或紧缩感。

（二）疼痛时间及影响疼痛的因素

胸痛可为阵发性或持续性。食管疾病疼痛常于吞咽食物时发作或加剧。反流性食管炎为胸骨后痛，向咽喉或口放射，最常见于餐后，由于某种原因平躺、躯体弯曲过度或猛烈的抬举而发生，常因急剧进餐，吃柑橘、辛辣食品、高脂肪餐和饮酒后发生。心绞痛常由体力劳动或情绪激动，如愤怒、焦急等激发，饱食和寒冷也可引起发作。一般在3~5分钟逐渐消失，很少超过15分钟，可几天或每周发作1次，也可能1天发作多次。胸壁疾病所致胸痛常有局部压痛或胸廓活动时加剧。脊神经后根疾病所致疼痛则于转身时加剧。

（三）疾病伴随症状

不同疾病可有不同的伴随症状，如呼吸系统疾病常伴有咳嗽、吐痰、呼吸困难。食管疾病所致胸痛常伴有吞咽困难。胃食管反流病时常伴有反酸、胃灼热、呃气等症状。肺梗死、原发性肺癌的胸痛常伴有少量咯血。上述这些症状有诊断和鉴别诊断价值。

（四）病史

应仔细询问了解已往有无心脏、肺、支气管、肝脏及食管疾病史，具有重要的诊断价值。

（五）体格检查、实验室与特殊检查

除认真系统全面查体外，必要时配合血常规、痰培养、血生化、X 线、心电图、B 超、CT 等以协助诊断。

二、非心源性胸痛

反复发作的胸骨下或胸骨后疼痛怀疑“心绞痛”的患者，经冠状动脉造影等检查，约 1/4 患者并无阳性发现，称为非心源性胸痛（non－cardiac chest pain，NCCP）。其中大约 50% 胸痛的直接原因与食管疾病有关。

（一）病因与发生机制

胃食管反流与胃食管反流病是最常见的原因，胸痛与异常 pH 有关。现已证实胸痛与酸反流直接参与有关。由于酸反流引起食管黏膜、神经、肌肉损害，继发食管运动异常而引起胸痛；或患者对酸的超敏感性所致食管动力紊乱，如见于食管体部高幅性蠕动性收缩、“胡桃夹”食管、弥漫性食管痉挛、强力型贲门失弛缓症、高压型食管下括约肌，以及一些非特异性食管均可引起胸痛。部分 NCCP 的发生，除食管因素外，可能还有心脏因素存在。因在药物诱导试验引起胸痛的过程中，胸痛发生的同时，发现有食管异常收缩和心肌缺血的心电图改变。

（二）诊断与鉴别诊断

1. 临床表现　NCCP 时胸痛特点与心绞痛极相似。表现为胸骨后或胸骨下（剑突下）挤压性绞痛。疼痛可向下颌、颈部、上肢或背部放射，部分患者疼痛发作与进食、体力活动和体位（如卧位和弯腰）有关。口服抑酸剂和硝酸甘油，部分患者可使疼痛缓解。反流性食管炎患者多有反酸，因此胸痛常在夜间发作。此类患者有胃灼热、反酸、上腹部烧灼感、吞咽困难或吞咽痛等。GERD 所致的胸痛，部分患者有食管外表现，如咳嗽、吐痰、呼吸困难、哮喘、声嘶、喉痉挛、球状感等表现，诊断时应与相关疾病相鉴别。

2. NCCP 时心脏 B 超　无明显异常，冠状动脉造影阴性。可与心源性胸痛相鉴别。

3. 24 小时 pH 监测　如胸痛由 GERD 所致，约 75% 患者 pH 值降低，提示胸痛发作与 pH 降低有明显关系。

4. 食管测压　LES 压力降低（正常 0～65mmHg），LES 松弛时间延长（正常 2～7 秒）有利于 GERD 诊断。

5. 其他　内镜、挑拨试验、放射线检查等均有诊断与鉴别诊断价值。

6. 鉴别诊断　GERD 应与食管溃疡、食管癌、食管憩室或息肉、感染性食管炎相鉴别。胸痛为突出表现时应与其他非心源性胸痛和心源性胸痛，如缺血性心脏病、肺部疾病、胸膜疾病胸壁疾病等相鉴别。

（王太平）

第五节　恶心与呕吐

一、概述

恶心与呕吐（nausea and vomiting）是临床上常见的症状。恶心是一种可以引起呕吐冲动的胃内不适感，常为呕吐的前驱表现。呕吐则是通过胃的强力收缩迫使胃内容物经口排出的病理生理反射。恶心为上腹部不适、紧迫欲呕吐的感觉，并伴有迷走神经过度兴奋的症状，如皮肤苍白、流涎、出汗、血压下降及心动徐缓等。恶心与呕吐两者可相互伴随或不相伴随。严重或长期呕吐，可引起水、电解质紊乱、酸碱失衡和营养障碍。反复的剧烈呕吐可引起胃食管贲门黏膜撕裂综合征（Mallory－Weiss 综合征），出现不同程度的出血；严重者甚至食管破裂（Boerhaave 综合征）。神志清醒者可因呕吐物吸入而引起肺炎，甚至窒息死亡。

可引起呕吐的病因很多，根据急缓分为急性呕吐和慢性呕吐。急性呕吐见于感染性疾病、疼痛、药物及毒素、颅内疾患、高位小肠梗阻、内脏炎症、缺血或穿孔、胃潴留等。慢性呕吐见于神经过敏性疾病（包括神经性厌食症及善饥症）、妊娠、代谢性疾病、儿童周期性呕吐或者假性肠梗阻等。

二、发生机制

呕吐是一个复杂的反射动作，其过程包括恶心、干呕与呕吐 3 个阶段。恶心时胃张力和蠕动减弱，十二指肠张力增强，可伴有或不伴有十二指肠液反流，干呕时胃上部放松而胃窦部短暂收缩；呕吐时胃窦部持续收缩，贲门上升并开放，腹肌收缩，膈肌下降，腹压增加，迫使胃内容物急速而猛烈地从胃反流经食管、口腔而排出体外。与此同时，声门反射性关闭，呼吸停止，软腭、舌骨、喉头抬举，关闭鼻咽与会厌通道，以防胃内容物进入鼻腔及呼吸道。这种复杂性而协调的反射动作是在延髓的呕吐中枢完成的。呕吐受延髓呕吐中枢和化学感受器触发区（cherrioreceptor trigger zone，CTZ）的调节。

呕吐的传入神经冲动来自 3 个方面：①末梢神经刺激：由咽、胃肠道、肝脏、胰腺、胆管、腹膜、肠系膜血管、冠状动脉、心脏、泌尿生殖系统等脏器通过迷走神经和交感神经系统的内脏传入神经，直接兴奋呕吐中枢。②中枢神经刺激：由视、嗅、味觉等神经反射，精神因素的影响，或脑部炎症、肿瘤、血管性病变，通过大脑皮质、延髓的神经冲动，直接兴奋呕吐中枢。③CTZ 刺激：由药物或代谢产物影响化学感受器触发区，触发神经冲动，传至呕吐中枢而使其兴奋引起呕吐。功能性呕吐患者中枢的感受阈一般较低。

呕吐运动的传出神经包括膈神经（支配膈肌）、脊髓神经（支配肋间肌及腹肌）、迷走神经传出纤维（支配咽喉肌）及迷走神经与交感神经内脏支传出纤维（支配胃肠平滑肌），通过协调运动，构成呕吐运动。

三、诊断

（一）病因

根据病因呕吐分为中枢神经性呕吐和反射性呕吐两种。消化系统疾病引起反射性呕吐，见于：

1. 胃及十二指肠疾病　感染或化学刺激引起的急性胃肠炎、慢性胃炎、消化性溃疡活动期、急性穿孔、幽门梗阻、大量出血、胃黏膜脱垂、急性胃扩张、胃扭转、肠系膜上动脉压迫所致十二指肠淤积、糖尿病神经病变或迷走神经切断术后的胃潴留和 Zollinger－Ellison 综合征。

2. 小肠与结肠疾病　急性肠炎、急性阑尾炎、机械性肠梗阻、绞窄性疝、急性出血坏死性肠炎、急性克罗恩病、Meckel 憩室炎、腹型过敏性紫癜、缺血性结肠炎和胃大部切除术后倾倒综合征。

3. 肝胆胰疾病　急性肝炎、慢性活动性肝炎、肝硬化、肝癌破裂、急性与慢性胆囊炎、胆石症、胆管蛔虫病和急性胰腺炎。

4. 腹膜与肠系膜疾病　急性腹膜炎、膈下脓肿、大网膜扭转、急性肠系膜淋巴结炎和肠系膜动脉栓塞。

（二）诊断

1. 病史　如下所述。

（1）呕吐与进餐的关系：骤起集体发病，应首先考虑食物中毒。活动性消化性溃疡病变位于幽门时，因该处有充血、水肿、痉挛，常可导致餐后呕吐。在餐后较久或积数餐之后才出现呕吐，见于消化性溃疡、胃癌、十二指肠病变或肠系膜上动脉压迫等引起的幽门、十二指肠慢性梗阻；也可见于糖尿病性神经病变、迷走神经切断术后引起的胃潴留。

（2）呕吐发生的时间：晨间呕吐在育龄女性应想到早孕反应，有时也见于尿毒症或慢性乙醇中毒。鼻窦炎时脓性分泌物刺激咽部，常有晨起恶心与干呕。夜间呕吐多见于幽门梗阻，这是由于日间多次进餐，有大量胃潴留，入夜时胃平滑肌已受明显牵涉而构成较强的传入神经冲动，兴奋呕吐中枢，引起呕吐。

（3）呕吐物性质：幽门梗阻的呕吐物含有隔餐或隔日食物，呈腐酵气味，一般不含胆汁。呕吐物中有多量胆汁者见于频繁剧烈呕吐、十二指肠乳头以下的十二指肠和空肠梗阻、胃空肠吻合术后。大量呕吐见于病程较长的幽门梗阻或急性胃扩张。呕吐物有粪臭提示小肠低位梗阻、麻痹性肠梗阻、有近端肠腔内细菌大量繁殖、胃结肠瘘等。

（4）腹痛：恶心与呕吐伴有腹痛者，可见于与急腹症相关的疾病，须认真进行鉴别诊断。有时腹痛可在呕吐之后获得暂时缓解，提示消化性溃疡、急性胃炎或高位肠梗阻；但在胆囊炎、胆石症、急性胰腺炎等，则呕吐多不能使腹痛得到缓解。

（5）其他：详细了解月经史、手术史、服药史、肝炎史、疾病史等可为恶心与呕吐诊断提供可靠的线索。

2. 体格检查　患者的精神状态、意识状态及营养状况。须检查有无发热、毒血症、酸中毒、呼吸酮味、尿味、肝臭，有无巩膜和皮肤黄染。应检查心肺情况，腹部检查重点应注意有无胃型、肠型、蠕动波和逆蠕动波，腹部有无压痛或肌卫，有无肝脾大、腹块、振水音等。

3. 辅助检查　应根据不同病因选择有利于诊断的辅助检查，如对呕吐物进行性状、镜下观察。怀疑食物中毒时，取呕吐物做细菌培养。疑为化学或药物中毒时对呕吐物行毒物分析，总之，对不同的病因有选择性地采用必要的辅助性检查，以便及时做出诊断。

（李连兴）

第六节　消化不良

一、分类

消化不良（dyspepsia）是一种常见的症状，是指持续增长性或反复发作性的上腹部不适，伴有餐后饱胀、腹部胀气、嗳气、早饱、畏食、恶心、呕吐、大便不成形或腹泻、胃灼热、胸骨后痛及反酸等。根据其发生原因不同分为器质性和功能性两大类。

（一）器质性消化不良

除消化系统疾病可引起消化不良外，许多系统疾病也常引起消化不良。

1. 消化系统疾病　包括食管炎、食管癌、消化性溃疡、胃癌、胃切除术后、卓－艾综合征、结肠癌、溃疡性结肠炎、慢性肠道感染（细菌性、霉菌性、寄生虫）、肠细菌失调、小肠内细菌异常繁殖、胆囊炎、胆石症、慢性肝外胆管阻塞，胰腺炎、胰腺癌、胰腺囊性纤维化，肝炎、肝硬化，肝癌、原发性胆汁性肝硬化，淋巴管阻塞（包括肠淋巴管扩张症）、Whipple 病、淋巴细胞瘤、双糖酶缺乏症等。

2. 心血管疾病　见于缩窄性心包炎、充血性心力衰竭、肠系膜血管功能不全等。

3. 内分泌及代谢性疾病　包括糖尿病、甲状腺功能减退、甲状腺功能亢进、肾上腺皮质功能不全、甲状旁腺功能减退、垂体功能亢进或减退、类癌综合征、电解质紊乱等。

4. 免疫性疾病　包括非热带性口炎性腹泻、克罗恩病、自身免疫性肝炎、桥本甲状腺炎等。

5. 其他　如药物（非类固醇抗炎药、抗生素、洋地黄）、慢性中毒（工业、农药、金属）、酒精等。

（二）功能性消化不良

指通过各项检查未发现有消化系统及全身器质性疾病，而有消化不良表现者（参见本书功能性消化不良）。

二、临床表现

（一）器质性消化不良

具有原发病的临床表现、体征、实验室检查和特殊检查可见。

（二）功能性消化不良

消化不良是一组常见的消化道综合征，约 1/3 的人群患过此病，占消化门诊患者的 20% ~ 30%。病因尚不十分明确。临床上有持续性、反复发作的上腹部不适，餐后饱胀，腹部胀气，嗳气、厌食、恶心、呕吐、反酸等症状。经胃镜、胃肠 X 线造影、B 超等检查，除外胃肠和全身器质性病变，可诊断功能性消化吸收不良（参见本书功能性消化不良）。

（三）发酵性消化不良

系由肠内有糖类的异常分解所致，大便呈水样或糊状，多泡沫，呈酸性反应，每日数次至十几次，伴有肠鸣、腹胀与排气增多；如为成形便，则大便量多，多泡沫，状如发酵的面团。大便镜检可发现大量未消化的淀粉粒，用卢戈碘液可染成深蓝、蓝色、棕红等不同颜色。此外，卢戈碘液又可染出大量嗜碱性细胞，如酪酸梭状芽孢杆菌、链状球菌等。双糖酶缺乏症可出现原发性（遗传性或家族性）或继发性（获得性）双糖酶缺乏，包括乳糖酶、蔗糖酶缺乏。非热带性和热带性口炎性腹泻、节段性肠炎、肠道病毒和细菌感染、梨状鞭毛虫病、无 β 脂蛋白血症、囊性纤维化和溃疡性结肠炎都不能耐受乳糖或有乳糖酶缺乏，使双糖类在小肠积聚而引起消化不良。

（四）腐败性消化不良

系因肠内有蛋白质异常分解所致。大便溏，呈碱性反应，黄棕色，有特殊臭味。见于各种细菌感染性肠炎等。

（五）小肠细菌生长过度综合征

由于细菌在小肠繁殖引起吸收不良综合征。临床上以腹痛和痉挛、腹胀、脂肪泻与腹泻、体重减轻和营养不良为特征。患者常有糖类吸收不良、蛋白营养不良和维生素缺乏。细菌与内因子竞争摄取食物中的维生素 B_{12}，由维生素 B_{12} 缺乏引起巨幼红细胞性贫血。细菌过度生长影响胆盐代谢，使胆盐浓度降低、非结合胆盐浓度增高和结合胆盐浓度降低，致使肠内微胶粒形成障碍，从而导致吸收不良。

（六）胃次全切除术后消化不良

BillrothⅡ式胃次全切除术比 BillrothⅠ式易于出现脂肪酸泻，脂肪流失量通常为 7 ~ 10g/d。危重脂肪泻患者常有肠道脂肪消化障碍。各种胃次全切除术、迷走神经干切除术或幽门成形术的患者都可引起消化吸收不良，此与十二指肠释放胰泌素、胆囊收缩素 - 促胰酶素减少，并使胰腺分泌酶的反应受到抑制、胆盐代谢异常、肠道通过时间缩短等因素有关。

（七）短肠综合征

广泛的肠切除常可引起短肠综合征。一般来说，营养物的吸收受切除小肠部位和范围、是否保留了回盲瓣以及残存肠道适应性等影响，只要保留了近端十二指肠、回肠的后一半和回盲瓣，切除 40% ~ 50% 的小肠对吸收功能的影响不大，因此，不一定引起腹泻和吸收不良。

三、诊断

（一）病史

了解有无引起腹胀、腹鸣、早饱、恶心、呕吐、胃灼热等消化不良的疾病史，尤其是了解有无胃肠、肝胆及胰腺的疾病史。

（二）查体

应着重了解有无体重减轻、贫血、维生素缺乏、低蛋白血症等。

（三）实验室检查

1. 粪便中脂肪测定　脂肪定量分析是诊断脂肪泻简单而可靠的试验。正常人 24 小时内粪便排出的脂肪酸量 $<6g$，或脂肪酸吸收系数 $>94\%$；用 ^{14}C – 三酰甘油吸收试验，正常人每小时呼吸排出标记物大于给予量的 3.5%。

2. 胃肠道 X 线检查　胃和结肠检查常可提供重要的诊断线索。对发现胃回肠吻合术异常、硬皮病、Zollinger – Ellison 综合征、溃疡性结肠炎和肠瘘等均有重要意义。

3. 维生素 B_{12} 吸收的 Schilling 试验　回肠末端病变，胰腺外分泌功能不全的患者也常有维生素 B_{12} 吸收障碍。Schilling 试验也有助于小肠细菌过度生长，特别是盲袢综合征、硬皮病和多发性小肠憩室。如盲袢综合征时 Schilling 试验的第一、二部分异常。适当的抗生素治疗后 Schilling 试验可恢复正常。

4. 小肠活检　对吸收不良性疾病的诊断与鉴别诊断很有价值。

5. 胰泌素和其他胰腺试验　可了解胰腺功能是否健全。

6. 呼吸试验　^{14}C – 甘氨胆酸和 ^{14}C – 木糖呼吸试验对细菌过度生长有诊断价值。

（李连兴）

第三章

食管疾病

第一节　胃食管反流病

胃食管反流病（gastroesophageal reflux disease，GERD）是指胃、十二指肠内容物反流入食管引起临床症状和（或）食管黏膜损伤的一种疾病，其主要表现为反酸、胃灼热或食物反流等症状。反流物主要是胃酸、胃蛋白酶，还有十二指肠液、胆酸、胰液等，胃酸、胃蛋白酶临床上多见，十二指肠液等主要见于胃大部切除术后、胃肠吻合术后、食管肠吻合术后。GERD 患者可仅有临床症状而无食管黏膜破损表现，根据食管黏膜有无破损，GERD 可分为糜烂性食管炎即反流性食管炎（RE）和非糜烂性胃食管反流病（NERD）。GERD 中以 NERD 多见，RE 仅占 1/3 ~1/2。本章主要介绍胃酸相关性 GERD。

一、发病情况

GERD 在欧美国家常见，据 1988 年罗马国际会议资料报道，欧洲约有 1/3 的居民受本病影响，明显干扰其正常生活者占 5% ~16%。在美国约有 44% 的成人患有 GERD，美国一项医院调查表明，约有 7% 的医院职工每天有胃灼热感，14% 每周有胃灼热感，15% 每月胃灼热感。但 GERD 的确切发病情况尚不知，一方面这是由于其症状的多样性，不够典型，不易被早期发现；另一方面是一些患者由于症状轻微，未去就医而“自行处理”之故。学者们曾这样比拟 GERD 的发病情况：广义的 GERD 似一座冰山，大多数仅有偶发或轻微 GERD 症状的患者处于冰山水面下层，他们不需要就诊看医生，常是自行购药治疗，这一部分人的发病情况无法估计，占有相当大的比例；只有一部分症状较明显或影响工作、生活的 GERD 者需要就诊，这一部分相当于冰山水面上层部分；尚有极少一部分有出血、狭窄等并发症患者处于冰山的顶部，这后面两部分较易被发现，故认为 GERD 的发病情况只是统计了冰层以上的少部分，实际发病率要高得多。我国过去对 GERD 的认识及研究均较少，近几年对 GERD 的研究才逐渐被重视。研究发现，本病在我国并不少见。1999 年潘国宗等报道，北京、上海两市 GERD 的人群患病率为 5.77%，RE 的人群患病率为 1.92%。GERD 男女患病无差别，但 RE 患者中男性比女性高，（2 ~3）：1。妊娠合并 GERD 患病率高，48% ~79% 的孕妇有胃灼热主诉。白种人发病较其他种族均高，非洲、亚洲人发病较低。GERD 发病率增加与年龄、肥胖、遗传等因素相关。

二、病因发病机制

GERD 是胃内容物反流入食管，虽然其发病与胃酸有关，但并不意味着这类患者的胃酸分泌增高，而是胃酸所处部位异常，即胃酸从胃反流至食管，使食管暴露于胃酸时间过长，从而引起临床症状和（或）食管黏膜损害。正常情况下食管有防御胃酸及十二指肠内容物侵袭的功能，包括抗反流屏障、食管廓清功能及食管黏膜组织抵抗力。

（一）食管抗反流屏障

食管抗反流屏障是指在食管和胃连接处一个解剖上复杂的区域，其功能完整性由许多解剖和生理机制完成，包括食管下括约肌（LES）、LES 腹段的位置、膈肌脚、膈食管韧带、食管与胃底之间的锐角（His 角）等，上述各部分的结构及功能上的缺陷均可造成胃食管反流，其中最主要的是 LES 的功能状态。

1. 食管下括约肌及食管下括约肌压力（LES 及 LESP） LES 是指在食管远端末 3～4cm 长的一个生理功能部位。正常人休息时 LESP 为 10～30mmHg（1.3～4.0kPa），为一高压带，以防止胃内容物反流入食管。LESP 的高低与 LES 的总长度及 LES 腹段的长度有关，如 LES 总长度过短（＜2.0cm），LES 腹段过短（＜1.0cm）均可使 LESP 降低，尤其 LES 腹段过短使其不能随腹内压增高而增高，易导致反流。LES 所在部位的组织结构受到破坏时可使 LESP 下降，如贲门失弛缓症手术后易并发反流性食管炎。一些其他因素可影响 LESP，如某些激素（CCK、促胰液素、胰高糖素、VIP 等），食物（高脂肪、巧克力、咖啡等），药物（钙离子拮抗剂、地西泮、茶碱）等，腹内压增高（妊娠、便秘、呕吐、腹水、负重劳动等）及胃内压增高（胃扩张、胃排空延迟等）均可使 LESP 相应降低而导致胃食管反流。有认为当 LESP 低于 6mmHg 时易致反流。但有学者观察到一些 GERD 患者其 LESP 正常甚至增高，其机制尚不明，Katzka 等报道 52% 的 GERD 患者其 LESP 增高，他们均有反流症状，需要抗反流治疗。

2. 一过性 LES 松弛（transit lower esophageal sphincterrelaxation，TLESR） 正常情况下当吞咽时，LES 即松弛，使食物得以进入胃内。TLESR 与吞咽时引起的 LES 松弛不同，它无先行的吞咽动作及食管蠕动的刺激。TLESR 的确切定义为：①LES 松弛前后无任何吞咽动作；②LESP 下降速率≥1mmHg/s（0.13kPa/s）；③LES 松弛时间≥10 秒；④LES 最低压力≤2mmHg（0.27kPa）。TLESR 的发生与近端胃扩张、腹内压增高有关，高脂肪食物等因素可诱发 TLESR。健康人 40%～60% 的 TLESR 伴有酸反流，GERD 患者 60%～70% 的 TLESR 伴有酸反流。目前认为 TLESR 是引起胃食管反流的主要原因，并认为它可解释那些 LESP 正常的 GERD 患者发生反流的原因。

3. 膈肌脚及裂孔疝 吸气时膈肌脚收缩以提高 LESP，如果没有膈肌脚支撑，吸气时腹压增高超过 LESP 可导致反流，故膈肌脚有结构及功能异常时可影响 LESP 下降，易致反流。当膈肌裂孔过大时，胃的一部分可滑入胸腔形成裂孔疝，裂孔疝可加重反流并降低食管对酸的清除，导致 GERD，但不是所有的裂孔疝均会出现 GERD。反流性食管炎患者 54%～94% 合并有食管裂孔疝，明显高于健康人。

（二）食管酸清除

正常情况下食管内容物通过重力作用，一部分排入胃内，大部分主要通过食管自发及继发性推进性蠕动将食管内容物排入胃内，此即所谓容量清除（volume clearance）。自发性蠕动是吞咽动作之后诱发的蠕动，继发性蠕动为反流物反流入食管后引起食管扩张及反流物对食管的化学刺激所致，这两种蠕动均为推进性蠕动，是食管廓清的主要方式。食管容量清除的同时也清除了酸，但容量清除不等于酸清除，即容量清除减少了食管内酸性物质的容量，但不等于就能使食管内 pH 完全恢复正常，剩余的酸是由吞下的唾液中和的，因此可将食管的酸清除分成两个步骤：①大部分由食管蠕动清除；②剩余部分由唾液中和。由此可见，引起酸清除障碍的主要机制是容量清除障碍及唾液分泌功能障碍，它们均可使食管酸清除时间延长。研究表明，GERD 食管酸清除时间延长，这些患者有食管运动功能障碍，包括食管体部的无效蠕动和（或）食管远端收缩无力，这两者均可影响食管的容量清除。有认为食管蠕动功能障碍的发生率可能与食管炎症程度有一定关系，即随食管炎症程度的增加而增加。但也有持不同观点者，后者认为，仅 1/2 的 GERD 患者酸清除时间延长，约 1/2 的 GERD 患者酸清除时间是正常的，因此，其食管运动障碍与黏膜炎症损害无关，可能是原发性的。食管运动障碍与食管黏膜损害之间的因果关系尚需进一步研究。裂孔疝患者在吞咽时胃易进入胸腔，明显影响食管的容量清除及酸清除，其酸清除时间比对照组明显延长。

影响酸清除的另一重要因素为唾液分泌情况。唾液引起吞咽动作及食管蠕动，唾液还可中和胃酸及稀释胃酸。睡眠时唾液分泌减少，这说明为什么睡眠时酸清除时间延长。慢性口腔干燥者易合并长时间的食管酸暴露。另外，通过食管酸－唾液反射可促进唾液分泌，即食管内酸灌注可刺激唾液分泌增加，并可促进远端食管胃酸中和，但这种反射活动在食管炎及老年人均明显缺乏。吸烟可使唾液分泌减少，使酸清除时间延长。

（三）食管黏膜组织抵抗力——食管黏膜防御

在 GERD 中，仅有部分患者发生食管炎症，另一部分患者虽然有反流症状，但没有明显的食管黏膜损害，提示食管黏膜对反流物（胃酸、胃蛋白酶）有防御作用，这种防御作用称为食管黏膜组织抵抗力，包括上皮前防御、上皮防御及上皮后防御。

1. 上皮前防御　是指防止反流的胃酸中 H^+ 与上皮表面直接接触的一些因素，包括表面黏液，不移动水层和表面 HCO_3^-。由于食管表面缺乏明确的表面黏液层（尽管食管黏膜下腺体可分泌黏蛋白样物质），反流液中的胃蛋白酶可以破坏食管表面的黏液层，食管表面上皮细胞缺乏分泌 HCO_3^- 的能力，间质中 HCO_3^- 通过细胞间隙弥散至腔内的能力有限，故食管上皮前因素对反流的胃、十二指肠液的防御作用不大。

2. 上皮防御　上皮固有层是一种有分泌能力的复层扁平上皮，在结构上及功能上均有防御酸损害的作用。复层扁平上皮最表面的细胞角质层，其腔面细胞膜的双层脂质及其细胞间的连接结构组成一个防止 H^+ 及其他分子自由穿入组织内的渗透性屏障。此外，食管黏膜上皮细胞还有缓冲能力，主要是细胞内蛋白质、磷酸盐及 HCO_3^-。Tobey 及其同事根据一系列试验资料证明了这种细胞间质缓冲能力在保护食管上皮细胞不受酸的损害中有重要作用。有研究表明电镜下观察到所有 NERD 患者（包括酸暴露正常者和非正常者）的平均细胞间隙直径是正常对照组的 3 倍以上。细胞间隙增宽有可能成为诊断 NERD 的一个客观诊断标准。

3. 上皮后防御　主要是指黏膜的血液供应，黏膜血流能调节组织的酸碱平衡，为正常细胞功能提供营养及氧，排除有毒的代谢产物，包括 CO_2 及酸性物质，给细胞间质提供 HCO_3^- 以缓冲 H^+。

（四）胃排空延迟

胃食管反流餐后发生较多，其反流频率与胃内容物的含量、成分及胃排空情况有关。许多因素可影响胃排空。例如，幽门十二指肠运动不协调致十二指肠胃反流，增加胃内容量，同时反流的胆酸等对胃黏膜刺激，形成胃窦胃炎，均影响胃排空；高脂肪饮食可降低 LESP，同时使胃排空减慢，脂肪是三大营养要素中排空最慢者；吸烟亦可使胃排空减慢；尚有许多全身性疾病、药物等均可使胃排空减慢。在 GERD 患者主要表现为固体胃排空减慢，与胃窦运动减弱有关。其液体排空功能可正常。胃排空延迟者可促进胃食管反流，但两者并不完全平行，其间存在异质体。

综上所述，GERD 的发生与食管抗反流屏障障碍、食管清酸能力低下、食管黏膜组织抵抗力低下及胃排空障碍等多种因素有关。是否发生反流性食管炎与反流物性质、反流物与食管黏膜接触的时间（食管暴露于酸的时间）及食管黏膜抵抗力有关。反流物中以胃酸、胃蛋白酶的侵蚀作用最强。

三、临床表现

GERD 虽然较常见，但其临床表现多样，轻重不一，NERD 与 RE 可有相似的临床表现，有食管炎者其症状与食管炎程度也不一定呈良好正相关，这主要是存在异质体及对各种症状缺乏通用的定义，加之食管对酸敏感性的差异，因此，有些患者症状较典型，如胃灼热，但有许多症状不易被认识，从而忽略了对本病的诊断与治疗。

（一）典型症状

1. 胃灼热　是 GERD 的最常见症状，约 50% 以上的患者有此症状，不管是否产生食管炎症均可出现，多在餐后 1 小时内发生，轻重不一，发作频率亦不一，可每天、每周或每月发作数次。胃灼热的频率及严重程度与食管损伤无明显相关，与胃酸、胆汁反流引起的机械性刺激、食管持久收缩及痛觉敏感性增加有关。表现为胸骨后、剑突下或上腹部烧灼感，可向颈部放射，卧位、弯腰及腹压增高时可加重，热饮、酸食、辣食及饮酒吸烟等可诱发症状发生，饮水及服抗酸药可缓解。有些患者不一定能确切描述“胃灼热”，而称之为火辣辣感、上腹嘈杂感或简称之上腹及胸骨后不适感，需医师仔细询问，一般不难识别。

2. 反酸及反食　患者常有胃及食管内容物反流入咽和口腔，是在不用力的情况下涌入口腔，故与呕吐及嗳气不同。反流物多为不消化食物、胃酸，也可有胆汁等十二指肠内容物，如反流物仅到食管而未进入口咽部，患者可无察觉。

3. 胸骨后痛　是 GERD 的常见症状，多在胸骨后或剑突下有疼痛感或不适感，可向上胸、肩、背，甚至耳部放射，疼痛多为间断性发作，多与进餐相关，可夜间疼醒，受情绪影响，故易与心绞痛混淆。但此种胸骨后痛一般不具典型心绞痛的特征，能自行缓解，抑酸治疗有效，大多数 GERD 相关胸痛同时伴有胃灼热的症状，在西方国家较多见，在国内亦不少见，应加强认识。George 等曾对 521 例有胸痛的中国患者经过 ECG 及心导管等检查，发现 108 例的胸痛与心脏病无关，并排除了全身性疾病及药物等因素的影响，对这 108 例患者进行了食管内 24 小时 pH 监测、食管测压及滴酸试验（Bernstein's test），28.7% 的患者有异常胃食管反流（食管内 24 小时 pH 监测结果）。因此，对这部分患者如果继续按心绞痛治疗给以抗心绞痛药时，不仅不能减轻症状，反而会加重病情发展。强调了对这种不典型胸痛的认识与鉴别。GERD 者的胸痛是非心源性胸痛中最常见的原因。

（二）非典型症状

1. 咽喉部异物感　一些患者常主诉咽喉部不适，有异物感、棉团感或堵塞感，但并无真正的吞咽困难。此类患者按一般咽喉炎治疗无效，是反流物对咽喉部的刺激引起化学性炎症所致。1968 年 Cherry 首先指出，反流是咽喉黏膜损伤的一个主要因素，此后这个观点也得到了其他学者的支持。有些患者可无典型的反流症状而主诉为咽喉部异物感，在排除一般炎症的情况下应考虑 GERD 的可能。

2. 呼吸道症状　由于反流物被吸入气管及肺部，引起支气管炎、吸入性肺炎、肺不张、肺间质纤维化等，可出现咳嗽、哮喘等症状，尤其在负重劳作时更易发生。对那些无反流典型症状而仅表现有呼吸道症状者，不易被认识，因此对长期咳嗽和（或）哮喘等呼吸道症状者，长期应用抗生素等治疗无效时，在排除其他疾病的可能时，应考虑到 GERD 的可能。

3. 唇、舌烧灼感　反流物对唇、舌的化学刺激所致。

4. 耳、鼻、咽喉相关疾病　表现为声嘶、喉炎、咽炎及口腔溃疡、牙侵蚀等，可能由反流物对声带刺激及牙侵蚀所致。

5. 吞咽困难及吞咽痛　约 30% 的 GERD 患者可出现此症状，是反流物对食管刺激致食管痉挛和（或）食管炎致食管狭窄所致。

6. 其他消化功能不良症状　如腹胀、早饱、嗳气等，可能与胃排空延迟有关。

（三）并发症

1. 上消化道出血　有反流性食管炎者，因食管黏膜炎症、糜烂及溃疡所致，可有呕血、黑粪。

2. 食管狭窄　食管炎反复发作使纤维组织增生，最终导致食管狭窄，此亦称为第四级食管炎，可出现吞咽困难。

3. Barrett 食管　鳞状上皮被化生的肠上皮取代称之为 Barrett 食管，可形成 Barrett 溃疡，有时可致食管穿孔，有极少部分可发展为腺癌。

4. 食管腺癌　Barrett 食管是食管腺癌的主要癌前病变，有 Barrett 食管合并不典型增生者应重点追踪观察。

四、内镜检查

如前所述，GERD 包括 RE 及 NERD，内镜检查可发现患者有无食管炎症及其程度，并进行活检，了解有无食管狭窄、食管溃疡、Barrett 食管及食管裂孔疝等，是 GERD 的重要检查手段之一。根据食管黏膜的损害程度将反流性食管炎分成不同级别，对判断疗效有价值，但其内镜分级标准国内外均未统一，国外有多种分类方法，如 Johnson、Savary - Miller、Tyttgat 分级及 1998 年洛杉矶分级等。国内于 1999 年 8 月在烟台举行全国反流性食管病研讨会，制定了我国反流性食管炎内镜诊断分级标准方案（试行）（表 3 - 1 ~ 表 3 - 5）。

表 3-1 Johnson 内镜食管炎分级标准

分级	内镜表现
0	正常黏膜（仅组织学证据）
Ⅰ	在胃食管黏膜连接线以上一个或多个非融合的红斑或渗出性病变
Ⅱ	融合的非环绕食管腔壁的糜烂和渗出性病变
Ⅲ	环绕食管腔壁的糜烂和渗出性病变
Ⅳ	慢性黏膜病变即溃疡、狭窄或 Barrett 上皮

表 3-2 Savary-Miller 4 级分级标准

分级	内镜表现
Ⅰ	一处或多处贲门上方非融合性黏膜损害，伴有或不伴有渗出或表浅糜烂
Ⅱ	融合性糜烂、渗出，但未累及整个食管环形壁
Ⅲ	融合性糜烂、渗出已累及整个食管环形壁，但不伴有狭窄
Ⅳ	溃疡、狭窄、缩短瘢痕化等伴 Barrett 食管

表 3-3 Tytgat 5 级分类标准

分级	内镜表现
Ⅰ	齿状线处有斑片或弥漫红斑，齿状线模糊、黏膜易脆，食管远端无光泽，但无黏膜破坏相
Ⅱ	一个或数个点状、条状黏膜浅表糜烂，损害面小于齿状线上方 5cm 以内的 10%
Ⅲ	融合的糜烂面，损害面小于齿状线上方 5cm 以内的 50%
Ⅳ	环绕食管壁的糜烂面，不论其损害面积的大小
Ⅴ	深溃疡或狭窄

注：以上各级可同时伴有或不伴有 Barrett 食管。

表 3-4 1998 年洛杉矶分级标准

分级	内镜表现
A	一个（或多个）黏膜糜烂，但其长度不超过 0.5cm，无融合
B	一个（或多个）黏膜糜烂，其长度超过 0.5cm，无融合
C	一个（或多个）黏膜糜烂，糜烂有融合，但糜烂面不超过 75% 食管环周
D	一个（或多个）黏膜糜烂，糜烂有融合，糜烂面超过 75% 食管环周

表 3-5 我国 1999 年烟台分级标准方案（试行）

分级	内镜表现
0	正常（可有组织学改变）
1	点状或条状发红，糜烂，无融合现象
2	有条状发红，糜烂，并有融合，但非全周性
3	病变广泛，发红，糜烂，融合成全周性，或溃疡

注：诊断时必须注明，各病变部位（食管上、中、下段）和长度；狭窄部位、直径和程度；Barrett 食管改变部位；有无食管裂孔疝。

从 Savary 的 4 级分类法与 Tytgat 的 5 级分类法来看，两者的主要区别在于Ⅰ级食管炎的内镜表现，4 级分类法Ⅰ级食管炎可伴有或不伴有渗出或表浅糜烂，而 5 级分类法Ⅰ级食管炎无黏膜破坏的表现。此外，5 级分类法指出各级食管炎都可伴有或不伴有 Barrett 食管而 4 级分类法仅在Ⅳ级食管炎中提及。现较常用的是洛杉矶标准，但此标准的分级中未提及溃疡、狭窄及 Barrett 食管，而是将这些改变列入并发症中。在临床实践中，不管应用哪一种标准，治疗前后均应使用同一标准，以便疗效判断。

五、组织学表现

GERD 中，主要是 RE 的病理组织学改变，可有：①鳞状上皮基底细胞层增厚，达整个鳞状上皮增厚的 16%～18%（正常不超过 15%）。②乳头向上皮腔面延长，超过上皮厚度的 2/3（正常小于 50%，超过 65% 为异常）。③固有膜内炎性细胞浸润，主要为中性粒细胞浸润。有学者报告嗜酸粒细胞浸润可作为反流性食管炎的诊断标准，但有些学者持否定态度，认为嗜酸性食管炎、过敏性疾病、寄生虫性疾病所致炎症亦可有嗜酸粒细胞浸润。④鳞状上皮气球样变，为胞质淡染呈空泡状，核不规则或浓缩状。⑤糜烂及溃疡。

上述病理改变虽在反流性食管炎中较多见，但并非其所特有，有时难与其他类型食管炎相鉴别。临床上少有单用上述组织学改变诊断反流性食管炎的，应结合临床表现及其他辅助检查再做出病因学诊断。

六、胃食管反流病与 Barrett 食管

Barrett 食管（barrett esophagus，BE）是指食管下段的复层扁平上皮被肠化的柱状上皮所取代的一种病理征象，是严重酸暴露的结果，尤其合并有食管裂孔疝时，多认为是 RE 的并发症之一，BE 是食管腺癌的癌前病变，而 NERD 则几乎不会并发 BE，更不会发展成食管腺癌。但现有学者提出，糜烂性食管炎、BE 及食管腺癌是三个独立的疾病，由患者个体基因结构所决定，这三种疾病之间并不是一种疾病的不同阶段。BE 在欧美国家较多见，尤以白种人多见，由于 BE 可无临床症状，其确切发病情况不清，内镜检出报告不一，为 0.3%～3%，男女之比为（4～10）∶1。

特征性的肠化是有绒毛及杯状细胞，分完全型及不完全型肠化，完全型或不完全型肠化均可出现不典型增生，是食管腺癌的癌前状态，BE 发生食管癌的危险性比正常人群高 30～50 倍，虽然食管腺癌较少见，但近些年食管腺癌在美国白种人中发病率明显增高，发生率约为每年 1/150。我国 GERD 中以 NERD 多见，重症食管炎少见，Barrett 食管及食管腺癌均较少见，尽管如此，对有 BE 者应长期进行内镜监察。

Barrett 食管的内镜表现：正常食管黏膜为粉红带灰白色，柱状上皮为橘红似胃黏膜，两者有较明显差别，内镜下可以区别。一般内镜下有如下三种类型。①环周型：橘红色黏膜呈环形向食管延伸，致齿状线上移，且齿状线可不规则。②岛型：齿状线上见一个或多个孤立岛状橘红色黏膜，此时需与胃黏膜异位相鉴别，活检可鉴别是胃柱状上皮抑或肠化的柱状上皮。③舌型：橘红色黏膜从齿状线处呈不规则舌状向食管下段伸出。

根据柱状上皮长短又可分为：①长段 Barrett 化生：即近胃食管连接处以上至少有 3cm 长的橘红色柱状上皮。②短段 Barrett 化生：上述部位橘红色柱状上皮短于 3cm；短段 Barrett 化生最常见。长段 Barrett 化生更易癌变，其年发生率约为 0.5%。值得提出的是还有一种胃贲门肠化生，即在鳞柱状上皮交界处远端取活检证实为特异性肠化组织，对胃贲门肠化生的病因及自然病程尚存争议，有认为胃贲门肠化生与长段及短段 BE 不同，前者常合并 Hp 感染，且其肠化是完全型（Ⅰ型），而长段及短段 BE 是不完全型肠化（Ⅱ型和Ⅲ型），这种差异提示胃贲门肠化是由 Hp 感染所致，而不是 GERD 所致，通过抗 Hp 治疗可以使这种胃贲门肠化消失，但也有证据表明胃贲门肠化不合并有 Hp 感染。

七、GERD 与 Hp 感染

这是一个有争议的问题，曾有学者提出 Hp 感染可致慢性胃炎，特别是胃体萎缩性胃炎使胃酸分泌减少，对 GERD 是一种保护作用，因而认为根除 Hp 治疗对 GERD 不利，提出对 GERD 合并 Hp 感染者进行根除 Hp 治疗应慎重。但近来有学者提出不同见解。

Kuipers EJ 等 2004 年报道了一项 7 个国家 42 个医疗中心的研究结果，他们选择 Hp 阳性的 231 例反流性食管炎的患者，随机分为两组，第一周一组单用奥米拉唑（120 例），另一组第一周用奥美拉唑 + 阿莫西林 + 克拉霉素三联疗法（111 例），1 周后治疗方法相同。两组患者临床情况及合并慢性胃炎的

程度、活动度、肠化程度等在试验前无显著性差异。随访2年，得出的结论是：对有Hp感染的反流性食管炎的患者，根除Hp几乎可以完全根治胃炎，对反流性食管炎的严重程度无不良影响，因此他们认为，对长期需用PPI的GERD患者，应检查有无Hp感染，对有Hp感染者应进行根除Hp治疗。

国内学者对Hp与GERD的关系亦提出了一个共识意见（2003年安徽桐城），认为根除Hp与多数GERD发生无关，一般不加重已存在的GERD。胃体为主的Hp相关性胃炎根除Hp后，发生GERD的危险性有可能会增加，但该型胃炎所占比例很小。Hp阳性的GERD患者长期服用PPI可能会诱发或加重胃体黏膜萎缩，从而有可能增加胃癌发生的危险性，因此，Hp阳性的GERD应根除Hp。

八、食管测压诊断胃食管反流性疾病的价值

食管测压法有多种，如液体灌注测压系统测压法、腔内微型传感器法及气体灌注系统测压法等。食管测压可测定LESP、LES长度及部位，LES松弛压、食管体部压力及食管上括约肌压力等。一般认为LES的静息压为10~30mmHg（1.3~4.0kPa），如LESP<6mmHg（0.8kPa）易导致反流。食管体部测压可判断食管体部运动情况，食管体部运动障碍主要有两种类型：①吞咽引起的蠕动收缩减少，正常吞咽（湿咽）成功率≥80%，此外，还可出现非推进性收缩，同步收缩及远端食管低波幅收缩。②收缩波幅的改变，有学者提出正常收缩波幅<30mmHg，如<20mmHg为异常。但尚不清楚这些异常是由GERD本身引起还是由于食管黏膜破损所致，初步研究亦得出了不同结果，这可能与研究条件不一致有关。当GERD患者出现食管体部运动减弱、运动幅度降低、压力下降及食管体部非推进性蠕动时，食管清酸能力下降。但是由于LESP及食管体部压力与正常人有重叠、交错，约1/2的患者LESP可正常，故许多学者认为LESP及食管体部的测压不宜作为诊断GERD的标准，只有当GERD症状不典型、治疗效果不好、诊断困难时可作为辅助诊断手段。食管测压可准确测定LES的位置及长度，故可用于食管24小时pH监测前协助确定pH电极放置的部位。LESP的测定及食管体部运动的检测可用于抗反流手术前的压力评估、指导手术的可行性、手术方式及监测手术后的效果。

九、食管pH监测诊断胃食管反流病的价值

长时间食管内pH监测以24小时监测较准确，已被公认为诊断GERD的“金标准”，尤其在症状不典型及没有反流性食管炎时，或有典型症状治疗无效时更有重要价值，它可提示是否存在病理性反流及反流的程度与持续时间，可判断反流与体位及症状发生之间的关系，还可了解食管清酸能力等。

一般认为正常食管内pH为5.5~7.0，当pH<4时被认为是酸反流指标，24小时食管内pH监测各项参数均以此作基础。常用下列6个参数作为判断指标：①24小时内pH<4的总百分时间；②直立位pH<4的百分时间；③仰卧位pH<4的百分时间；④反流次数；⑤大于5分钟的反流次数；⑥持续最长的反流时间。在监测时尽管规定了一些相应标准化条件，但如何应用上述6项参数来判断病理反流尚无统一标准，且各家所用仪器、传感器不同，因此产生了不同中心、不同正常值范围。

多数学者认为，6个参数中诊断病理反流以pH<4的总百分时间阳性率最高，其他数据应结合具体情况综合分析。Smout及Akkermans提出24小时反流次数>50次和（或）pH<4的总时间超过1小时即为病理性反流。DeMeester提出以上6个参数通过软件计分（DeMeester score），正常<14.72分，现常应用此计分法判断是否有病理性酸反流。

虽然24小时食管内pH监测在诊断GERD中有较高的敏感性（70%~80%）及特异性（约90%以上），是定量检测食管酸暴露最有用的试验。但这一检测技术仍存在某些不足，首先，其敏感性尚不理想，在RE患者中，约有25%显示为正常酸暴露，NERD患者约有30%显示为正常酸暴露，对一些间断发作反流的患者，有时检查亦可显示正常，加之仪器的调试要求较高，因而对其重复性产生干扰；在监测中患者的饮食、活动、体位是否应加以控制，有学者提出，从无症状受试者食管pH监测结果表明其非正态分布，因此，用平均值加2个标准差确定正常值上限不恰当，因而应采用其他的统计学方法。此外，这一检查虽无大的痛苦，但仍属侵袭性检查，需坚持24小时，患者不乐于接受。因此，这一检查主要应用于症状不典型的疑似病例或症状典型而治疗效果不佳的病例，以及评价手术治疗的效果。

十、诊断及鉴别诊断

（一）诊断

仔细询问病史，有典型 GERD 症状者，进行 PPI 治疗，如果有效可做出 GERD 的临床诊断，但有可能漏诊消化性溃疡等疾病。在我国胃镜已较普及，有条件应做胃镜检查，以了解有无食管炎症及其分级。但内镜检查只有 30% ~40% 的 GERD 患者有食管炎，对胃镜下食管黏膜无损伤，并能除外其他疾病者，可诊断为 NERD。内镜还可发现有无食管溃疡、食管狭窄及 Barrett 食管。并除外食管、胃及十二指肠的其他病变。24 小时食管 pH 监测作为临床应用对大多数患者可不需要，只有当症状不典型或治疗效果不佳或进行治疗前后的疗效对比时应用之。食管测压可了解 LESP 及食管体部运动情况，有辅助诊断价值，X 线钡剂造影检查对 GERD 诊断价值不大，但它可了解有无食管狭窄、食管溃疡，排除食管肿瘤。核素可检测胃食管反流，但检测时间有限且价格较高未能普遍应用。

（二）鉴别诊断

虽然 GERD 的症状有其特征性，但对有胸骨后疼痛者应与心源性胸痛、胆绞痛及食管运动障碍性疾病相鉴别，根据病情做相关检查。

RE 应与感染性、药物性食管炎相鉴别，后两者常有吞咽痛，而 RE 较少见。内镜下感染性食管炎呈弥漫性且多在食管近端，有溃疡时多为弥漫点状，念珠菌性食管炎一般为弥漫性，有凝胶样渗出，呈白膜状。药物性食管溃疡（如氯化钾、奎尼丁、四环素或 NSAIDs 等所致）通常是单个深溃疡，多在食管狭窄处，尤其在隆突附近，远端食管较少见。而典型的 RE 从胃食管连接处及其上方可见直线条纹状黏膜损害，如有溃疡通常较大而孤立，且在食管远端。

注意鉴别继发性 GERD，如各种原因所致频发呕吐、硬皮病、妊娠、干燥综合征、糖尿病胃轻瘫、假性肠梗阻、Zollinger – Ellison 综合征、贲门失弛缓症等均可继发胃食管反流。

十一、治疗

GERD 的治疗目的是控制症状、治愈食管炎、减少复发、防止并发症。治疗措施包括生活指导、药物治疗及手术治疗。

（一）生活指导

为了减少卧位及夜间反流可将床头端的床脚抬高 15.2 ~20.3cm，以患者感觉舒适为度。餐后易致反流，故睡前不宜进食，白天进餐后亦不宜立即卧床。注意减少一切影响腹压增高的因素，如肥胖、便秘、咳嗽、呕吐、穿紧身衣、紧束腰带等。应避免进食使 LESP 降低的食物，如高脂肪、巧克力、咖啡、浓茶等。应戒烟及禁酒，避免应用降低 LESP 的药物及导致胃排空延迟的药物，如抗胆碱能药、三环类抗抑郁药、硝酸甘油制剂、钙离子拮抗剂、茶碱及 β_2 肾上腺素受体激动剂等。一些老年患者因 LES 功能减退易出现胃食管反流，如同时合并有心血管疾患而服用硝酸甘油制剂或钙通道阻滞剂可加重反流症状，应适当避免。一些支气管哮喘患者如合并胃食管反流可加重或诱发哮喘症状，此类患者应注意尽量避免应用茶碱及 β_2 肾上腺素受体激动剂，并加用抗反流治疗。

（二）药物治疗

应用药物治疗 GERD 时，必须注意评价疗效的标准，即食管炎的分级情况及症状的严重程度及发作频率，症状重不一定食管炎重，亦可能无食管炎症（NERD），反之，有严重食管炎者有时症状并不一定严重。因此，在药物治疗后症状控制食管炎症不一定已治愈，反之亦然。

1. 抑酸治疗　GERD 患者虽然并不一定有胃酸分泌增高，但有胃酸反流入食管，从而造成食管炎症和（或）出现症状，抑酸治疗的目的是使胃内 pH >4，而且，愈合糜烂性食管炎需要每天胃内 pH >4 的时间达到一定比例，至少在 12 小时以上，最好达到 16 小时以上。对抑酸剂的用法多主张先用大剂量，再逐步减量（step – down）。

（1）抗酸药：主要是中和胃酸，不能抑制胃酸分泌，不能达到上述抑酸要求，只能临时缓解症状，常用的药物有含铝、镁、铋等的碱性盐类及其不同配方的复合制剂。有学者认为抗酸药可能有安慰剂效应，但尚未见有抗酸药与安慰剂对比治疗的临床观察报道。藻酸与碱性剂的复合物，如国产盖胃平，嚼细后吞服在胃内形成一层凝胶状物，漂浮于胃液上，形成一层物理性屏障，防止胃内容物反流入食管，对缓解症状、减轻食管炎症也有一定疗效。

（2）H_2RA：主要抑制胃酸分泌，尤其对夜间酸突破的控制效果更佳。多项研究表明，H_2RA 能较好地控制轻中度 GERD 的症状和（或）减轻和治愈食管炎。国外应用西咪替丁或雷尼替丁治疗 GERD 取得了较好的疗效，据报道 50% ~70% 的 GERD 患者在应用 H_2RA 治疗后可完全或部分缓解症状，但症状的缓解与食管黏膜的愈合不一定呈良好的相关。对较轻患者可用治疗消化性溃疡的常规用量，持续 8~12 周，无效可适当加量。对较重患者可增加 1 倍常规剂量，如西咪替丁 1 600mg/d 或更多，且疗程可延长至 12 周以上。一般认为，食管黏膜的愈合率与食管炎的严重性成反比，但与治疗剂量的大小及治疗期限的长短呈良好的正相关。

（3）PPI：是强力抗酸药，比 H_2RA 更有效，目前应用的有奥美拉唑、兰索拉唑、泮托拉唑、雷贝拉唑及埃索美拉唑等。此类药主要治疗重症 GERD 或对 H_2RA 治疗无效者，可较明显的控制症状及治愈食管炎。根据患者的病情及对药物的反应情况，奥美拉唑的用量为 20~40mg/d（必要时可达 60mg/d），据报道，应用 4~8 周后，食管炎的愈合率可达 70% ~90%。国外报道用奥美拉唑治疗对 H_2RA 无效者获得明显疗效，用 40mg/d，共 12 周，几乎可使 90% 的食管炎愈合。有研究曾用奥美拉唑 20~40mg/d，治疗较重症食管炎，持续 4~8 周，症状消失或显著减轻者达 90%。用兰索拉唑（30~60mg/d）可获类似效果。现认为对 GERD 较有效的是埃索美拉唑及雷贝拉唑，用埃索美拉唑 40mg/d，可使胃内 pH >4 持续 12 小时。总之更强更大剂量的 PPI 对 GERD 更有效，而且认为一天总量分 2 次使用比 1 次使用更有效。

现有认为 PPI 治疗并不能控制 GERD 的夜间酸暴露，即用常规治疗量 PPI 治疗后，其夜间食管内 pH <4 的时间超过 1 小时，有研究表明睡前加服 1 次 H_2RA 可控制夜间酸暴露。

2. 促动力药　在理论上有增加 LESP、促进胃排空及改善食管蠕动功能的作用。拟胆碱能药氯贝胆碱（bethanechol）虽有促胃肠运动功能，但有使胃酸分泌增高等不良反应，国外研究认为，在治疗轻、中度食管炎中，其作用与西咪替丁 300mg/次，每日 4 次的疗效相同，目前临床上极少应用。甲氧氯普胺（胃复安）、多潘立酮（吗丁林）虽都有增加 LESP 的作用及促进胃排空作用，但它们对食管体部运动无促进作用，加之甲氧氯普胺有锥体外系不良反应，多潘立酮有泌乳作用，因此较少应用于 GERD。西沙比利，是 5 - HT_4 激动剂，可促进全消化道内肠肌神经丛释放乙酰胆碱，从而增加食管体部收缩力，增加 LESP，加速胃排空。国内用西沙比利治疗反流性食管炎多中心双盲对照临床观察表明，应用西沙比 10mg，每日 4 次，持续 4~8 周，能明显缓解胃食管反流症状，并治愈或减轻内镜下食管炎症，与雷尼替丁 150mg，每日服 2 次，疗效相仿。西沙比利不良反应有肠鸣、腹泻，少数有腹痛，近些年发现其对心血管有不良反应，应用更加谨慎。莫沙比利与西沙比利作用类似，但对心血管无明显不良反应，现常与 PPI 联合应用治疗 GERD，用量为 5~10mg，每日 3 次。

由于 TLESRs 被认为是 GERD 的主要发病机制，所以它已成为引人注目的治疗靶向，为减少 TLESRs 的频率，最早报告应用的药物是吗啡及阿托品，但不适合临床应用。研究发现，CCK 拮抗剂 Loxiglunide 及一氧化氮合酶抑制剂甲基精氨酸均可减少由胃扩张诱发的 TLESRs 频率，作用机制尚不明，可能与改变胃张力有关。氯苯氨丁酸（巴氯酚）是 γ - 氨基酸 B（GABAB）受体激动剂，也可降低 TLESRs 频率、减少反流次数和食管酸暴露时间，作用机制尚不明，可能通过激动周围及中枢的 GABAB 受体而介导，抑制迷走神经信号传入，迷走神经中枢孤束核的背核间信号传递及迷走神经信号的传出，强力抑制食管括约肌松弛，从而使胃食管反流次数减少。有认为氯苯氨丁酸将可能成为第一个以 TLESRs 为靶向的临床试用药物。

3. 药物维持治疗　药物治疗虽能控制 GERD 的症状，暂时治愈或减轻食管炎，但其病理生理并无改善，一旦中断治疗，其症状和（或）食管炎可复发。有报道用奥美拉唑治愈后停药，如不坚持维持治疗，在停药后 6 个月内复发率可达 82%。因此 GERD 的维持治疗很重要。可用 H_2RA 做维持治疗，维持量可从治疗量的一半开始，根据应用后症状改善情况再进行增减，轻症者可间歇用药维持或按需治疗（on-demand），重症者有时需用 PPI 做维持治疗，维持时间越长复发概率越小。长期应用 PPI 维持治疗时应注意对胃内细菌生长及高胃泌素血症等不良反应的监测。有研究发现长期使用 PPI，胃底腺息肉风险增加 4 倍，长期酸抑制可使社区获得性肺炎及肠道感染的危险性增加；长期高剂量使用 PPI 类药物可能影响钙及维生素 B_{12} 的吸收。维持治疗中需要医师的耐心及患者的密切合作。对 GERD 长程治疗的方案尚需深入的观察与研究。有认为 NERD 不会发展成 Barrett 食管及食管腺癌，因此 NERD 在症状控制后可按需治疗，即有症状时服药，无症状时可停止用药。

（三）Barrett 食管的处理

有学者认为药物治疗不能逆转已形成的 Barrett 上皮，有学者抗反流手术可使 Barrett 上皮消退，但有持反对意见者。随后有试用大剂量抗酸药加激光切除 Barrett 上皮组织，内镜下还可用氩等离子凝固术（APC）、光动力学、热探头及多极电凝术等方法治疗 Barrett 上皮。

对 Barrett 食管主要在于预防及监察。尽量减少食管酸暴露及合理治疗胃食管反流是防止发生 Barrett 食管的主要手段，如发现有 Barrett 上皮应定期进行内镜检查，监察 Barrett 上皮范围内不典型增生情况，由于不典型增生可呈多灶分布，因此取活检时应多点取材，主张在 Barrett 上皮病灶范围内每隔 2cm 处取一块活检组织。

（四）手术治疗

对胃食管反流的手术治疗一般持谨慎态度，医生及患者均必须权衡利弊。下列情况可考虑手术治疗：①经内科综合治疗症状及食管炎仍很严重者；②经久不愈的 Barrett 溃疡及出血者，特别是合并有不典型增生者；③经扩张治疗后反复发作的消化性食管狭窄者；④合并明显食管裂孔疝者；⑤年轻人需长期大量用药物治疗者；⑥过去抗反流手术失败者。抗反流手术的方式主要是不同术式的胃底折叠术。近些年有经验的医生也在腹腔镜下进行胃底折叠术。术前应做食管测压检测，如有食管体部运动障碍则手术效果不佳。

近年有应用内镜下缝线方法治疗 RE，相当于内镜下的胃底折叠术，其优点是免除手术之苦，而且无效可随时拆除再重新缝合，但其长期疗效尚在观察中。

（李连兴）

第二节 贲门失弛缓症

1672 年 Thomas Willis 描述了贲门失弛缓症，1881 年 von Mikulicz 将贲门失弛缓症描述为贲门的“功能性痉挛”而不是器质性的梗阻。1929 年 Hurt 和 Rake 意识到贲门失弛缓症是食管下端括约肌（lower esophageal sphincter，LES）无法松弛造成，因此将其命名为贲门失弛缓症（achalasia）。

贲门失弛缓症是一种食管神经肌肉功能障碍性疾病，主要由 LES 松弛障碍以及食管体部失去蠕动等所致。该病多为原发性，也可继发于食管癌、非洲锥虫病等。临床主要表现为吞咽困难、食物反流及胸痛症状。内镜下可发现食管内潴留较多食物及唾液，贲门紧闭；而钡餐呈特征性的“鸟嘴征”。

一、流行病学

贲门失弛缓症是一种少见疾病，发病率低。在欧洲和美国的年发病率为 1/10 万。该病可发生于任何年龄，但常以 25～60 岁人群为主，男女发病率相似。因为贲门失弛缓症是一种慢性疾病，患病率往往高于发病率，在爱尔兰进行的一项流行病学调查显示其患病率为 13.4/10 万。同卵双生以及亲子之间都有共患病的报道，提示贲门失弛缓症可能存在家族聚集现象，但有报道对遗传基因的分析并不支持这一观点。

二、病因学

贲门失弛缓症的确切病因不明，可能与感染、遗传、自身免疫及环境等因素有关。近年来，越来越多的研究证据表明贲门失弛缓症患者食管 Auerbach 神经节存在炎性细胞浸润及神经元缺失，该病是1型单纯疱疹病毒（HSV－1）潜伏感染所继发的自身免疫性疾病，且患者具有遗传易感性。有学者使用免疫组织化学方法证实，浸润贲门失弛缓症食管神经节内的 T 细胞主要为细胞毒性的 $CD8^+$ T 细胞；在神经节内发现了抗 HSV－1 的 IgM 抗体及激活的补体，也发现了 HSV－1 病毒 DNA。贲门失弛缓症患者血清中可发现抗神经元抗体（抗 Hu 抗体），尤其是在基因型为 HLA DQA1 * 0103 and DQB1 * 0603 的患者中多见，这提示自身免疫反应介导的损伤可能是神经节细胞缺失的重要原因。

此外，食管癌、胃癌、非洲锥虫病（Chagas 病）、特发性假性肠梗阻、副肿瘤综合征及迷走神经切断术后等也可继发贲门失弛缓症。

三、病理生理学

贲门失弛缓症的食管动力学障碍为吞咽时食管松弛障碍，以及食管体部蠕动缺失。60% 贲门失弛缓症患者 LES 静息压升高；如果食管体部存在非蠕动性的痉挛性收缩，称为强力收缩型贲门失弛缓症（vigorous achalasia）。

贲门失弛缓症的病理学提示，Auerbach 神经节炎可以波及兴奋性神经元或抑制性神经元，或者两者均可受累及。贲门失弛缓症患者离体食管的环行肌纤维受到乙酰胆碱直接刺激后可收缩，但是采用尼古丁刺激神经元，并不会造成上述肌纤维的收缩，提示贲门失弛缓症存在兴奋性神经元损害。但是兴奋性神经元在贲门失弛缓症神经节中仍然有部分保留。Holloway 等报道了贲门失弛缓症患者的 LES 对于乙酰胆碱酯酶抑制剂依酚氯铵的刺激表现为收缩，而对于 M 型受体拮抗剂阿托品则表现为松弛。这一发现解释了贲门失弛缓症的患者可以从肉毒素治疗中获益的原因。

虽然已证实贲门失弛缓症时兴奋性神经元受到损害，抑制性神经元损害仍然是该病的最典型特征。这类神经元介导了吞咽时 LES 的抑制性反射以及食管体部顺行性蠕动。一氧化氮（nitric oxide，NO）是抑制性神经元的重要神经递质，贲门失弛缓症的胃食管连接处神经元存在 NO 合成酶缺失。平滑肌血管活性肠肽（vasoactive intestinal peptide，VIP）也是重要的抑制性神经递质，可能同 NO 存在协同作用，贲门失弛缓症患者的 VIP 能神经元存在明显地减少。

除 LES 外，贲门失弛缓症患者的食管体部也同样存在失神经病变，但是未得到进一步证实，因为食管体部并不像 LES 那样存在一个天然的高压带。Sifrim 等给放置在食管体部的球囊充气，人为制造了一个高压带，贲门失弛缓症的受试者在吞咽时，这个人工高压带并不松弛，提示食管体部也存在抑制性神经元缺失。

四、病理学

贲门失弛缓症是食管的神经肌肉疾病。可能的病理学变化为肌间神经丛（Auerbach 神经丛）神经节细胞缺失，迷走神经纤维的退行性变以及迷走神经节背核的退行性变。在这些可能的病变中，以神经节细胞缺失最为显著。Goldburn 等报道指出，42 例手术切除食管的贲门失弛缓症患者，其中 64% 的患者肌间神经节完全缺失，36% 的患者肌间神经节显著减少。他们还发现这些患者的 Auerbach 神经丛中存在以 T 细胞为主的炎性细胞浸润以及纤维化现象，其程度同残留的神经节细胞数量存在负相关。除此之外，Goldburn 也发现贲门失弛缓症的固有肌层和黏膜肌层存在肥厚或者退行性变。神经节和肌肉的病变是导致贲门失弛缓症病理生理变化的重要结构因素。

五、临床表现

（一）吞咽困难

吞咽困难是贲门失弛缓症最突出的症状，90% 的患者都对固体食物存在吞咽困难，也有部分患者对流食存在不同程度的吞咽困难。吞咽困难的程度可以是波动的，但是最终会进展到持续存在。有少部分患者并没有明显的吞咽困难的症状，但是他们具有钡餐及食管测压的阳性结果，这可能和几个因素有关：①内脏感觉低敏；②食管体部初级及次级蠕动的消失；③对慢性食管梗阻及扩张形成了适应性。

（二）反流

反流是贲门失弛缓症的第二大症状。60%的患者会出现反流，常出现在餐后。夜间睡眠反流往往会造成夜间的咳嗽甚至是误吸。反流物常为几小时前甚至是几天前所进食食物，不含胆汁及胃酸，但是混合唾液。很多患者难以意识到反流物中的黏液会是唾液，问诊时应注意询问反流物性状。很多患者同时还存在嗳气困难，这可能同食管及胃底被动扩张所引起的食管上端括约肌（upper esophageal sphincter，UES）及 LES 舒张反射障碍有关。嗳气反射损害可能会造成食管的充气扩张，甚至压迫气管，造成呼吸道的梗阻，但是这样的情况十分罕见。体重减轻常见于长期得不到治疗或治疗无效者，往往不超过5～10kg。

（三）胸痛

胸痛是贲门失弛缓症的第三大症状。胸痛常见于20%～60%的患者，并且年轻人多见，随着病程的延长，胸痛也会逐渐缓解。贲门失弛缓症的胸痛多种多样，可表现为绞痛，也可表现为针刺样疼痛，甚至表现为烧灼样疼痛。胸痛的原因并不明确，可能的原因是食管的痉挛（尤其是食管纵行肌的痉挛），或者是食管内残留的食物及细菌对于食管壁的刺激，或者是食管内感觉神经的病变。贲门失弛缓症经过治疗后，胸痛的改善同吞咽困难及反流症状的改善并不平行，这与胸痛的病理生理机制存在多样性有关：一方面食管扩张及瘀滞性食管炎会随着 LES 的压力减低而改善；另一方面神经源性疼痛或者纵行肌痉挛仍然会持续存在。

六、辅助检查

贲门失弛缓症是食管的动力性疾病，因此食管的动力学检查能提供重要的诊断依据。此外，内镜和食管造影能够提供额外的信息，能够为诊断和治疗提供帮助。

（一）食管测压

传统上对贲门失弛缓症的诊断依赖于食管造影和内镜，但是这两种检查对于贲门失弛缓症的检出敏感性低。胃镜和食管造影各自仅能在1/3的患者中检出贲门失弛缓症。因此内镜和食管造影阴性的患者，但临床上又怀疑贲门失弛缓症，需要接受食管测压的动力监测。而内镜和食管造影阳性的患者，食管测压则能够补充诊断。

贲门失弛缓症食管测压的特点是在无机械性梗阻的患者中发现 LES 的松弛障碍及食管体部的蠕动消失：其他的测压异常包括 LES 静息压升高、食管体部同步收缩或者是食管体部静息压升高。食管失蠕动包括食管体部无压力变化、全食管同步增压及同步收缩。贲门失弛缓症的变异型也包括食管体部存在蠕动收缩即早期贲门失弛缓症以及亚临床的食管胃结合部（esophagogastric junction，EGJ）的功能性梗阻。

传统的测压导管传感器间距为3～5cm，无法提供完整的压力变化。而高分辨测压（HRM）所用导管传感器间距为1cm，能够提供更为详尽的压力信息。Pandelfino 等根据高分辨食管测压的特征将贲门失弛缓症分为3种亚型，即 Chicago Ⅰ～Ⅲ型，其分类标准如表3－6所示。

表3－6 贲门失弛缓症各亚型高分辨食管测压（HRM）分类标准

动力学障碍类型		HRM 测压特征
LES 松弛障碍		10口吞咽平均4s－IRP＞15mmHg
食管体部运动障碍	Chicago Ⅰ型	10口吞咽中，≥8口远端食管体部压力＜30mmHg
	Chicago Ⅱ型	10口吞咽中，≥2口全食管增压，压力＞30mmHg
	Chicago Ⅲ型	10口吞咽中，≥2口食管远端存在痉挛收缩（压力＞40mmHg）

注：4s－IRP 表示4秒钟整合松弛压。

在贲门失弛缓症 Chicago 分类标准中，Ⅱ型对于传统治疗的反应是较好的，Ⅰ型治疗结果稍差，而对于Ⅲ型的治疗较为困难。对于新兴的治疗方式如经口内镜肌切开术（peroral endoscopic myotomy，POEM），其疗效的差异还需要进一步评估。

（二）食管造影

贲门失弛缓症食管造影特征包括食管扩张、EGJ 狭窄呈“鸟嘴征”、食管体部蠕动消失及钡剂排空延迟。

食管造影的这些特征 HRM 也能发现，但是食管造影仅能够提供晚期贲门失弛缓症的特征，如食管体部的扭曲、成角畸形以及巨大食管。此外，食管造影还能够提供食管排空功能的信息。贲门失弛缓症患者治疗后症状的改善同食管排空的功能并不平行。食管排空功能的检查通过“时程钡餐造影”（time-dbarium esophagram）来操作，即在患者立位吞咽一大口钡剂后，测量 1 分钟及 5 分钟后钡柱的高度。时程钡餐造影可以用来识别经过治疗的患者，这类患者虽然症状得到缓解，但是仍有复发的风险。

（三）内镜

贲门失弛缓症内镜下表现多样，可以是完全正常，也可以是迂曲扩张并有大量的食物及分泌物潴留。因此内镜诊断贲门失弛缓症并不敏感，临床怀疑贲门失弛缓症的患者需要接受食管测压。内镜下的食管黏膜可以是正常的，但是在食管扩张的患者中可以观察到粗糙成结节状的黏膜或者溃疡，这些都是瘀滞性食管炎的表现。此外，还可能出现药物性或者真菌性食管炎。如果对食管黏膜进行活检，也可以发现少量的嗜酸性粒细胞浸润。贲门失弛缓症患者 EGJ 可以是正常的，也呈皱缩状态，通过 EGJ 时可以感觉到稍许阻力，但是如果阻力较大，需要除外浸润性肿瘤。除此之外，利用超声内镜也能够发现贲门失弛缓症患者食管 LES 及体部环行肌层增厚。

七、诊断与鉴别诊断

内镜检查未发现器质性 EGJ 梗阻证据，而食管测压却发现 LES 松弛障碍及食管体部的蠕动消失，可诊断为贲门失弛缓症。但是需要进行鉴别的疾病有：

（一）假性贲门失弛缓症

如前所述，EGJ 附近浸润性生长的肿瘤可能会造成贲门失弛缓症类似的临床症状，类似的食管测压及食管造影的表现，即假性贲门失弛缓症。内镜对于鉴别假性贲门失弛缓症的意义最大。在高龄、病程较短及体重下降的患者中，需要格外注意浸润性肿瘤。因此内镜检查的时候，需要仔细观察 EGJ 和翻转内镜时观察贲门。尤其是当发现 EGJ 黏膜存在异常的时候，还需要内镜携带透明帽撑开黏膜皱襞观察，必要时可行超声内镜检查。

（二）胃食管反流病

由于约 30% 的贲门失弛缓症患者胸痛为烧灼样疼痛（即胃灼热），而部分胃食管反流病（gastroesophageal reflux disease，GERD）的患者也可能存在吞咽困难，因此贲门失弛缓症的患者可能会被误诊为 GERD。在对未治疗的贲门失弛缓症患者进行 24 小时食管 pH 的监测可以发现食管的酸化，但是并不是胃食管反流造成，而是食管内残留的食物被细菌发酵所致。贲门失弛缓症的食管动力学障碍同 GERD 完全相反，出现 GERD 也是成功治疗贲门失弛缓症的结果，因此食管测压具有重要的鉴别意义。GERD 患者的食管测压 LES 静息压减低，但是并无松弛障碍，甚至也能发现膈脚和 LES 压力带的分离现象（即食管裂孔疝）。内镜有一定的鉴别意义，尤其是内镜可以观察到胃食管反流造成的食管黏膜糜烂即反流性食管炎。在反流性食管炎未造成食管炎性狭窄的情况下，内镜通过 EGJ 并不会感觉到阻力。对于怀疑非糜烂性胃食管反流病（nonerosive reflux disease，NERD）的患者，24 小时食管 pH 联合阻抗检测可以监测到从胃到食管腔的病理性的酸反流和非酸反流。

（三）其他的食管动力障碍性疾病

吞咽困难和胸痛是贲门失弛缓症的常见症状，同样也存在于其他类型的食管动力障碍性疾病，在详细全面的内镜检查尚未发现食管和 EGJ 肿瘤生长时，需要除外这类情况，比如弥漫性食管痉挛（diffuse esophageal spasm，DES）和胡桃夹食管（nut cracker esophagus），高分辨食管测压对于鉴别贲门失弛缓症和其他类型的食管动力性障碍具有重要的价值。贲门失弛缓症高分辨食管测压的特点是 LES 松弛障碍和食管体部运动障碍，缺乏这两种动力学异常特征的贲门失弛缓症诊断均值得怀疑。在食管动力障碍性疾病的芝加哥分类标准中，DES 的高分辨测压特征为平均4s - IRP 正常，但是10 口吞咽中，至少有2 口存在提前收缩（远端收缩延迟 DL < 4. 5s）；而对于胡桃夹食管测 HRM 标准为10 口吞咽中，食管体部平均远端收缩积分 DCI 为 5 000 ~ 8 000mmHg · s · cm 之间。

八、治疗

（一）药物治疗

药物治疗的目的在于降低 LES 静息压及松弛压。药物治疗的效果一般，也伴随一些不良反应。目前药物治疗仅针对早期的、症状轻微的以及无法耐受有创性治疗比如肉毒素或球囊扩张治疗的患者。

目前使用的药物包括长效的硝酸酯、钙离子拮抗剂及最新的5 型磷酸二酯酶抑制剂——西地那非。Douthwaite 在 1943 年研究了硝酸酯对贲门失弛缓症的治疗作用。对于硝酸酯而言，双硝酸异山梨酯比硝酸甘油均有更长的半衰期，也更为常用。钙离子拮抗剂也有一定的疗效，临床上常用的是硝苯地平。硝酸酯类的药物相比钙离子拮抗剂效果更佳。Gelfond 等比较贲门失弛缓症患者舌下含服 5mg 双硝酸异山梨酯及 20mg 硝苯地平时食管测压及食管核素排空的变化。服用双硝酸异山梨酯 10 分钟后食管 LES 的压力降低 63. 5%，而服用硝苯地平 30 分钟后食管 LES 压力降低 46. 7%（$P < 0.01$）。服用双硝酸异山梨酯后食管内核素残留更少，吞咽困难的症状改善更多。

系统的扩血管作用及头痛往往是硝酸酯类药物治疗的主要不良反应。因为患者对药物产生耐受，头痛一般会持续 2 周，随后会慢慢消失。大约有 30% 的患者使用硝苯地平时会出现低血压及头痛，但是这类不良反应较硝酸酯类药物更容易耐受。20 世纪末，5 型磷酸二酯酶抑制剂——西地那非上市，并被用于治疗贲门失弛缓症。

Mauro 等采用食管测压对照了西地那非和安慰剂对于贲门失弛缓症的治疗作用。14 名患者被随机分为西地那非及安慰剂组，通过胃管灌入 50mg 西地那非及安慰剂，结果发现西地那非可以显著减少 LES 静息压及松弛后残余压，效果在 15 ~ 20 分钟后达到最大，但是持续作用时间 <1 小时。目前尚缺乏西地那非同双硝酸异山梨酯及硝苯地平的对照研究，其价格昂贵也是限制其进入临床应用的原因。

双硝酸异山梨酯和硝苯地平常推荐餐前 3 ~ 5 分钟舌下含服，吞服时其血浆药物浓度往往不如舌下含服。但是舌下含服药效作用时间短，也限制了其临床使用。

（二）肉毒素注射

肉毒素是从肉毒梭菌 Clostridium botulinum 提取的神经毒素，被用于治疗一些痉挛性神经肌肉疾病比如斜视。直到 20 世纪末，肉毒素才被用于治疗贲门失弛缓症。

在内镜下，将肉毒素注射至 LES 的四个象限以降低 LES 静息压。然而肉毒素注射剂量（80U 或者 100U）和肉毒素注射的时间仅为经验性证据。一项来自意大利的多中心研究纳入了 118 例贲门失弛缓症患者，随访时间长达 12 个月，研究结果表明，随着肉毒素注射剂量的增加（50U、100U、200U），治疗失败率也相应下降（21%、16%、12%）。患者治疗 1 个月后重复治疗，其复发率最低。

肉毒素注射短期疗效是确切的。早在 1995 年，Pasricha 等进行了一项随机双盲对照研究，研究纳入了 21 例贲门失弛缓症患者。1 周后症状缓解应答率高达 90%，LES 静息压得到降低，食管潴留也得到改善。但是在 6 个月后，应答率降到 67%。复发的患者再次接受了肉毒素注射治疗，14 个月后应答率为 75%。

接受肉毒素治疗后 1 周，LES 静息压大约在平均 20mmHg。如果接受治疗后 LES 静息压维持在 10mmHg 以下，则是降低复发的重要预后因素。因此肉毒素注射治疗用于不能接受更为有创性的治疗方式如扩张或手术。但是肉毒素注射治疗有个优势在于它对于强力收缩型贲门失弛缓症（Vigorous Achalasia，ChicagoⅢ型），其效果优于扩张及手术治疗，而强力收缩型贲门失弛缓症（ChicagoⅢ型）对于食管扩张及手术治疗反应差于经典型（ChicagoⅠ型和Ⅱ型）贲门失弛缓症。除此之外，Martinek 等发现肉毒素治疗 ChicagoⅢ型的贲门失弛缓症，其胸痛的缓解程度优于肉毒素治疗经典型的贲门失弛缓症。

肉毒素注射治疗同扩张及手术治疗相比，治疗中出现的疼痛较轻，穿孔发生极其罕见，并且没有出现肢体神经肌肉麻痹的报道，因为临床使用的剂量仅为致死剂量的25%~30%。

（三）扩张治疗

扩张治疗目前是贲门失弛缓症的一线治疗方案。最早的扩张治疗是金属探条，后来发展为气囊逐步扩张治疗，目前临床中应用的是Rigiflex气囊。

Rigiflex气囊材料为聚乙烯，其包含不同的直径规格：3cm、3.5cm及4cm。球囊在内镜下被放置在EGJ，通常以3cm的球囊开始扩张，如果无效，则依次换用3.5cm及4cm球囊，直到EGJ松弛。

Kaveh等报告了随访4年的逐级球囊扩张的效果，对于3cm球囊扩张的患者有效率是37%，而先3cm然后3.5cm扩张的患者有效率是76%，而从3cm扩张至4cm的患者有效率是88%。Micheal等随访了球囊扩张后70个月的效果，总有效率是72%，而66%的患者不再需要扩张。而一项长达20年的随访研究显示，球囊扩张有效率降至40%，多数人需要不止一次的扩张治疗。

扩张治疗后症状的改善并不能预测其预后。Veazi等报道扩张治疗后，31%的患者虽然获得完全的症状缓解，但是食管排空仍然较差。年龄是正向预后因素，年龄>50岁的患者对扩张治疗的效果优于年轻的患者，但是小儿患者治疗失败率更高。扩张前的测压结果也有预测作用，扩张治疗后LES静息压低于10mmHg是较好的长期预后因素，两年后缓解率为100%；而治疗后LES静息压>20mmHg的患者，两年后缓解率为23%。此外，ChicagoⅡ型贲门失弛缓症对于扩张治疗的反应最好，Ⅰ型治疗结果稍差，而Ⅲ型的治疗效果最差。时程钡餐造影也可以用来预测扩张治疗预后因素。扩张治疗后1分钟钡柱的高度改善少于50%的患者有40%在1年半后复发。

气囊扩张治疗短期并发症包括一过性的胸痛、消化道出血、食管血肿形成以及食管黏膜撕裂，这些并发症可以通过密切临床观察及支持治疗获得缓解。穿孔是最严重的并发症，穿孔发生率为0~8%，平均为2.6%。术后胸痛持续时间>4小时以及术后出现纵隔气肿现象均提示穿孔的发生，需要外科手术处理。GERD是扩张治疗后的另一个并发症，发生率为25%~35%，约16%的患者需要质子泵抑制剂控制症状。

（四）Heller肌切开术

外科手术成功治疗了贲门失弛缓症。历史上外科术式有多种，比如切除病变的EGJ、贲门成形术、旁路手术及Heller肌切开术。除了最后一种术式，前面的术式往往导致较为严重的GERD，最终出现EGJ狭窄。因此目前广泛采纳的是Heller肌切开术。以前Heller肌切开术是通过开胸或者开腹完成，目前通过胸腔镜或者腹腔镜完成。

Heller肌切开术最早由Heller完成，手术方式为在GEJ前侧及后侧的肌层各做一条切口。对于肌层切开的长度是有争议的，贲门下切口长度建议为2~3cm，但是贲门下的长度并不影响GERD的发生。LES以上切口长度建议为6~8cm，更长的切口会增加GERD的发生。肌层切开的深度以切开环行肌为宜。

Heller手术的早期疗效非常好，一项研究显示，随访5年后仍有98%的患者获得症状缓解。但随着随访年限的增加，其有效率也会下降。Malthaner等的研究表明，Heller肌切开术后一年后的有效率是95%，5年后降至77%，10年后降至68%，20年后则降至67%。

Heller肌切开术主要的并发症是GERD和吞咽困难。开腹入路的术式GERD发生率为12.3%，开胸入路的术式GERD发生率为10%，腹腔镜术式GERD发生率为13%，胸腔镜发生率为35%。术后GERD可以通过24小时食管pH监测诊断，确诊后应给予标准PPI治疗。另一并发症是吞咽困难，包括早期的或者迟发的吞咽困难。早期吞咽困难原因很复杂，包括肌切开不完全和加做胃底折叠术等，可以通过术中的内镜或者食管测压来避免。即使肌切开完全，也有一部分患者仍然感到吞咽困难，这是由于食管体部仍然缺失蠕动造成。迟发性吞咽困难主要是由于再次形成了LES的高压带或者长时间的反流性食管炎继发的狭窄。复发的贲门失弛缓症也可以再次通过球囊扩张获得缓解。反流性食管炎继发的狭窄可以通过探条或者气囊的扩张治疗，但是仍然需要标准的PPI治疗。此外，食管的肿瘤也是需要除外的因素，虽然可能性非常低。

如前所述，肌切开术常伴随 GERD，因此抗反流手术也是需要的。通常有两种抗反流术式：完全抗反流和部分抗反流。完全抗反流术式为 Nissen 胃底折叠术，此手术不推荐在 Heller 切开术后进行，因为术后 LES 的阻力比较高。而部分抗反流手术是 Dor 和 Toupet 胃底折叠术。虽然胃底折叠术有抗反流的作用，但是同气囊扩张相比，GERD 发病率是较高的。

（五）经口内镜肌切开术

Heller 肌切开术是从食管外侧进行切开，而最新的经口内镜肌切开术（peroral endoscopic myotomy，POEM）则是从食管内侧进行肌切开，是更为微创的手术方式。早在 2007 年，Pasricha 等在猪的食管上完成了世界第一例 POEM。此后在 2010 年，Inoue 等最先报告了在 17 例贲门失弛缓症患者成功接受了 POEM 手术。此后中国和欧洲均有相关的研究，POEM 逐渐成为贲门失弛缓症新的治疗方式。

POEM 的手术方式较为复杂。通常的操作步骤为首先在距离 EGJ 以上 10cm 位置行黏膜下注射，其次切开黏膜层进入黏膜下层，然后分离黏膜下层形成黏膜下隧道，再次在 EGJ 上方 5cm 位置切开环行肌层直到贲门下 2～3cm，最后用金属夹封闭黏膜下隧道。

在 Inoue 的研究中，POEM 术后 5 个月症状缓解率达 100%。Chiu 等报告了 16 例贲门失弛缓症术后 3 个月的随访结果，所有患者的 Eckardt 症状评分均有显著的下降，其中 58.3% 的患者术后高分辨测压 4s－IRP 恢复正常。Swanstrom 报告了平均随访时间长达 11 个月的结果：吞咽困难的缓解率达 100%，胸痛的缓解率达 83%。Eric 等对比了 Heller 肌切开术和 POEM，结果发现 POEM 的有效率与 Heller 肌切开术相当。虽然 POEM 的短期有效率令人鼓舞，但其长期有效率还需要大样本量更长时间的随机对照试验观察才能确定。

穿孔造成气胸或者纵隔气肿是 POEM 最常见的并发症。国内学者周平红报道 POEM 术后皮下气肿发生率达 55.5%，气胸发生率达 25.2%；而出血的发生率较小，仅有 0.8%。由于目前进行 POEM 广泛推荐 CO_2 气泵，因此即使发生纵隔气肿，也较为安全。GERD 也是其术后的并发症，Inoue 的研究中 17 例患者有 1 例出现 LA－B 级反流性食管炎，并且开始了标准 PPI 治疗。Chiu 等也发现术后 20% 的患者食管存在异常的酸暴露。Swanstrom 更长的随访时间结果发现，食管异常酸暴露的发生率达到 50%。由于 POEM 不能像 Heller 肌切开术后常规进行胃底折叠术，因此这部分患者术后 GERD 的诊断和治疗是一个尚待解决的问题。

（六）终末期贲门失弛缓症的治疗

终末期贲门失弛缓症是指食管高度扩张，食管直径 >6cm，并且其形态扭曲呈 S 形。病程较长的患者常为终末期贲门失弛缓症。Heller 肌切开术被认为是终末期贲门失弛缓症的第一线治疗，其效果并不受食管直径的影响，甚至也有研究建议在术中将食管伸直并固定在食管后壁。Inoue 等的研究也包括了 5 例终末期贲门失弛缓症患者，接受 POEM 后期吞咽困难缓解率达 100%，但是术后 LES 静息压减低程度仍然不及非终末期贲门失弛缓症患者。食管切除胃吻合术也是另一种治疗选择，有效率为 90%，但是并发症较多，包括误吸、吻合口狭窄、吻合口漏以及倾倒综合征。因此，食管切除术仅仅针对严重的终末期贲门失弛缓症患者。

九、预后

贲门失弛缓症可增加食管鳞癌的发生率，癌变后患者的预后较差，生存率下降，预计其年发生率为 1/300，其相对危险度 OR 为 28（17～46）。发现食管癌的平均年龄是 71 岁，平均病程是 11 年。贲门失弛缓症增加鳞癌发生率的主要原因是淤积性食管炎的长期刺激。贲门失弛缓症癌变的内镜检出率较低，预计进行 400 次内镜检查才能检出 1 例食管癌患者。然而，在对于病程较长的贲门失弛缓症患者进行内镜复查时，尤其是近期存在吞咽困难加重的患者，需要警惕食管癌，进行内镜下食管癌的筛查。通过内镜下黏膜碘染色，NBI 或者 FICE 放大观察食管黏膜毛细血管襻（IPCL）的形态，对于这类患者早期食管癌的检出具有重要意义。美国胃肠病学会推荐病程在 10～15 年的贲门失弛缓症患者，需要每 3 年进行一次食管早期癌的筛查。

（李连兴）

第三节 Barrett 食管

Barrett 食管（Barrett esophagus）于 1950 年由英国外科医生 Norman Barrett 首次报道并以此命名。20 年后，人们逐渐认识到 Barrett 食管和食管腺癌有关。Barrett 食管概念也在不断更新，最初定义为食管下段的复层鳞状上皮被单层柱状上皮所取代。1975 年定义为直接观察到“广泛的柱状上皮化生”。1987 年的定义结合了内镜、病理和食管测压标准。目前的定义是指食管下段的复层鳞状上皮被化生的单层柱状上皮所取代的一种病理现象，可伴或不伴有肠上皮化生。其中伴有肠上皮化生属于食管腺癌的癌前病变，至于不伴有肠上皮化生是否属于癌前病变，目前仍有争议。2013 年英国胃肠病学会制定的《Barrett 食管诊治指南》将 Barrett 食管定义为：在内镜下食管远端 Z 线的任何部分上移超过胃食管交界处（GEJ）≥1cm，并经活检证实有柱状上皮化生。

一、流行病学

随着消化内镜的广泛应用，近 30 年来 Barrett 食管被逐渐认识和报道。由于缺乏胃食管连接（GEJ）的确切定义和 Barrett 食管的诊断标准，该病的患病率仍不明确。意大利的一项研究对 1 033 人行内镜检查，结果发现 Barrett 食管患病率为 1.3%；瑞典 1 000 人内镜检查发现其患病率为 1.6%。另外一项瑞典胃食管反流病（GERD）内镜随访研究中发现有 1.8% 患者发展为 Barrett 食管，而糜烂性食管炎中则有 8.9% 发展为 Barrett 食管。亦有研究报道，有症状患者和健康体检者的 Barrett 食管检出率分别为 1.06% 和 0.35%。国内有学者回顾性分析了 2000—2007 年 68 248 例患者的内镜和病理检查，结果显示我国 Barrett 食管的患病率为 0.6% ~1.2%，有反流症状的患者 Barrett 食管检出率为 2.3%，而无症状患者检出率为 1.4%。

二、病因学

尽管 Barrett 食管与胃食管反流之间的关系已被大多数学者接受，但 Barrett 食管确切的发病机制仍不明确。影响两者之间转化的因素仍不清楚，一般认为胃食管反流是最重要的病理基础，此外十二指肠 - 胃 - 食管反流以及食管运动功能障碍也与 Barrett 食管的发生有关。长期以来一直存在着两种学说，即先天性学说和获得性学说。先天性学说认为 Barrett 食管是由于人体胚胎发育过程中柱状上皮没有被鳞状上皮完全替代所致，因此食管下段遗留下胚胎时期的柱状上皮；而获得性学说认为食管下段长期暴露于酸性溶液、胃酶和胆汁中，造成食管黏膜的炎症和破坏，导致耐酸的柱状上皮替代鳞状上皮。

Barrett 食管发生的危险因素包括 GERD、食管裂孔疝、高龄、男性、白种人、吸烟、腹型肥胖。男性、老年人及有 GERD 病史的人是发生 Barrett 食管的主要易感人群。随着年龄的增长，Barrett 食管患病率增加，男性是女性的 2 ~3 倍。我国台湾的一项研究显示，食管裂孔疝（OR =4.7）和 GERD（OR =4.2）病程超过 5 年是 Barrett 食管的独立危险因素。有家族史者发生 Barrett 食管的可能性比无家族史者要高很多（OR =12.2，95% CI 3.3 ~44.8）。一项对 1 852 名 Barrett 食管患者和 5 172 名健康对照者进行全基因组关联研究显示，Barrett 食管的发生可能与 6p21（OR =1.21）和 16q24（OR =1.14）这两个位点有关。部分研究还发现 Barrett 食管可能与 COX - 2、IL - 18 等高表达有关。已有研究显示，幽门螺杆菌感染者 Barrett 食管发生率更低。目前已确定我国 Barrett 食管的危险因素有高龄和食管裂孔疝，其他可能的危险因素包括 GERD、吸烟和酗酒，尚未发现我国 Barrett 食管与性别和肥胖有关。

三、病理生理学

Barrett 食管通过肠化生，异型增生—肿瘤的演变过程导致食管腺癌，也是目前已知食管癌的主要发生途径之一。关于 Barrett 食管柱状上皮的来源目前有几种看法：①来源于鳞状上皮的基底细胞；②来源于食管贲门腺体细胞；③来源于胃黏膜或原始干细胞。关于 Barrett 食管肠化生细胞的来源尚不明确，目前存在两种观点：一种认为肠上皮化生细胞是由一种分化成熟的细胞转化为另一种细胞；另一种观点认为肠化生细胞是由食管或从骨髓募集于食管的干细胞分化而来。

四、病理学

食管下段的复层鳞状上皮被化生的单层柱状上皮所取代即可诊断为 Barrett 食管。食管下段化生的柱状上皮的组织学可分为胃底型、贲门型和肠上皮化生型。①胃底型：与胃底上皮相似，可见主细胞和壁细胞，但 Barrett 食管上皮萎缩较明显，腺体较少且短小。此型多分布在 Barrett 食管的远端近贲门处。②贲门型：与贲门上皮相似，有胃小凹和黏液腺，但无主细胞和壁细胞。③肠化生型：表面有微绒毛和隐窝，杯状细胞是其特征性细胞。阿利新蓝（alcian blue，AB）（pH2. 5）或硫酸黏液组化染色、Cdx2 和黏蛋白的免疫组织化学染色有助于识别杯状细胞。

Barrett 食管还可以伴有或不伴有不同程度的异型增生，其程度的不同决定了内镜下随访和治疗方案的选择。因此明确有无异型增生及其程度至关重要。①轻度异型增生：结构正常，细胞核增大浓染，但胞核不超过细胞大小的 1/2，可见有丝分裂象。杯状细胞和柱状细胞的黏蛋白减少，并可见到萎缩的杯状细胞。②重度异型增生：结构发生改变，可有分枝出芽，呈绒毛状伸向黏膜表面。细胞核浓染并超过细胞大小的 1/2。可不规则地分层，核分裂象多见，杯状细胞和柱状细胞通常缺失，黏液产生缺失或减少，这种异常可延伸至黏膜表面。

五、临床表现

鳞状上皮被柱状上皮取代并不会引起临床症状，因此 Barrett 食管主要表现为胃食管反流病（GERD）的症状，如胃灼热、反酸、胸骨后疼痛和吞咽困难等。但近年来流行病学资料发现，有接近 40% 的患者并无 GRED 症状。部分患者表现为食管外症状，如慢性咳嗽、慢性咽炎、哮喘、睡眠障碍等。

六、并发症

Barrett 食管常见的并发症包括食管狭窄、溃疡、出血、癌变等。食管狭窄是 Barrett 食管常见的并发症，狭窄部位多于食管的鳞 - 柱状上皮交界处，病变可单独累及柱状上皮，也可同时累及鳞状和柱状上皮；Barrett 食管溃疡的病理分型有两种，最为常见的为发生在鳞状上皮段的浅表性溃疡，这种类型与因反流性食管炎引起的溃疡相似。另一种少见的为发生在柱状上皮段的深大溃疡，与消化性溃疡相似；消化道出血可表现为呕血或黑便，并伴有缺铁性贫血，其出血来源为食管炎和食管溃疡。Barrett 食管可出现异型增生和癌变，研究发现伴有肠上皮化生的 Barrett 食管发生食管腺癌的概率是不伴有肠上皮化生的 3 倍。对于无异型增生的 Barrett 食管患者每年发生食管腺癌的风险大约为 0. 25%，而伴有重度不典型增生的患者则增加到 6%。长段 Barrett 食管发生癌变的概率高于短段 Barrett 食管。

七、辅助检查

（一）内镜及组织学活检

内镜检查和组织学活检是诊断 Barrett 食管的金标准，因此如何区分内镜下鳞 - 柱状上皮交界处（squamocolumnar junction，SCJ）和胃食管结合处（gastroesophageal junction，GEJ）、明确内镜下表现与分型、正确取材及病理学诊断至关重要。

1. 内镜检查标志　如下所述。

（1）SCJ：食管远端灰红色鳞状上皮在胃食管连接处移行为橘红色柱状上皮，在鳞 - 柱状上皮交界处构成齿状 Z 线，即为 SCJ。

（2）GEJ：为管状食管与囊状胃的交界，其内镜下定位的标志为食管下端纵行栅栏样血管末梢或最小充气状态下胃黏膜皱襞的近侧缘。明确区分 SCJ 及 GEJ 对于识别 Barrett 食管十分重要。正常情况下，

SCJ（Z 线）与 GEJ 应位于同一部位，Z 线下方为胃贲门部黏膜，Z 线上方为则为鳞状上皮。因反流性食管炎黏膜在外观上可与 Barrett 食管混淆，所以确诊 Barrett 食管需要病理活检证实。

2. 内镜下表现　发生 Barrett 食管时 Z 线上移，表现为 GEJ 的近端出现橘红色（或）伴有栅栏样血管表现的柱状上皮，即 SCJ 与 GEJ 分离。近年来色素内镜与放大内镜、窄带光谱成像内镜（NBI）、激光共聚焦内镜已应用于 Barrett 食管的诊断，这些技术能清晰显示黏膜的微细结构，有助于定位，并能指导活检。

3. 内镜下分型　如下所述。

（1）按化生的柱状上皮长度分类：①长段 Barrett 食管：化生的柱状上皮累及食管全周且长度≥3cm；②短段 Barrett 食管：化生的柱状上皮未累及食管全周或虽累及全周但长度＜3cm，我国患者以短段 Barrett 食管为主。

（2）按内镜下形态分类：分为全周型、舌型和岛状，据文献报道三种形态检出率分别为 23%、20% 和 57%。

（3）布拉格 C&M 分类法：C 代表全周型的化生黏膜的长度，M 代表化生黏膜最大长度。如 C_3-M_5 表示食管圆周段柱状上皮为 3cm，非圆周段或舌状延伸段在 GEJ 上方 5cm；C_0-M_3 表示无全周段上皮化生，舌状伸展为 GEJ 上方 3cm。这种分级对≥1cm 化生黏膜有较高敏感性，而对＜1cm 者则敏感性较差。

4. 活检取材　因食管肠化生分布不均匀，故肠化生的诊断需要在直视下对食管柱状黏膜多处活检。当前应用的活检技术存在缺陷，即使在长段食管柱状上皮化生者中，仍有 20% 以上的患者在单次内镜检查的多块活检组织中未发现肠化生。因此专家推荐使用四象限活检法，即常规从 GEJ 开始向上以 2cm 的间隔分别在 4 个象限取活检，每个间隔取 8 块以上的黏膜组织能有效提高肠上皮化生的检出率。对怀疑有 Barrett 食管癌变者应每隔 1cm 进行四象限活检，提倡应用新型内镜技术进行靶向活检。

（二）食管测压及 pH 监测

Barrett 食管患者食管下端括约肌功能不全，食管下段压力减低，容易形成胃食管反流，且对反流性物质的清除能力下降，因此通过对患者食管内压力及 pH 进行监测，对诊断 Barrett 食管的存在有一定参考意义。

（三）X 线检查

X 线检查可有食管裂孔疝及反流性食管炎的表现，较难发现 Barrett 食管，也不是此症的特异性表现。

八、诊断与鉴别诊断

（一）诊断

本病的诊断主要根据内镜检查和食管黏膜活检。当内镜检查发现食管下段有柱状上皮化生表现时称为“内镜下可疑 Barrett 食管”，经病理学检查证实有柱状细胞存在时即可诊断为 Barrett 食管，发现有肠上皮化生存在时更支持 Barrett 食管的诊断。

（二）鉴别诊断

Barrett 食管是 GERD 的并发症，有发生食管腺癌的风险。因此需要仔细鉴别。根据内镜检查及病理活检有无柱状上皮化生即可区分 GERD 与 Barrett 食管；病理学鉴别 Barrett 食管与食管癌并不难。

九、治疗

Barrett 食管治疗原则是控制胃食管反流，消除症状，防治并发症。

（一）药物治疗

抑酸剂是治疗反流症状的主要药物。在抑酸药物中，质子泵抑制剂（PPI）优于 H_2 受体拮抗剂，但目前尚无确凿证据表明质子泵抑制剂能逆转柱状上皮化生或预防食管腺癌的发生。使用质子泵抑制剂时应按照胃食管反流病常规剂量并且足疗程进行。质子泵抑制剂效果不佳的原因可能是用药剂量不当或用药方法不当。有些患者可以合用质子泵抑制剂和 H_2 受体拮抗剂。促动力药、黏膜保护剂、镇痛药、平滑肌瞬时松弛抑制剂等对控制症状和治疗反流性食管炎亦有一定疗效。

（二）内镜治疗

内镜治疗适用于伴有重度异型增生和癌局限于黏膜层的 Barrett 食管患者。目前常采用的内镜治疗方法有内镜下黏膜切除术（EMR）、射频消融术、氩等离子凝固术、高频电治疗、激光治疗、光动力治疗冷冻消融等。对不伴异型增生的 Barrett 食管，因其癌变的概率低，不提倡内镜治疗。伴有轻度异型增生的 Barrett 食管癌变概率亦较低，可先行内镜随访，若进展为重度异型增生，应行内镜治疗。几项临床研究发现，接受内镜下射频消融治疗的重度异型增生患者发生腺癌的概率明显降低。因此，建议有异型增生的患者采用内镜下食管射频消融术，而无异型增生的患者不推荐应用。

（三）手术治疗

对已证实有癌变的 Barrett 食管患者，原则上应手术治疗。循证医学证据表明，对伴有重度异型增生的 Barrett 食管和限于黏膜层的早期癌患者，内镜治疗和手术治疗能达到同样的效果，如何选择治疗方法应根据医生的经验及患者意见。

（四）抗反流手术

抗反流手术包括外科手术和内镜下抗反流手术。虽然在一定程度上可改善 Barrett 食管患者的反流症状，但不影响其自然病程，远期疗效尚有待证实。在控制症状方面，抗反流手术并不比抑酸药物更具优越性，仅推荐 PPI 控制症状效果不佳的 Barrett 食管患者考虑抗反流手术。

十、预防与预后

Barrett 食管筛查是指对有可能发生 Barrett 食管的高危人群进行检查，确定其是否伴 Barrett 食管、异型增生或食管腺癌。不推荐对所有具有反流症状的人群进行内镜筛查，但在伴有慢性胃食管反流症状和多种癌症危险因素（至少具有以下 3 项因素：年龄≥50 岁、白种人、男性、肥胖）的患者中进行筛查。若患者的一级亲属（≥1 名）有 Barrett 食管或食管腺癌病史，则也应接受 Barrett 食管筛查。

对 Barrett 食管患者进行定期随访，目的是早期发现异型增生和癌变，随访的时间根据异型增生的程度而定。对不伴异型增生者应每 2 年复查一次，如两次复查后未检出异型增生和早期癌，可将复查时间延长至 3 年；伴轻度异型增生者，第 1 年应 6 个月复查一次内镜，若异型增生及病情进展，可每年复查一次。伴有重度异型增生者，有两个选择：①建议内镜或手术治疗；②密切随访，每 3 个月复查一次胃镜，直至检出黏膜内癌。

（李连兴）

第四章

胃及十二指肠疾病

第一节　消化性溃疡

消化性溃疡（peptic ulcer，PU）是最常见的消化疾病之一，主要包括胃溃疡（gastric ulcer，GU）和十二指肠溃疡（duodenal ulcer，DU），此外亦可发生于食管下段、小肠、胃肠吻合口及附近肠襻以及异位胃黏膜。本文中胃溃疡特指胃消化性溃疡，区别于胃溃疡性病灶的总称，后者可包括各种良、恶性病灶。溃疡的黏膜缺损超过黏膜肌层，与糜烂不同。

一、流行病学

消化性溃疡是全球性多发性疾病，但在不同国家、地区的患病率可存在不同差异。通常认为大约10%的个体一生中曾患消化性溃疡。近年来消化性溃疡发病率有逐渐下降趋势，而随着药物与诊断技术的不断发展，严重并发症的发病率亦有降低。

本病好发于男性，十二指肠溃疡常较胃溃疡常见。国内统计资料显示男女消化性溃疡发病率之比在十二指肠溃疡为（4.4～6.8）：1，胃溃疡为（3.6～4.7）：1。消化性溃疡可发生于任何年龄，但十二指肠溃疡多见于青壮年，而胃溃疡多见于中老年，两者的发病高峰可相差10岁。统计显示我国南方发病率高于北方，城市高于农村，可能与饮食习惯、工作精神压力有关。自20世纪80年代以来，随着社会老龄化与期望寿命的不断延长，中老年溃疡患者的比率呈增高趋势。溃疡病发作有季节性，秋冬和冬春之交是高发季节。

二、病因和发病机制

消化性溃疡的发生是由于对胃、十二指肠黏膜有损害作用的侵袭因素和黏膜自身防御、修复因素之间失衡的综合结果。具体在某一特例可表现为前者增强，或后者减弱，或兼而有之。十二指肠溃疡与胃溃疡在发病机制上存在不同，表现为前者主要是防御、修复因素减弱所致，而后者常为胃酸、药物、幽门螺杆菌（Helicobacter pylori，Hp）等侵袭因素增强。所以说，消化性溃疡是由多种病因导致相似结果的一类异质性疾病。

关于溃疡病的主导发病机制，经历了一个世纪的变迁。长久以来人们一直认为胃酸是发生溃疡的必需条件，因此1910年Schwartz提出的“无酸，无溃疡”的设想，在1971年被Kirsner更名为“酸消化性溃疡”的观点曾长期在溃疡的发病机制中占据统治地位。自1983年Warren和Marshall首先从人胃黏膜中分离出Hp后，这一理论逐渐受到挑战。近年来胃肠病学界盛行的溃疡病的病因是Hp，因此又提出了“无Hp，无溃疡”的论点，认为溃疡是Hp感染的结果。依照以上理论，联合应用抑酸药与根除Hp，确实到了愈合溃疡、降低复发率的成果，Warren和Marshall亦因此获得了2005年诺贝尔生理学和医学奖。然而进一步研究却发现上述药物虽可使溃疡愈合，但黏膜表层腺体结构排列紊乱，黏膜下结缔组织处于过度增生状态，从而影响细胞的氧合、营养和黏膜的防御功能，是溃疡复发的病理基础。临床工作中亦发现溃疡多在原来的部位或其邻近处复发。据此，1990年Tarnawski提出了溃疡愈合质量

(quality of ulcer healing, QOUH) 的概念。近年来强化黏膜防御被作为消化性溃疡治疗的新途径，大量临床试验证实多种胃黏膜保护药与抑酸药联合使用，均可有效提高溃疡愈合质量，减少溃疡复发。

1. Hp 感染　大量研究证明 Hp 感染是消化性溃疡的重要病因。规范化试验证实十二指肠患者的 Hp 感染率超过 90%，而 80%～90% 的胃溃疡患者亦存在 Hp 感染。因此，对于 Hp 感染阴性的消化性溃疡，应积极寻找原因，其中以 Hp 感染检测手法不当造成假阴性、非甾体类抗炎药（NSAIDs）应用史为常见，其他原因尚包括胃泌素瘤、特发性高酸分泌、克罗恩病、心境障碍等。反之，在存在 Hp 感染的个体中亦观察到了消化性溃疡发病率的显著上升。Hp 感染可使消化性溃疡出血的危险性增加 1.79 倍。若合并 NSAIDs 应用史，Hp 感染将使罹患溃疡的风险增加 3.53 倍。

Hp 凭借其黏附因子与黏膜表面的黏附因子受体结合，在胃型黏膜（胃黏膜，尤其是幽门腺黏膜和伴有胃上皮化生的十二指肠黏膜）上定植；凭借其毒力因子的作用，诱发局部炎症和免疫反应，损害黏膜的防御修复机制；通过增加胃泌素分泌形成高酸环境，增加了侵袭因素，此两者在十二指肠溃疡和胃溃疡的发生中各有侧重。空泡毒素 A（vacuolating cytotoxin A, Vac A）和细胞毒相关基因 A（cytotoxin-associated gene A, Cag A）是 Hp 的主要毒力标志，而其黏液酶、尿素酶、脂多糖、脂酶/磷脂酶 A、低分子蛋白及其自身抗原亦在破坏黏膜屏障、介导炎症反应方面各具作用。在 Hp 黏附的上皮细胞可见微绒毛减少、细胞间连接丧失、细胞肿胀、表面不规则、胞内黏液颗粒耗竭、空泡样变、细菌与细胞间形成黏着蒂和浅杯样结构等改变。

幽门螺杆菌致胃、十二指肠黏膜损伤有以下 4 种学说，各学说之间可相互补充。

“漏雨的屋顶”学说：Goodwin 把 Hp 感染引起的炎症胃黏膜比喻为“漏雨的屋顶”，无雨（无胃酸）仅是暂时的干燥（无溃疡）。而根除 Hp 相当于修好屋顶，房屋不易漏雨，则溃疡不易复发。许多研究显示溃疡自然病程复发率超过 70%，而 Hp 根除后溃疡的复发率明显降低。

胃泌素相关学说：指 Hp 尿素酶分解尿素产生氨，在菌体周围形成“氨云”，使胃窦部 pH 增高，胃窦黏膜反馈性释放胃泌素，提高胃酸分泌水平，从而在十二指肠溃疡的形成中起重要作用。临床工作中，十二指肠溃疡几乎总伴有 Hp 感染。若能真正根除 Hp，溃疡几乎均可治愈。

胃上皮化生学说：Hp 一般只定植于胃上皮细胞，但在十二指肠内存在胃上皮化生的情况下，Hp 则能定植于该处并引起黏膜损伤，导致十二指肠溃疡的发生。此外，Hp 释放的毒素及其激发的免疫反应导致十二指肠炎症。炎症黏膜可自身引起或通过对其他致溃疡因子的防御力下降而导致溃疡的发生。在十二指肠内，Hp 仅在胃上皮化生部位附着定植为本学说的一个有力证据。

递质冲洗学说：Hp 感染可导致多种炎性递质的释放，这些炎性递质被胃排空至十二指肠而导致相关黏膜损伤。这个学说亦解释了为什么 Hp 主要存在于胃窦，却可以导致十二指肠溃疡的发生。

根除 Hp 的疗效体现于：Hp 被根除后，溃疡往往无须抑酸治疗亦可自行愈合；联合使用根除 Hp 疗法可有效提高抗溃疡效果，减少溃疡复发；对初次使用 NSAIDs 的患者根除 Hp 有助于预防消化性溃疡发生；反复检查已排除恶性肿瘤、NSAIDs 应用史及胃泌素瘤的难治性溃疡往往均伴 Hp 感染，有效的除菌治疗可收到意外效果。根除 Hp 的长期效果还包括阻断胃黏膜炎症-萎缩-化生的序贯病变，并最终减少胃癌的发生。

2. 非甾体类抗炎药　一些药物对消化道黏膜具有损伤作用，其中以 NSAIDs 为代表。其他药物包括肾上腺皮质激素、治疗骨质疏松的双磷酸盐、氟尿嘧啶、甲氨蝶呤等均有类似作用。一项大型荟萃分析显示，在服用 NSAIDs 的患者中，Hp 感染将使罹患溃疡的风险增加 3.53 倍；反之，在 Hp 感染的患者中，服用 NSAIDs 将使罹患溃疡的风险增加 3.55 倍。Hp 感染和 NSAIDs 可相互独立地显著增加消化性溃疡的出血风险（分别增加 1.79 倍和 4.85 倍）。目前 NSAIDs 和 Hp 已被公认为互相独立的消化性溃疡危险因素，在无 Hp 感染、无 NSAIDs 服用史的个体发生的消化性溃疡终究是少见的。比较公认的 NSAIDs 溃疡风险因素除了与药物的种类、剂量、给药形式和疗程有关外，还与既往溃疡病史、高龄患者、两种以上 NSAIDs 合用、与华法林合用、与糖皮质激素合用、合并 Hp 感染、嗜烟酒和 O 型血有关。

NSAIDs 损伤胃肠黏膜的机制包括局部直接作用和系统作用。NSAIDs 药物具有弱酸性的化学性质，其溶解后释放 H^+ 破坏胃黏膜屏障。环氧合酶（cyclooxygenase, COX）和 5-脂肪加氢酶在花生四烯酸生成前列腺素（PG）和白三烯的过程中起核心催化作用，而PG对胃肠道黏膜具有重要的保护作用。传统NSAIDs抑制COX－1较明显，使内源性前列腺素合成受阻，大量花生四烯酸通过脂肪加氢酶途径合成为白三烯，局部诱导中性粒细胞黏聚和血管收缩。COX－2选择性/特异性抑制药减轻了对COX－1的抑制作用，但近来研究发现COX－2与内皮生长因子、转化生长因子的生成关系密切，提示其对胃肠道的细胞屏障亦可能存在一定保护作用。NSAIDs可促进中性粒细胞释放氧自由基增多，导致胃黏膜微循环障碍，还通过一系列途径引起肠道损伤，导致小肠和结肠的糜烂、溃疡等病变。NSAIDs溃疡多发生于胃窦部、升结肠和乙状结肠，亦可见于小肠，多为单发，溃疡较表浅，边缘清晰。

3. 胃酸和胃蛋白酶　消化性溃疡被定义为由胃液中的胃酸和胃蛋白酶对胃壁的自身消化而引起，这一论点直到今天仍被广泛认同。尽管Hp和NSAIDs在溃疡的发病中非常重要，但其最终仍通过自我消化的途径引起溃疡，只是上游机制在不同个体中不尽相同，即消化性溃疡的异质性。胃蛋白酶原由胃黏膜主细胞分泌，经胃酸激活转变为胃蛋白酶而降解蛋白质分子。由于胃蛋白酶的活性收到酸分泌的制约，因而探讨消化性溃疡的发病机制时重点讨论胃酸的作用。无酸的情况下罕见溃疡发生；胃泌素瘤患者好发消化性溃疡；抑酸药物促进溃疡愈合；难治性溃疡经抑酸治疗愈合后，一旦停用药物常很快复发，这些事实均提示胃酸的存在是溃疡发生的重要因素。

高酸环境在十二指肠溃疡的发病机制中占据重要地位，而胃溃疡则更多地表现为正常胃酸分泌或相对低酸。十二指肠溃疡患者对五肽胃泌素、胃泌素、组胺、倍他唑、咖啡因等刺激产生的平均最大胃酸分泌量（maximal acid output，MAO）高于正常个体，但变异范围较广。约1/3的患者平均基础胃酸分泌量（basic acid output，BAO）亦较高。消化间期胃酸分泌量反映基础酸分泌能力，该指标通常用BAO和MAO的比值来反映。十二指肠溃疡患者具有较高的基础酸分泌能力，其原因尚不甚明了。

相比之下，胃溃疡患者的BAO和MAO均与正常人相似，甚至低于正常；一些胃黏膜保护药虽无减少胃酸的作用，却可以促进溃疡的愈合。研究提示胃溃疡的发生主要起因于胃黏膜的局部。由于胃黏膜保护屏障的破坏，不能有效地对抗胃酸和胃蛋白酶的侵蚀和消化作用，而致溃疡发生。

4. 胃十二指肠运动异常　主要包括胃排空过速、排空延缓和十二指肠液反流。前者可使十二指肠球部酸负荷显著增加而促使十二指肠溃疡发生，而后二者可通过胃窦局部张力增加、胃泌素水平升高、反流的胆汁和胰液对胃黏膜产生损伤而在胃溃疡的发病机制中起重要作用。

5. 环境和生活因素　相同药物治疗条件下，长期吸烟者溃疡愈合率较不吸烟者显著降低。吸烟可刺激胃酸分泌增加，引起血管收缩，抑制胰液和胆汁的分泌而减弱其在十二指肠内中和胃酸的能力；烟草中烟碱可使幽门括约肌张力减低，导致胆汁反流，从而破坏胃黏膜屏障。食物对胃黏膜可引起物理和化学性损害。暴饮暴食或不规则进食可能破坏胃分泌的节律性。咖啡、浓茶、烈酒、高盐饮食、辛辣调料、泡菜等食品，以及偏食、饮食过快、太烫、太凉、不规则等不良饮食习惯，均可能是本病发生的相关因素。

6. 精神因素　根据现代的心理－社会－生物医学模式观点，消化性溃疡属于典型的心身疾病。心理因素如精神紧张、情绪波动、过分焦虑可直接导致胃酸分泌失调、胃黏膜屏障削弱。消化性溃疡病的人格特征表现为顺从依赖、情绪不稳、过分自我克制、内心矛盾重重等。此类性格特点倾向于使患者在面对外来应激时，情绪得不到宣泄，从而迷走神经张力提高，胃酸和胃蛋白酶原水平上调，促进消化性溃疡的发生。

7. 遗传因素　争论较多，早年的认识受到Hp感染的巨大挑战而变得缺乏说服力。尽管如此，在同卵双胎同胞中确实发现溃疡发病一致性高于异卵双胎，而消化性溃疡亦为一些遗传性疾病的临床表现之一。

三、病理学

1. 部位　胃溃疡可发生于胃内任何部位，但大多发生于胃窦小弯到胃角附近。年长者则多发生于胃体小弯及后壁，而胃大弯和胃底甚少见。组织学上，胃溃疡大多发生在幽门腺区与胃底腺区移行区域靠幽门腺区一侧。该移行带在年轻人的生理位置位于胃窦近幽门4～5cm。随着患者年龄增长，由于半生理性胃底腺萎缩和幽门腺上移［假幽门腺化生和（或）肠上皮化生］，幽门腺区黏膜逐渐扩大，此移行带位置亦逐渐上移，伴随胃黏膜退行性变增加，黏膜屏障的防御能力减弱，高位溃疡的发生机会随年龄而增加。老年人消化性溃疡常见于胃体后壁及小弯侧。BillrothⅡ式胃肠吻合术后发生的吻合口溃疡则多见于吻合口的空肠侧。

2. 数目 消化性溃疡大多为单发，少数可为2个或更多，称多发性溃疡。

3. 大小 十二指肠溃疡的直径一般 < 1cm；胃溃疡的直径一般 < 2.5cm。巨大溃疡尤需与胃癌相鉴别。

4. 形态 典型的胃溃疡呈类圆形，深而壁硬，于贲门侧较深作潜掘状，在幽门侧较浅呈阶梯状。切面因此呈斜漏斗状。溃疡边缘常有增厚而充血水肿，溃疡基底光滑、清洁，表面常覆以纤维素膜或纤维脓性膜而呈现灰白或灰黄色。溃疡亦可呈线状或不规则形。

5. 深度 浅者仅超过黏膜肌层，深者可贯穿肌层甚至浆膜层。

6. 并发病变 溃疡穿透浆膜层即引起穿孔。前壁穿孔多引起急性腹膜炎；后壁穿孔若发展较缓慢，往往和邻近器官如肝、胰、横结肠等粘连，称为穿透性溃疡。当溃疡基底的血管特别是动脉受到侵蚀时，会引起大出血。多次复发或肌层破坏过多，愈合后可留有瘢痕，瘢痕组织可深达胃壁各层。瘢痕收缩可成为溃疡病变局部畸形和幽门梗阻的原因。

7. 显微镜下表现 慢性溃疡底部自表层至深层可分为4层。①渗出层：最表层有少量炎性渗出（中性粒细胞、纤维素等）覆盖；②坏死层：主要由坏死的细胞碎片组成；③新鲜的肉芽组织层；④陈旧的肉芽组织——瘢痕层。瘢痕层内的中小动脉常呈增殖性动脉内膜炎，管壁增厚，管腔狭窄，常有血栓形成，有防止血管溃破的作用，亦可使局部血供不良，不利于组织修复。溃疡边缘可见黏膜肌和肌层的粘连或愈着，常伴慢性炎症活动。

四、临床表现

本病临床表现不一，部分患者可无症状，或以出血、穿孔为首发症状。

1. 疼痛 慢性、周期性、节律性上腹痛是典型消化性溃疡的主要症状。但无疼痛者亦不在少数，尤其见于老年人溃疡、治疗中溃疡复发以及NSAIDs相关性溃疡。典型的十二指肠溃疡疼痛常呈节律性和周期性疼痛，可被进食或服用相关药物所缓解。胃溃疡的症状相对不典型。疼痛产生机制与下列因素有关：①溃疡及周围组织炎症可提高局部内脏感受器的敏感性，使痛阈降低；②局部肌张力增高或痉挛；③胃酸对溃疡面的刺激。

（1）疼痛部位：十二指肠溃疡位于上腹正中或偏右，胃溃疡疼痛多位于剑突下正中或偏左，但高位胃溃疡的疼痛可出现在左上腹或胸骨后。疼痛范围一般较局限，局部有压痛。若溃疡深达浆膜层或为穿透性溃疡时，疼痛因穿透出位不同可放射至胸部、左上腹、右上腹或背部。内脏疼痛定位模糊，不应以疼痛部位确定溃疡部位。

（2）疼痛的性质与程度：溃疡疼痛的程度不一，其性质视患者的痛阈和个体差异而定，可描述为饥饿样不适感、隐痛、钝痛、胀痛、烧灼痛等，亦可诉为嗳气、压迫感、刺痛等。

（3）节律性：与进食相关的节律性疼痛是消化性溃疡的典型特征，但并非见于每个患者。十二指肠溃疡疼痛多在餐后2~3h出现，持续至下次进餐或服用抗酸药后完全缓解。胃溃疡疼痛多在餐后半小时出现，持续1~2h逐渐消失，直至下次进餐后重复上述规律。十二指肠溃疡可出现夜间疼痛，表现为睡眠中痛醒，而胃溃疡少见。胃溃疡位于幽门管处或同时并存十二指肠溃疡时，其疼痛节律可与十二指肠溃疡相同。当疼痛节律性发生变化时，应考虑病情加剧，或出现并发症。合并较重的慢性胃炎时，疼痛多无节律性。

（4）周期性：周期性疼痛为消化性溃疡的又一特征，尤以十二指肠溃疡为突出。除少数患者在第一次发作后不再复发外，大多数患者反复发作，持续数天至数月后继以较长时间的缓解，病程中出现发作期与缓解期交替。发作频率及发作/缓解期维持时间，因患者个体差异、溃疡发展情况、治疗及巩固效果而异。发作可能与下列诱因有关：季节（尤秋末或冬春）、精神紧张、情绪波动、饮食不调或服用与发病有关的药物等。

2. 其他症状　其他胃肠道症状如嗳气、反酸、胸骨后烧灼感、上腹饱胀、恶心、呕吐、便秘等可单独或伴疼痛出现。恶心、呕吐多反映溃疡活动。频繁呕吐宿食，提示幽门梗阻。部分患者有失眠、多汗等自主神经功能紊乱症状。

3. 体征　消化性溃疡缺乏特异性体征。疾病活动期可有上腹部局限性轻压痛，缓解期无明显体征。幽门梗阻时可及振水音、胃型及胃蠕动波等相应体征。少数患者可出现贫血、体重减轻等体质性症状，多为轻度。部分患者的体质较瘦弱。

五、特殊类型的消化性溃疡

1. 巨大溃疡　指直径 >2.5cm 的胃溃疡或 >2cm 的十二指肠溃疡。症状常难以鉴别，但可伴明显的体重减轻及低蛋白血症，大出血及穿孔较常见。临床上需要同胃癌及恶性淋巴瘤相鉴别。随着内科抗溃疡药物的飞速发展，巨大溃疡的预后已大大好转。

2. 复合性溃疡　指胃和十二指肠同时存在溃疡，大多先发生十二指肠溃疡，后发生胃溃疡。男性多见，疼痛多缺乏节律性，出血和幽门梗阻的发生率较高。

3. 对吻溃疡　指在球部的前后壁或胃腔相对称部位同时见有溃疡。胃腔内好发于胃体部和幽门部的前、后壁。当消化腔蠕动收缩时，两处溃疡恰相合，故名。

4. 多发性溃疡　指胃或十二指肠有两个或两个以上的溃疡，疼痛程度较重、无节律性，疼痛部位不典型。

5. 食管溃疡　通常见于食管下段、齿状线附近。多并发于胃食管反流病和食管裂孔疝患者。发生于鳞状上皮的溃疡多同时伴有反流性食管炎表现，亦可发生于化生的柱状上皮（Barrett 食管）。食管－胃或食管－小肠吻合术后较多见。症状可类似于胃食管反流病或高位胃溃疡。

6. 高位胃溃疡　指胃底、贲门和贲门下区的良性溃疡，疼痛可向背部及剑突下放射，尚可向胸部放射而类似心绞痛。多数患者有消瘦、贫血等体质症状。值得注意的是在老年人，由于半生理性胃底腺萎缩和幽门腺上移，幽门腺与胃底腺交界亦逐渐上移，伴随胃黏膜退行性变增加，黏膜屏障的防御能力减弱，高位溃疡的发生机会随年龄而增大。老年人消化性溃疡常见于胃体后壁及小弯侧，直径常较大，多并发急慢性出血。较小的高位溃疡漏诊率高，若同时伴有胃癌，常进展较快。

7. 幽门管溃疡　指溃疡位于胃窦远端、十二指肠球部前端幽门管处的溃疡。症状极似十二指肠溃疡，表现为进餐后出现腹痛，疼痛剧烈，无节律性，多数患者因进餐后疼痛而畏食，抗酸治疗可缓解症状，但不能彻底，易发生幽门痉挛和幽门梗阻，出现腹胀、恶心、呕吐等症状。疼痛的节律性常不典型，但若合并 DU，疼痛的节律可较典型。常伴高胃酸分泌。内科治疗效果较差。

8. 球后溃疡　发生于十二指肠球部环形皱襞远端的消化性溃疡，多发生在十二指肠降部后内侧壁、乳头近端。具有十二指肠溃疡的症状特征，但疼痛较重而持久，向背部放射，夜间疼痛明显，易伴有出血、穿孔等并发症。漏诊率较高。药物疗效欠佳。

9. 吻合口溃疡　消化腔手术后发生于吻合口或吻合口附近肠黏膜的消化性溃疡。发病率与首次胃切除术式有关，多见于胃空肠吻合术，术后第 2～3 年为高发期。吻合口溃疡常并发出血，是不明原因消化道出血的重要原因。

10. 无症状性溃疡　亦称沉默性溃疡，约占全部消化性溃疡的 5%，近年来发病率有所增加。多见于老年人，无任何症状。常在体检时甚至尸检时才被发现，或以急性消化道出血、穿孔为首发症状。

11. 应激性溃疡　指由烧伤、严重外伤、心脑血管意外、休克、手术、严重感染等应激因素引起的消化性溃疡。由颅脑外伤、手术、肿瘤、感染及脑血管意外所引起者称 Cushing 溃疡；由重度烧伤所致者称 Curling 溃疡。多发生于应激后 1～2 周内，以 3～7d 为高峰期。溃疡通常呈多发性、浅表性不规则形，周围水肿不明显。临床表现多变，多数症状不典型或被原发病掩盖。若应激因素不能及时排除则可持续加重。消化道出血常反复发作，部分患者可发生穿孔等严重并发症，预后差，病死率高。若原发病能有效控制，则溃疡可快速愈合，一般不留瘢痕。

12. 继发于内分泌瘤的溃疡 主要见于胃泌素瘤（Zollinger - Ellison 综合征）。肿瘤分泌大量胃泌素，促使胃酸分泌水平大幅上调，主要表现为顽固性溃疡，以 DU 多见，病程长，症状顽固，常伴有腹泻，易出现出血、穿孔等并发症，药物疗效较差。

13. Dieulafoy 溃疡 发生于胃恒径动脉基础上的溃疡，是引起上消化道致命性大出血的少见病因。男性常见，好发于各种年龄，部位多见于贲门周围 6cm。病理解剖基础是异常发育的胃小动脉在自浆膜层深入黏膜下层时未能逐渐变细，而始终维持较粗的直径。该动脉易纡曲或瘤样扩张，一旦黏膜受损、浅溃疡形成则容易损伤而形成无先兆的动脉性出血。其溃疡面较小，内镜下常见裸露的动脉喷血。若不能及时有效干预，病死率甚高。

14. Meckel 憩室溃疡 Meckel 憩室是最常见的先天性真性憩室，系胚胎期卵黄管之回肠端闭合不全所致。位于末端回肠，呈指状，长 0.5 ~ 13cm，平均距回盲瓣 80 ~ 85cm。半数的憩室含有异位组织，大多为胃黏膜，可分泌胃酸引起局部溃疡。大部分患者无症状，可能的症状包括肠套叠、肠梗阻及溃疡所致出血或穿孔，多见于儿童。一旦出现症状，均应接受手术治疗。

六、辅助检查

1. 内镜检查 电子胃镜不仅可直接观察胃、十二指肠黏膜变化及溃疡数量、大小、形态及周围改变，还可直视下刷取细胞或钳取活组织做病理检查，对消化性溃疡作出准确诊断。此外，还能动态观察溃疡的活动期及愈合过程，明确急性出血的部位、出血速度和病因，观察药物治疗效果等。

临床上通常将消化性溃疡的内镜下表现分为 3 期，每期又可细分为 2 个阶段。

活动期（active stage，A），又称厚苔期。溃疡初发，看不到皱襞的集中。A_1 期：溃疡覆污秽厚苔，底部可见血凝块和裸露的血管，边缘不整，周围黏膜肿胀。A_2 期：溃疡覆清洁厚苔，溃疡边缘变得清晰，周边出现少量再生上皮，周围黏膜肿胀消退，并出现皱襞向溃疡中心集中的倾向。

愈合期（healing stage，H），又称薄苔期。此期可见皱襞向溃疡中心集中。H_1 期：溃疡白苔开始缩小，再生上皮明显，并向溃疡内部长入。溃疡边缘界限清晰，至底部的黏膜倾斜度变缓。H_2 期：溃疡苔进一步缩小，几乎全部为再生上皮所覆盖，毛细血管集中的范围较白苔的面积大。

瘢痕期（scarring stage，S）。白苔消失，溃疡表面继续被再生上皮修复，可见皱襞集中至溃疡中心。S_1 期（红色瘢痕期）：稍有凹陷的溃疡面全部为再生上皮所覆盖，聚集的皱襞集中于一点。当 A 期溃疡较大时，此期可表现为皱襞集中于一定的瘢痕范围。再生上皮起初为栅栏状，逐渐演变为颗粒状。S_2 期（白色瘢痕期）：溃疡面平坦，再生上皮与周围黏膜色泽、结构完全相同。皱襞集中不明显。

2. 上消化道钡剂 X 线检查 上消化道气钡双重对比造影及十二指肠低张造影术是诊断消化性溃疡的重要方法。溃疡的 X 线征象有直接和间接两种。龛影为钡剂填充溃疡的凹陷部分所形成，是诊断溃疡的直接征象。胃溃疡多在小弯侧，侧面观位于胃轮廓以外，正面观呈圆形或椭圆形，边缘整齐，周围可见皱襞呈放射状向溃疡集中。胃溃疡对侧常可见痉挛性胃切迹。十二指肠球部前后壁溃疡的龛影常呈圆形密度增加的钡影，周围环绕月晕样浅影或透明区，有时可见皱襞集中征象。间接征象多系溃疡周围的炎症、痉挛或瘢痕引起，钡剂检查时可见局部变形、激惹、痉挛性切迹及局部压痛点。十二指肠球部变形常表现为三叶草形和花瓣样。间接征象特异性有限，需注意鉴别。钡剂检查受钡剂及产气粉质量、体位和时机、是否服用有效祛泡剂、检查者操作水平、读片能力等影响明显，对小病灶辨别能力不理想。

3. Hp 感染的检测 Hp 感染状态对分析消化性溃疡的病因、治疗方案的选择具有重要意义。检查方法可分为侵入性和非侵入性。前者需在内镜下取胃黏膜活组织，包括组织学涂片、组织病理学切片、快速尿素酶试验（RUT）、细菌培养、聚合酶链反应（PCR）等；非侵入性检测手段无须借助内镜检查，包括 ^{13}C 或 ^{14}C 标记的尿素呼气试验（UBT）、血清学试验和粪便抗原试验（多克隆抗体、单克隆抗体）等。检查前应停用质子泵抑制药、铋剂、抗生素等药物至少 2 周，但血清学试验不受此限。

UBT 的诊断准确性 >95%，是一项准确、实用且易开展的检测方法。RUT 阳性患者是以开始根除治疗，阴性患者存在取样偏倚可能，需在不同部位重复取材。病理切片以 Warthin Starry 银染色或改良 Giemsa 染色效果好，细菌清晰可辨，但菌落密度低、分布不均时易漏诊。粪便抗原试验适合多个标本的成批检测，但对标本保存要求高。血清学试验仅宜用于流行病学调查、评估出血性溃疡、因胃黏膜重度萎缩或黏膜相关淋巴样组织（MALT）淋巴瘤导致低细菌密度的患者以及近期使用相关药物的患者。确认 Hp 根除的试验应在治疗结束 4 周后再进行。对于一般的 Hp 感染，根除治疗后复查首选 UBT；但当患者有指证复查内镜时，可选择侵入性检查方式。

4. 胃液分析　胃溃疡患者的胃酸分泌正常或稍低于正常；十二指肠溃疡患者则多增高，以夜间及空腹时更明显。一般胃液分析结果不能真正反映胃黏膜泌酸能力，现多用五肽胃泌素或增大组胺胃酸分泌试验，分别测定 BAO、MAO 和高峰胃酸分泌量（PAO）。胃液分析操作较烦琐，且结果可与正常人群重叠，临床工作中仅用于排除胃泌素瘤所致消化性溃疡。如 BAO 超过 15mmol/h，MAO 超过 60mmol/h，或 BAO/MAO 比值大于 60%，提示胃泌素瘤。

5. 血清胃泌素测定　若疑为胃泌素瘤引起的消化性溃疡，应做此项测定。血清胃泌素水平一般与胃酸分泌呈反比，而胃泌素瘤患者常表现为两者同时升高。

6. 粪便隐血试验　溃疡活动期以及伴有活动性出血的患者可呈阳性。经积极治疗多在1～2 周内阴转。该试验特异性低，且无法与胃癌、结肠癌等疾病鉴别，临床价值有限。

七、诊断和鉴别诊断

根据患者慢性病程、周期性发作的节律性中上腹疼痛等症状，可作出本病的初步诊断。上消化道钡剂检查、特别是内镜检查可确诊。内镜检查应进镜至十二指肠降段，并做到完整、细致。

本病应与以下疾病相鉴别。

1. 胃癌　典型表现者鉴别并不困难。活动期消化性溃疡尤其是巨大溃疡与胃癌之间有时不易区别。活动期溃疡需要与 0～Ⅲ型或 0～Ⅲ＋Ⅱc 型早期胃癌鉴别；愈合期溃疡需要与 0～Ⅱc 型或 0～Ⅱc 型＋Ⅲ型早期胃癌鉴别；溃疡瘢痕需要与 0～Ⅱc 型早期胃癌鉴别。即便是内镜下表现为几乎完全愈合的 S_2 期胃溃疡，亦不能排除早期胃癌可能。对于内镜或钡剂下形态可疑、恶性不能除外的病灶，应特别注意病灶部位、边缘有无蚕食改变、周围黏膜皱襞的变细、中断、杵状膨大的现象。内镜下活检部位应选择溃疡边缘、黏膜糜烂表面、皱襞变化移行处。早期胃癌的内镜下表现可酷似良性溃疡或糜烂，蠕动良好不应作为良性病变的依据。活检提示为上皮内瘤变者须经警惕，低级别上皮内瘤变可消退，或为活检欠理想所致；提示为高级别上皮内瘤变者应警惕常已同时伴有胃癌，甚至已发展至进展期。

2. 胃黏膜相关淋巴样组织（MALT）淋巴瘤　症状多非特异性，内镜下形态多样，典型表现为多发性浅表溃疡，与早期胃癌相比，界限不清，黏膜面可见凹凸颗粒状改变，充血明显。溃疡经抗溃疡治疗后可愈合、再发。早期 MALT 淋巴瘤几乎均伴有 Hp 感染，根除治疗多可有效缓解甚至治愈。进展至晚期可发展为高度恶性淋巴瘤，内镜下表现为多发的巨大溃疡和结节状隆起，缺乏皱襞蚕食状、变尖、中断等癌性所见，但与胃癌相比，胃壁舒展性较好。

3. 胃泌素瘤（Zollinger－Ellison 综合征）　由胰腺非 B 细胞瘤分泌过量胃泌素、导致胃酸过度分泌所致，表现为反复发作的消化性溃疡、腹泻等症状。溃疡大多为单发，多发生于十二指肠或胃窦小弯侧，穿孔、出血等并发症发生率高，按难治性溃疡行手术治疗后易复发。由于胃泌素对胃黏膜具有营养作用，患者胃黏膜过度增生，皱襞肥大。

4. 功能性消化不良　部分患者症状酷似消化性溃疡，但不伴有出血、Hp 感染等器质性改变。内镜检查可明确鉴别。

5. 慢性胆囊炎和胆石症　疼痛与进食油腻食物有关，通常位于右上腹，并发射至肩背部，可伴发热及黄疸。可反复发。对典型表现患者不难鉴别，不典型者需依靠腹部 B 超检查。

八、治疗

消化性溃疡病因复杂，影响因素众多，需要综合性治疗，目的在于缓解临床症状，促进溃疡持久愈合，防止复发和减少并发症，提高生活质量。治疗原则需注意整体治疗与局部治疗、发作期治疗与巩固治疗相结合。

1. 一般治疗　消化性溃疡是临床常见病，普及宣教是治疗本病的重要环节。应让患者了解本病的背景因素、发病诱因及发作规律，帮助患者建立规律的生活制度，增强恢复痊愈的信心，积极配合治疗，从而达到持久愈合的目标。

生活上须避免过度紧张与劳累，缓解精神压力，保持愉快的心态。禁烟戒酒，慎用 NSAIDs、肾上腺皮质激素等易致胃黏膜损伤的药物，必须应用时应尽量选用胃肠黏膜损害较小的制剂或选择性 COX－2 抑制药，或用质子泵抑制药、胃黏膜保护药同服。米索前列醇是被公认能减少 NSAIDs 所致胃肠道并发症的预防性药物。根除 Hp 对预防 NSAIDs 相关溃疡有益。饮食要定时定量，进食不宜太快，避免过饱过饥，避免粗糙、过冷过热和刺激性大的食物如香料、浓茶、咖啡等。急性活动期症状严重的患者可给流质或软食，进食频数适当增加，症状缓解后可逐步过渡至正常饮食。消化性溃疡属心身疾病，对明显伴有焦虑、抑郁等精神症状的患者，应鉴别疾病的因果关系，并给予针对性治疗。

2. Hp 感染的治疗　根除 Hp 可有效治疗消化性溃疡，防止复发，阻遏胃黏膜持续损伤及其引起的一系列萎缩、化生性改变，从而降低胃癌发病的风险。大量证据支持对存在 Hp 感染的溃疡患者，预防溃疡复发和并发症的第一步是给予 Hp 根除治疗。对有溃疡并发症病史，多次复发或顽固性的溃疡病患者，应该持续治疗至证实 Hp 感染确实已被治愈。研究显示单用 Hp 根除疗法可使超过 90% 的十二指肠溃疡愈合。胃食管反流病与根除 Hp 不存在冲突。

一种质子泵抑制药＋两种抗生素组成的三联疗法是最常用的 Hp 根除方案。质子泵抑制药常用剂量为奥美拉唑 40mg/d、兰索拉唑 60mg/d、泮托拉唑 80mg/d，雷贝拉唑 20mg/d、埃索美拉唑 40mg/d，上述剂量分 2 次，餐前服用。质子泵抑制药可替换为铋剂或 H_2 受体拮抗药，但疗效相应削弱。雷尼替丁铋盐复方制剂（RBC）是可选择的另一种药物。常用抗生素及剂量分别为阿莫西林 2 000mg/d、克拉霉素 1 000mg/d、甲硝唑 800～1 500mg/d 或替硝唑 1 000mg/d、呋喃唑酮 400mg/d（小儿不宜）、左氧氟沙星 400～500mg/d（未成年患者不宜）、利福布汀 300mg/d、四环素 1 500～2 000mg/d，每日分 2 次服用。常用组合如 PPI＋阿莫西林＋克拉霉素、PPI＋阿莫西林/克拉霉素＋甲硝唑、PPI＋克拉霉素＋呋喃唑酮/替硝唑、铋剂＋甲硝唑＋四环素等。

由于 Hp 耐药性发展很快，导致在很多国家和地区对甲硝唑、克拉霉素、左氧氟沙星等药物的敏感度显著下降。在三联疗法的基础上，加上含有铋剂的四联疗法已成为一线标准方案。胶体次枸橼酸铋常用量为 480mg/d，每日分 2 次服用。二线、三线抗生素如呋喃唑酮、利福布汀等可根据本地区 Hp 耐药率及患者情况决定是否应用。

Hp 根除治疗至少应持续 7d，亦有推荐 10d 或 14d。研究显示 14d 疗程的疗效较 7d 高 12%。然而较长的疗程对患者依从性要求更高。Maastricht Ⅲ共识认为，若选择 14d 疗程，四联疗法可能是更好的选择。若 Hp 初治失败，挽救疗法应根据患者的 Hp 药敏试验决定；或暂停所有药物 2 个月以上，待 Hp 敏感性恢复后再选择复治方案。

近年来有报道认为序贯疗法是治疗 Hp 感染的一种有效方法。

3. 药物治疗

（1）制酸药为弱碱或强碱弱酸盐，能结合或中和胃酸，减少氢离子的逆向弥散并降低胃蛋白酶的活性，缓解疼痛，促进溃疡愈合。常用药物种类繁多，有可溶性和不可溶性两类。可溶性抗酸药主要为碳酸氢钠，不溶性抗酸药有碳酸钙、氧化镁、氢氧化镁、氢氧化铝及其凝胶剂、碱式碳酸铋等。中药珍珠粉、乌贼骨主要成分也是碳酸钙类。由于铋、铝、钙制剂可致便秘，而镁制剂可致腹泻，故常将上述元素搭配使用，制成复盐或复方制剂，以抵消各自不良反应。中和作用取决于药物颗粒大小及溶解速度，通常以凝胶最佳，粉剂次之，片剂又次之，后者宜嚼碎服用。由于此类药物不良反应较大，临床长期应用受限。

（2）H_2 受体拮抗药（H_2RA）：选择性阻断胃黏膜壁细胞上的组胺 H_2 受体，抑制胃酸分泌。由于 H_2 受体拮抗药疗效确切、价格低廉，为临床常用药物。常用的 H_2 受体拮抗药详见表 4－1。

表 4-1 常用的 H_2 受体拮抗药抑酸作用比较

药物	相对抑酸强度	抑酸等效剂量（mg）	标准剂量（mg）	长期维持剂量（mg）
西咪替丁（甲氰咪胍）	1	600~800	400bid	400qd
雷尼替丁（呋喃硝胺）	4~10	150	150bid	150qd
法莫替丁	20~50	20	20bid	20qd
尼扎替丁	4~10	150	150bid	150qd

H_2 受体拮抗药口服吸收完全，如与制酸药合用则吸收被轻度抑制。通常认为食物不影响药物吸收。药物半衰期 1~4h 不等，在体内广泛分布，可通过血－脑屏障和胎盘屏障，并分泌到乳汁，故此类药物不适合用于正在哺乳中的妇女。妊娠安全分级为 B 级（无证据显示相关风险）。4 种药物均通过肝脏代谢、肾小球滤过和肾小管分泌而从体内清除。H_2 受体拮抗药治疗消化性溃疡的效果呈时间依赖性，4 周疗程溃疡愈合率 70%~80%，疗程延长至 8 周，则愈合率可达 87%~94%。然而，除非维持治疗，H_2 受体拮抗药治愈的溃疡复发率较高，即溃疡愈合质量欠理想。此外，泌酸反跳现象亦是 H_2 受体拮抗药的主要不足。H_2 受体拮抗药是相当安全的药物，其可能的不良反应包括抗雄激素作用、免疫增强效应、焦虑、头痛等神经系统症状、肝脏及心脏毒性等，发生率低，大多轻微且可耐受。

（3）质子泵抑制药（PPI）：作用于壁细胞分泌面的 H^+-K^+－ATP 酶（质子泵）并使其失活，从而显著阻断任何刺激引起的胃酸分泌。仅当新的 H^+-K^+－ATP 酶合成后，壁细胞分泌胃酸的功能才得以恢复，因此质子泵抑制剂抑制胃酸分泌的时间较长。质子泵抑制药安全高效，价格亦随着国际专利的到期、国内仿制品的大量推出而明显下调。目前此类药物已成为治疗消化性溃疡和其他一系列酸相关性疾病的首选药物。目前临床上常用的质子泵抑制药包括奥美拉唑、兰索拉唑、雷贝拉唑、泮托拉唑和埃索美拉唑。

奥美拉唑是第一代的质子泵抑制药，于 1987 年在瑞典上市。其本身是一种苯并咪唑硫氧化物。在通常剂量下，可抑制 90% 以上的胃酸分泌。4 周疗程后十二指肠溃疡愈合率 90%，6~8 周几乎完全愈合，复发风险低。治疗消化性溃疡常用剂量 20~40mg/d，餐前服用，DU 和 GU 的疗程分别为 4 周和 6~8 周。

兰索拉唑在其化学结构侧链中导入了氟元素，生物利用度较奥美拉唑提高了 30% 以上，而对幽门螺杆菌的抑菌活性比奥美拉唑提高了 4 倍。十二指肠溃疡患者通常口服 15~30mg/d，连用 4~6 周；胃溃疡和吻合口溃疡患者通常 30mg/d，疗程同奥美拉唑。维持治疗剂量 15mg/d。

泮托拉唑为合成的二烷氧基吡啶化合物，其生物利用度比奥美拉唑提高 7 倍，在弱酸性环境中稳定性较好，对壁细胞的选择性更高。治疗十二指肠溃疡与胃溃疡的常用剂量分别为 40mg/d 和 80mg/d，疗程同奥美拉唑。维持剂量为 40mg/d。

雷贝拉唑与 H^+-K^+－ATP 酶可逆性结合，可通过内源性谷胱甘肽分离。其体外抗分泌活性较奥美拉唑强 2~10 倍。研究显示雷贝拉唑缓解溃疡患者疼痛症状优于奥美拉唑。本品可直接攻击 Hp，非竞争性地、不可逆地抑制 Hp 的尿素酶。常用剂量为 20mg/d，疗程同奥美拉唑。维持剂量 10mg/d。

埃索美拉唑是奥美拉唑的（S）－异构体，而奥美拉唑则是（S）－型和（R）－型的外消旋体。其代谢过程具有立体选择性，较奥美拉唑的生物利用度更高，药动学一致性较强，抑酸作用优于奥美拉唑。常用剂量为 40mg/d，疗程同奥美拉唑。维持剂量为 20mg/d。

在药物相互作用方面，研究发现奥美拉唑对细胞色素同工酶 CYP2C19 的亲和力较 CYP3A4 大 10 倍。奥美拉唑对其他药物的代谢影响较大，能降低地西泮、氯胍、苯妥英的血浆清除率，抑制吗氯贝胺的代谢，延缓甲氨蝶呤的清除，提高华法林和苯丙香豆素的抗凝血活性，对环孢素的研究结果不一。埃索美拉唑和外消旋奥美拉唑的生物转化过程相同，总代谢清除率则稍低。大量研究证实泮托拉唑的药物相互作用发生率较低。对兰索拉唑和雷贝拉唑的相关研究不如奥美拉唑和泮托拉唑广泛，但初步研究倾向于此两种药物与临床有关的严重药物相互作用较少。

对于妊娠期间用药，需仔细权衡其治疗益处与可能造成的风险。美国食品和药品管理局将奥美拉唑的妊娠安全分级定为C级（风险不能除外），其余质子泵抑制药均为B级（无证据显示相关风险）。由于研究指出动物实验中药品会转移到乳汁中，故本药品不适合用于正在哺乳中的妇女。如不得已需服药时，应避免哺乳。

总的说来，质子泵抑制药是非常安全的临床药物，不良反应少见。部分患者服用后可出现头晕、口干、恶心、腹胀、腹泻、便秘、皮疹等，大多轻微而无须中断治疗。正因如此，使得其在全球范围的过度使用问题变得越来越突出。有证据显示这种长期过度使用可导致接受治疗者胃内菌群过度生长，导致弯曲菌肠炎和假膜性肠炎的感染风险显著上升，肺炎的发病率亦因此上升。长期应用可能导致胃底腺息肉增生，虽然绝大多数情况下这是无害的。急性间质性肾炎和骨质疏松症虽不常见，亦需给予警惕。质子泵抑制药引起高胃泌素血症，动物研究发现长期大剂量应用可能导致胃黏膜肠嗜铬样细胞的过度增生并诱发胃类癌。此外，研究已提示接受质子泵抑制药治疗后，患者的Hp感染部位倾向于由胃窦转移至胃体，由此而致的全胃炎、胃黏膜萎缩是否因此增加，亦已成为临床研究的新热点。

（4）胃黏膜保护药：胃黏膜保护药可保护和增强胃黏膜的防御功能，部分品种尚能促进胃黏膜分泌，促进内源性PG合成、增加黏膜血流量等，加速黏膜的自身修复。黏膜保护药一般于餐后2～3h服用。

1）米索前列醇（喜克溃）：是前列腺素E_1的衍生物，能抑制胃酸和胃蛋白酶分泌，增加胃十二指肠黏膜分泌功能，增加黏膜血流量。临床研究表明米索前列醇对预防NSAIDs引起的胃肠道损伤有效。不良反应主要是痉挛性腹痛和腹泻，可引起子宫收缩，孕妇禁用。常用剂量为200mg 1次/d，4～8周为1个疗程。

2）铋剂：为经典的消化不良与消化性溃疡药物，常用剂型包括枸橼酸铋钾（CBS，如三钾二枸橼酸铋）和次水杨酸铋（BSS）。在酸性环境下效果佳，胃内pH升高可妨碍铋盐激活。铋剂可能通过螯合溃疡面蛋白质、抑制胃蛋白酶活性、促进PG合成、刺激黏膜分泌及血供等作用促进溃疡愈合，其本身尚有杀灭Hp的作用。CBS常用剂量120mg 1次/d或240mg 2次/d。主要不良反应为长期应用可能致铋中毒，又以CBS较BSS为突出，故本药适合间断服用。铋盐与结肠内硫化氢反应生成氢化铋盐，可使粪便变为黑色。

3）硫糖铝：是硫酸化多糖的氢氧化铝盐，在酸性环境下可覆盖胃黏膜形成保护层，并可吸附胆汁酸和胃蛋白酶，促进PG合成，并吸附表皮生长因子使之在溃疡处浓集。硫糖铝亦有部分抗Hp的作用。常用剂量为1g 1次/d，餐前口服。便秘较常见。主要临床顾虑为慢性铝中毒，应避免与柠檬酸同服，肾功能不全时应谨慎。铝剂可妨碍食物中磷的吸收，长期应用有导致骨质疏松、骨软化的风险。

4）铝碳酸镁：市售品达喜为层状网络晶格结构，作用包括迅速中和胃酸、可逆而选择性结合胆汁酸、阻止胃蛋白酶对胃的损伤，上调表皮生长因子及其受体表达、上调成纤维细胞生长因子及其受体的表达、促进前列腺素生成等。常用剂量0.5～1.0g 3次/d。常见不良反应为腹泻。由于同为铝制剂，应用注意事项同硫糖铝。

5）瑞巴派特（膜固思达）：可促进胃黏膜PG合成、增加胃黏膜血流量、促进胃黏膜分泌功能、清除氧自由基等。临床研究证明瑞巴派特可以使Hp相关性胃炎和NSAIDs引起的胃炎的组织学明显改善。常用剂量100mg 3次/d。不良反应轻微，包括皮疹、腹胀、腹痛等，多可耐受。

6）替普瑞酮（施维舒）：萜类化合物，可增加胃黏膜分泌功能、增加内源性PG生成、促进胃黏膜再生、增加胃黏膜血流量等，从而减轻多种因子对胃黏膜的损害作用。国内外临床研究表明替普瑞酮可以促进溃疡愈合，提高溃疡愈合质量，并可防治门脉高压性胃病。常用剂量50mg tid。不良反应轻微。

7）吉法酯：市售品惠加强－G为吉法酯和铝硅酸镁的复方制剂，具有促进溃疡修复愈合，增加胃黏膜前列腺素，促进胃黏膜分泌，增加可视黏液层厚度，促进胃黏膜微循环等作用。常用剂量400～800mg 3次/d。偶见口干、恶心、心悸、便秘等不良反应。

其他胃黏膜保护药还包括L－谷氨酰胺呱仑酸钠、伊索拉定、蒙脱石散剂、表皮生长因子、生长抑素等，对一般患者除后二者外可选择应用。

（5）其他药物：包括促胃肠动力药物和抗胆碱能药物。对于伴有恶心、呕吐、腹胀等症状的患者，排除消化道梗阻后可酌情合用促动力药物，如甲氧氯普胺、多潘立酮、莫沙比利、伊托必利等，宜餐前服用。抗胆碱能药物能抑制胃酸分泌，解除平滑肌和血管痉挛，延缓胃排空作用，可用于十二指肠溃疡，如颠茄、溴丙胺太林等。由于不良反应较大，目前已少用。促胃肠动力药物和抗胆碱能药物药理相悖，不宜合用。

4. 药物治疗的选择　对于Hp阳性的消化性溃疡患者，应首先根除Hp感染，必要时（尤其对于胃溃疡）在根除治疗结束后再续用抗溃疡药物治疗。Hp阴性患者直接应用抗溃疡药物治疗，主要药物首选标准剂量质子泵抑制药，次选 H_2 受体拮抗药或铋剂。胃黏膜保护药亦是有效的辅助药物，可选择1~2种合用。促动力药物等可酌情选用。通常治疗十二指肠溃疡和胃溃疡的疗程为4周和6~8周。

对消化性溃疡患者符合下列情况者，宜考虑维持治疗：不伴有Hp感染者；Hp未能成功根除者在再次根除Hp间期；Hp已根除但溃疡复发者；不能避免溃疡诱发因素（如烟酒、生活精神压力、非选择性NSAIDs药物应用）；有严重并发症而不能手术者。维持治疗方案包括：①正规维持治疗，适合于症状持久、反复发作、部分药物依赖者。可选择维持剂量质子泵抑制药、H_2 受体拮抗药或胃黏膜保护药。长期治疗需充分考虑药物体内蓄积危险、与其他药物相互作用及其他潜在风险。②间歇治疗，即当症状发作或溃疡复发时，按初发溃疡给予全疗程标准治疗。③按需治疗，即当症状发作时给予标准剂量治疗，症状控制后停药，易导致治疗不彻底，甚至可能贻误病情。

5. NSAIDs溃疡的治疗和预防　首先应尽可能停用NSAIDs，必须使用时，应选用临床证明对胃肠黏膜损害较小的药物或选择性COX-2抑制药。合理应用外用型NSAIDs可有效减少包括胃肠道症状在内的全身不良反应。对于伴有Hp感染、长期服用NSAIDs的患者，应予根除Hp治疗。质子泵抑制药可有效对抗此类溃疡，故为临床首选，H_2 受体拮抗药则疗效欠佳。米索前列醇是唯一能减少NSAIDs所致胃肠道并发症的预防性药物，而多种胃黏膜保护药与质子泵抑制药联用均可取得更巩固的疗效。

6. 难治性溃疡的鉴别诊断　随着消化性溃疡的药物治疗的飞速发展，真正的难治性溃疡已罕见。若消化性溃疡经质子泵抑制药正规治疗仍不能痊愈或反复发作者，在排除精神与生活习惯因素、Hp感染、服用NSAIDs药物史后，应警惕是否伴有其他基础疾病，如胃泌素瘤、甲状旁腺功能亢进或克罗恩病；亦应高度疑及溃疡本身性质。早期胃癌在抗溃疡药物的作用下可几乎完全愈合（假性愈合），经验丰富的内镜操作者常可辨别。这种情况下极易发生漏诊或误诊。少见但非常严重的情况是，BorrmannⅣ型胃癌（皮革胃）的原发病灶，胃体或胃底部小0~Ⅱc型凹陷灶，在抗溃疡药物作用下出现假性愈合。当再次被诊断时，肿瘤往往已进展至非常严重的程度。十二指肠反复不愈的溃疡也可能是恶性淋巴瘤或十二指肠腺癌。

7. 内镜下治疗　溃疡的内镜治疗通常仅限于紧急止血术。消化性溃疡出血是上消化道出血的最常见病因，其风险随着患者年龄增大而急剧增加。尤其合并严重基础疾病、手术的风险较大时，内镜下紧急止血是最核心的处理措施。较常用的方法包括内镜直视下喷洒去甲肾上腺素、5%~10%孟氏液（碱式硫酸铁溶液）、凝血酶；局部注射肾上腺素、硬化药、黏合剂；使用热探头、热活检钳、氩离子凝固术等电外科设备；使用钛夹钳夹止血等。

8. 手术治疗　外科治疗通常限于：胃泌素瘤患者；大量或反复出血，内科治疗无效者；急性穿孔；慢性穿透性溃疡；器质性幽门梗阻；癌溃疡或高度疑及恶性肿瘤，或伴有高级别上皮内瘤变；顽固性及难治性溃疡。术中应行冷冻切片查明病变性质，避免遗漏恶性肿瘤。

九、并发症

1. 上消化道出血　消化性溃疡所致消化道出血是其最常见并发症，也是上消化道出血的首要病因。发生率20%~25%。十二指肠溃疡发生概率多于胃溃疡。部分患者可以消化道出血为首发症状。

溃疡出血的临床表现取决于溃疡深度、出血的部位、速度和出血量。出血量大者同时表现为呕血和黑粪，出血量较少时则仅表现为黑粪或粪便隐血试验阳性。短时间内大量出血可引起头晕、心悸、晕厥、血压下降甚至急性失血性休克。发生出血前可因病灶局部充血致疼痛症状加剧，出血后疼痛反可好转。

根据典型病史和出血的临床表现，诊断不难确立。应争取在出血后24～48h内进行急诊内镜检查，既可进行鉴别诊断，又可明确出血情况，还可进行内镜下治疗，详见上文。急诊出血量大、内科及内镜处理无效者应外科手术治疗。出血容易复发，对于反复出血的患者，按难治性溃疡再次进行鉴别诊断。

2. 穿孔　溃疡穿透胃壁浆膜层达游离腹膜腔即导致急性穿孔，好发于十二指肠和胃的前壁。由于胃和十二指肠球部后壁紧贴脏器和组织，故当溃疡穿孔发生时，胃肠内容物不流入腹膜腔而穿透入邻近器官、组织或在局部形成包裹性积液，称为穿透性溃疡，属于溃疡慢性穿孔。穿透性溃疡以男性患者为多，常见于十二指肠球部后壁溃疡；胃溃疡较少发生，一旦发生则多数穿透至胰腺。较少的情况是溃疡穿透至肠腔形成内瘘，此时患者口中可闻及粪臭。部分情况下后壁亦可发生游离性穿孔，若仅引起局限性腹膜炎，称为亚急性穿孔。穿孔可为溃疡的首发症状。

消化性溃疡急性穿孔为外科急腹症，症状表现为突发剧烈上腹痛，可累及全腹并放射至右肩，亦常伴恶心、呕吐。患者极度痛苦面容，取蜷曲位抵抗运动。体格检查可见腹肌强直如板状、腹部明显压痛及反跳痛等急性腹膜炎体征。实验室检查提示外周血白细胞总数及中性粒细胞明显增高，大部分患者腹部X线片均可见膈下游离气体。腹膜炎症反应累及胰腺时可出现血清淀粉酶升高。慢性溃疡穿透后原先疼痛性质、频率、对药物的反应出现改变，并出现新的放射痛，疼痛位置可位于左上腹、右上腹或胸、背部。溃疡向胰腺穿透常致放射性腰背痛，重症者伸腰时疼痛加重；溃疡穿透入肝、胆囊时，疼痛放射至右肩背部；穿入脾脏时疼痛放射致左肩背部；与横结肠粘连时，疼痛放射致下腹部。同时可伴粘连性肠梗阻征象。体检往往可有局部压痛，部分患者尚可触到腹块，易误诊为恶性肿瘤。

溃疡穿孔需与急性阑尾炎、急性胰腺炎、急性胆道感染、宫外孕破裂、附件囊肿扭转等外科急腹症鉴别，尚需与心肌梗死相鉴别。急性穿孔一般均需急诊外科手术，慢性穿透性溃疡可试行内科治疗，疗效不佳时应选择外科手术。

3. 幽门梗阻　多由十二指肠球部溃疡引起，幽门管及幽门前区溃疡亦可致。因急性溃疡刺激幽门引起的痉挛性，或由溃疡组织重度炎症反应引起的炎症水肿性幽门梗阻均属暂时性，胃肠减压、内科抗溃疡治疗常有效。由于溃疡愈合瘢痕挛缩引起的瘢痕性，以及周围组织形成粘连或牵拉导致的粘连性幽门梗阻均属器质性幽门梗阻，常需外科治疗。

幽门梗阻可引起明显的胃排空障碍，表现为上腹饱胀、嗳气、反酸、呕吐等症状。呕吐物为酸臭的宿食，不含胆汁，量大，常发生于下午或晚上，呕吐后自觉舒适。由于患者惧怕进食，体重可迅速减轻，并出现消耗症状及恶病质。反复呕吐可致胃液中H^+和K^+大量丢失，引起低氯低钾性代谢性碱中毒，出现四肢无力、烦躁不安、呼吸短促、手足搐搦等表现。晨起上腹部饱胀、振水音、胃型及胃蠕动波是幽门梗阻的特征性体征。

幽门梗阻应与食管排空障碍及肠梗阻相鉴别，并需排除恶性肿瘤。禁食、胃肠减压后行胃镜检查或口服水溶性造影剂后行X线摄片可确诊。器质性幽门梗阻和内科治疗无效的幽门梗阻应行外科手术。手术目的在于解除梗阻，使食物和胃液能进入小肠，从而改善全身状况。

4. 癌变　既往认为胃溃疡癌变的发生率1%～3%，目前更倾向于认为消化性溃疡与胃癌是两种不同发展的疾病，真正由慢性溃疡在反复发生－修复的过程中癌变的病灶罕见。更多见的情况是癌黏膜表面易于受到破坏而反复发生消化性溃疡。早期胃癌的恶性循环理论较好地解释了这一现象。此外，在明显炎症背景上出现的异型腺体经常会给病理诊断带来困难，这也是癌溃疡经常难以诊断的原因。此类癌溃疡时常被延误诊断。

临床内镜操作中不仅应重视溃疡的形态，更应注重溃疡周边组织的色调、脆性、质地等征象，以及是否存在黏膜皱襞走行异常征象，并在这些部位进行追加活检。对于溃疡患者原发症状的改变，出现体质症状如发热、明显消瘦等，或持续粪便隐血试验阳性，均应引起注意。对于病程较长、反复就诊的患者，宜适当选择常规内镜、上消化道钡剂造影、超声内镜、腹部CT等检查方法的有机组合，避免检查方式单一造成的漏诊。

十、预后

随着消化性溃疡发病机制的愈加澄清以及治疗药物的不断发展，消化性溃疡已成为一种可治愈的疾病。部分患者可反复发作，真正的消化性溃疡极少癌变。

（梁旭阳）

第二节 胃 炎

胃炎（gastritis）是一种病理状态，指胃黏膜对各种损伤的炎症反应过程，通常包括上皮损伤、黏膜炎症反应和上皮细胞再生三个过程。仅有上皮损伤和上皮细胞再生过程的称为胃病（gastropathy）。根据临床发病的缓急和病程的长短、内镜与组织学标准，胃炎可以分为急性胃炎及慢性胃炎；其中急性胃炎以中性粒细胞浸润为主，慢性胃炎以淋巴细胞和浆细胞浸润为主。根据病变累及部位，胃炎可分为胃窦胃炎、胃体胃炎和全胃炎。根据不同病因，胃炎可分为幽门螺杆菌相关性胃炎、自身免疫性胃炎、应激性胃炎及特殊类型胃炎等。根据病理改变，胃炎可分为非萎缩性胃炎、萎缩性胃炎。本部分按急性胃炎、慢性胃炎和特殊类型胃炎或胃病进行介绍。

一、急性胃炎

急性胃炎（acute gastritis）是多种病因引起的胃黏膜的急性炎症。内镜检查以一过性胃黏膜充血、水肿、出血、糜烂或浅表溃疡为特点。病理学以胃黏膜固有层见中性粒细胞为主的炎性细胞浸润为特点。按照病理改变不同，急性胃炎通常分为急性单纯性胃炎、急性糜烂出血性胃炎、特殊病因引起的急性胃炎如急性腐蚀性胃炎、急性化脓性胃炎等。其中以细菌及其毒素引起的急性单纯性胃炎最为常见。

（一）急性单纯性胃炎

急性单纯性胃炎（acute simple gastritis）又称急性非特异性胃炎、急性浅表性胃炎，是由多种原因引起的急性胃黏膜非特异性炎症。

1. 病因学

（1）理化因素：过冷、过热的食物和饮料，浓茶、咖啡、烈酒、刺激性调味品、过于粗糙的食物均可刺激胃黏膜，破坏黏膜屏障。

（2）生物因素：包括细菌及其毒素。常见致病菌为沙门菌、嗜盐菌、致病性大肠埃希菌等，常见毒素为金黄色葡萄球菌或肉毒杆菌毒素，尤其是前者较为常见。进食污染细菌或毒素的食物数小时后即可发生胃炎，或同时合并肠炎此即急性胃肠炎。葡萄球菌及其毒素摄入后亦可合并肠炎，且发病更快。近年因病毒感染而引起本病者渐多。

（3）其他：胃内异物或胃石、胃区放射治疗均可作为外源性刺激，导致本病。情绪波动、应激状态及，体内各种因素引起的变态反应也可作为内源性刺激而致病。

2. 病理　病变多为弥漫性，也可为局限性，仅限于胃窦部黏膜。显微镜下表现为黏膜固有层炎性细胞浸润，以中性粒细胞为主，也有淋巴细胞、浆细胞浸润。黏膜水肿、充血以及局限性出血点、小糜烂坏死灶在显微镜下清晰可见。

3. 临床表现　临床上以感染或进食细菌毒素污染食物后所致的急性单纯性胃炎为多见。一般起病较急，在进食污染食物后数小时至24小时发病，临床症状轻重不一，表现为中上腹不适、疼痛，以至剧烈的腹部绞痛、厌食、恶心、呕吐，因常伴有肠炎而有腹泻，大便呈水样，严重者可有发热、呕血和（或）便血、脱水、休克和酸中毒等临床症状。因饮酒、刺激性食物和药物引起的急性单纯性胃炎多表现为上腹部胀满不适、疼痛，食欲减退、恶心、呕吐等消化不良临床症状，临床症状轻重不一，伴肠炎者可出现发热、中下腹绞痛、腹泻等临床症状。体检有上腹部或脐周压痛，肠鸣音亢进。实验室检查外周血白细胞总数增加，中性粒细胞比例增多。伴有肠炎者大便常规可见黏液及红、白细胞，部分患者大便培养可检出病原菌。内镜检查可见胃黏膜明显充血、水肿，有时见糜烂及出血点，黏膜表面覆盖黏稠的炎性渗出物和黏液。但内镜不必作为常规检查。

4. 诊断　根据病史、临床表现，诊断并不困难。需注意与早期急性阑尾炎、急性胆囊炎、急性胰腺炎等鉴别。

5. 治疗

(1) 一般治疗：应去除病因，卧床休息，停止一切对胃有刺激的食物或药物，给予清淡饮食，必要时禁食，多饮水，腹泻较重时可饮糖盐水。

(2) 对症治疗：①腹痛者可行局部热敷，疼痛剧烈者给予解痉止痛药，如阿托品、复方颠茄片、山莨菪碱等。②剧烈呕吐时可注射甲氧氯普胺（胃复安）。③必要时给予口服 H_2 受体拮抗药，如西咪替丁、雷尼替丁，减少胃酸分泌，以减轻黏膜炎症；也可应用铝碳酸镁或硫糖铝等抗酸药或黏膜保护药。

(3) 抗感染治疗：一般不需要抗感染治疗，但由细菌引起尤其伴腹泻者，可选用小檗碱（黄连素）、呋喃唑酮（痢特灵）、磺胺类制剂、诺氟沙星（氟哌酸）等喹诺酮制剂、庆大霉素等抗菌药物。

(4) 维持水、电解质及酸碱平衡：因呕吐、腹泻导致水、电解质紊乱时，轻者可给予口服补液，重者应予静脉补液，可选用平衡盐液或5%葡萄糖盐水，并注意补钾；对于有酸中毒者可用5%碳酸氢钠注射液予以纠正。

6. 预后　本病为自限性疾病，病程较短，去除病因后可自愈，预后较好。

(二) 急性糜烂出血性胃炎

急性糜烂出血性胃炎又称急性胃黏膜病变，是指由各种病因引起的，以胃黏膜糜烂、出血为特征的急性胃黏膜病变。

1. 病因学　引起急性糜烂出血性胃炎的病因有：

(1) 药物：常见的药物有非甾体类抗炎药（NSAID），如阿司匹林、吲哚美辛、保泰松、肾上腺皮质激素、一些抗肿瘤化疗药物等，这些药物可以直接损伤胃黏膜。NASID类药物通过抑制环氧合酶-1（COX-1）的作用而抑制胃黏膜生理性前列腺素的产生，而前列腺素在维持胃黏膜血流和黏膜屏障等方面有重要作用，从而削弱胃黏膜的屏障功能。肾上腺皮质激素可使盐酸和胃蛋白酶分泌增加，胃黏液分泌减少、胃黏膜上皮细胞的更新速度减慢而导致本病。某些抗肿瘤药如氟尿嘧啶对快速分裂的细胞如胃肠道黏膜细胞可产生明显的细胞毒作用。

(2) 乙醇：对胃黏膜的损伤作用较强，其损伤作用主要通过几个途径：①对胃黏膜上皮细胞的直接损伤，破坏胃黏膜上皮细胞的完整及胃黏膜屏障功能。②对黏膜下血管损伤，主要引起血管内皮细胞损伤、血管扩张、小血管破裂、黏膜下出血等改变，造成胃黏膜屏障功能破坏，引起胃黏膜损伤。③黏膜上皮及血管内皮损伤引起局部大量炎症介质产生，中性粒细胞浸润，局部细胞损伤进一步加重。

(3) 应激：引起应激的主要因素有：严重感染、严重创伤、大手术、大面积烧伤、休克、颅内病变、败血症和其他严重脏器病变或多器官功能衰竭等。严重应激可使胃血管发生痉挛性收缩，引起胃黏膜缺血缺氧，导致胃黏膜损伤，糜烂、出血，严重者可发生急性溃疡。由烧伤引起的称Curling溃疡，中枢神经系统病变引起者称Cushing溃疡。

2. 病理　本病典型表现为广泛的糜烂、浅表性溃疡和出血，常有簇状出血病灶，可遍布全胃或仅累及一部分。显微镜检查见胃黏膜上皮失去正常柱状形态而呈立方形或四方形，并有脱落，黏膜层出血伴急性炎性细胞浸润。

3. 临床表现　临床表现轻重不一，可无临床症状或为原发病临床症状掩盖。急性糜烂出血性胃炎是上消化道出血的常见病因之一，呕血和黑便是本病的主要表现。出血常为间歇性，大量出血可引起晕厥或休克。内镜检查，尤其是24~48小时内行急诊胃镜检查可见胃黏膜糜烂、出血或浅表溃疡，多为弥漫性，也可为局限性。应激所致病变多位于胃体和胃底，而NSAID或酒精所致病变以胃窦为主。

4. 诊断　近期服药史、严重疾病、大量饮酒史及临床表现可提示本病，结合急诊胃镜检查有助于诊断。必须指出的是，急诊胃镜检查须在24~48小时内进行，超过48小时病变将消失。

5. 治疗　去除致病因素，积极治疗原发病。

(三) 急性腐蚀性胃炎

急性腐蚀性胃炎（acute corrosive gastritis）是由于误服或误用强酸等后引起胃黏膜广泛腐蚀而造成

的急性胃炎，严重者可出现穿孔。

1. 病因　吞服强酸（硫酸、盐酸）、强碱（氢氧化钾、氢氧化钠）等或其他腐蚀剂造成。

2. 病理　累及部位主要为食管和胃窦。主要的病理变化为黏膜充血、水肿和黏液增多。严重者可发生糜烂、溃疡、坏死，甚至穿孔，晚期病变愈合后可能出现消化道狭窄。

3. 临床表现　急性腐蚀性胃炎病变程度及临床表现与腐蚀剂种类、浓度、吞服量、胃内有无食物贮存、与黏膜接触时间长短等因素有关。吞服腐蚀剂后，最早出现的临床症状为口腔、咽喉、胸骨后及中上腹部剧烈疼痛，常伴有吞咽疼痛、咽下困难、频繁的恶心呕吐。严重者可呕血，呼吸困难，发热，血压下降。食管穿孔可引起食管气管瘘及纵隔炎，胃穿孔可引起腹膜炎。与腐蚀剂接触后的消化道可出现灼痂。在急性期过后，后期的主要临床症状为梗阻，患者可逐渐形成食管、贲门或幽门瘢痕性狭窄，也可形成萎缩性胃炎。

4. 诊断　由于各种腐蚀剂中毒的处理不同，因此在诊断上重要的是一定要明确腐蚀剂的种类、吞服量与吞服时间；检查唇与口腔黏膜痂的色泽（如黑色痂提示硫酸、灰棕色痂提示盐酸、深黄色痂提示硝酸、醋酸呈白色痂，而强碱可使黏膜呈透明水肿）；同时要注意呕吐物的色、味及酸碱反应；必要时收集剩余的腐蚀剂做化学分析，对于鉴定其性质最为可靠。在急性期内，避免X线钡餐及胃镜检查，以防出现食管或胃穿孔。

5. 治疗　腐蚀性胃炎是一种严重的急性中毒，必须积极抢救。服毒后除解毒剂外不进其他食物，严禁洗胃，以避免穿孔。若服强酸，可给牛奶、蛋清或植物油，但不宜用碳酸氢钠中和强酸，以产生二氧化碳导致腹胀，甚至胃穿孔。若服用强碱，可给予食醋或适量果汁。常给予抗菌药物以防感染。抑酸药物应该静脉足量给予，维持到口服治疗，以减少胃酸对胃黏膜病灶的损伤。发生食管狭窄时，可用探条扩张或内镜下球囊扩张。

（四）急性化脓性胃炎

本病临床较为少见，多继发于全身系统性感染或全身免疫功能低下引起的感染。多由化脓性细菌通过血液或淋巴循环至胃黏膜下层，引起急性炎症，并可扩展至胃壁全层，又称急性蜂窝织炎性胃炎。严重者可发生穿孔。

1. 病因学　急性化脓性胃炎是由化脓菌侵犯胃壁所致，致病菌以溶血性链球菌多见，约占70%，其次为金黄色葡萄球菌、大肠杆菌、产气荚膜菌、肺炎球菌等。细菌侵入胃壁的途径有：

（1）胃溃疡、慢性胃炎、胃憩室、胃癌等，可致胃黏膜损伤，吞下的致病菌可通过受损的黏膜侵犯胃壁。

（2）败血症、感染性心内膜炎、骨髓炎等疾病时，致病菌通过血流进入胃壁。

（3）胆囊炎、腹膜炎时，致病菌可通过淋巴系统进入胃壁。

2. 病理　严重化脓性炎症时，黏膜下层大量中性粒细胞浸润、黏膜坏死、血栓形成和出血。本病可累及全胃，但很少累及贲门或幽门，最常见于胃远端1/2。

3. 临床表现　本病以全身败血症和急性腹膜炎症为其主要临床表现。通常表现为上腹部疼痛、寒战、高热。常伴有恶心呕吐，呕吐物常混有胆汁，少部分可呕吐出脓血样物，具有诊断价值。可并发胃穿孔、腹膜炎、血栓性门静脉炎及肝脓肿。

4. 治疗　急性化脓性胃炎治疗成功的关键在于早期诊断。治疗措施包括早期足量给予抗生素抗感染治疗，纠正休克、水与电解质紊乱等。形成局限性脓肿而内科保守治疗无效时，可考虑胃部分切除。

二、慢性胃炎

慢性胃炎（chronic gastritis）是指由不同病因引起的胃黏膜的慢性炎症或萎缩性病变，临床上十分常见，约占接受胃镜检查患者的80%～90%，随着年龄增长萎缩性病变的发生逐渐增高。

（一）分类

慢性胃炎是Stahl于1728年首先提出的概念，但对这一诊断始终存在分歧。1830年Cruveilhier发现胃溃疡之后，对于上腹痛的患者，常诊断为溃疡病或胃神经功能症而不是胃炎。1947 年 Schindler 根据半屈式胃镜所见和胃黏膜盲目活检的结果，将慢性胃炎分为浅表性胃炎、萎缩性和肥厚性胃炎三类。1973 年 Whitehead 从病理角度，按部位、程度、活动性及有无肠腺化生进行分类，较前分类更趋合理。同年，Strichland 等提出萎缩性胃炎可根据病变部位结合血清壁细胞抗体的检测结果分为 A、B 两型。A 型胃炎主要是胃体部弥漫性萎缩、壁细胞抗体阳性，而胃窦黏膜基本正常，其发病机制与自身免疫有关。B 型胃炎其炎症和萎缩性病变在胃窦部，壁细胞抗体阴性，而胃体黏膜基本正常，其发病机制与幽门螺杆菌感染和化学损伤有关。1988 年 Wyatt 等将慢性胃炎概括为 A（autoimmune，自身免疫性）、B（bacterial，细菌性）和 C（chemical damage，化学损伤）三型。1982 年我国慢性胃炎学术会议将其分为慢性浅表性与萎缩性胃炎。1990 年在第九届世界胃肠病学大会上 Misiewicz 等提出了新的胃炎分类法，又称悉尼胃炎分类法。1996 年此分类法得到更新，它由组织学和内镜两部分组成，组织学以病变为核心，确定 3 种基本诊断：①急性胃炎；②慢性胃炎；③特殊类型胃炎。加上前缀病因学诊断和后缀形态学描述，并对 5 种组织学变化，即幽门螺杆菌感染、炎症程度、活动性、萎缩和肠化，分别给予程度分级（分为无、轻、中、重四级），见表 4－2。内镜部分以肉眼所见描述为主，如充血、水肿、黏膜质脆、渗出、扁平糜烂、隆起糜烂、皱襞萎缩或增粗、结节状，黏膜下血管显露，黏膜内出血等，分别区分病变程度，并确定内镜下的胃炎诊断，包括充血渗出型、平坦糜烂型、隆起糜烂型、萎缩型、出血型、胃肠反流型和皱襞增生型。2000 年全国慢性胃炎研讨会上，我国消化专家和消化病理学专家对慢性胃炎进行讨论，结合悉尼慢性胃炎分类系统，并结合临床、内镜和病理组织学结果将慢性胃炎分为浅表性、萎缩性和特殊类型胃炎三类。2006 年 9 月在上海召开的第二届全国慢性胃炎共识会议，会议提出仍将内镜下慢性胃炎分成非萎缩性（浅表性）胃炎、萎缩性胃炎和特殊类型胃炎三大类，但希望更多用非萎缩性胃炎的诊断，尽量避免使用浅表性胃炎。慢性萎缩性胃炎又可再分为多灶萎缩性胃炎和自身免疫性胃炎两大类。前者萎缩性改变在胃内呈多灶分布，以胃窦为主，多由幽门螺杆菌感染引起的慢性非萎缩性胃炎发展而来；后者萎缩改变主要位于胃体部，多由自身免疫引起的胃体胃炎发展而来。

表 4－2　胃黏膜萎缩程度分期

组别	胃体			
	无萎缩（0 分）	轻度萎缩（1 分）	中度萎缩（2 分）	重度萎缩（3 分）
胃窦无萎缩（0 分）	0 期	Ⅰ期	Ⅱ期	Ⅲ期
胃窦轻度萎缩（1 分）	Ⅰ期	Ⅱ期	Ⅲ期	Ⅳ期
胃窦中度萎缩（2 分）	Ⅱ期	Ⅱ期	Ⅲ期	Ⅳ期
胃窦重度萎缩（3 分）	Ⅲ期	Ⅲ期	Ⅳ期	Ⅳ期

2005 年，国际萎缩研究小组提出了不同于悉尼胃炎系统的胃黏膜炎性反应和萎缩程度的分期标准，2007 年国际工作小组将其总结为 OLGA 分级分期评估系统。该系统不同于悉尼胃炎分类系统，目的是为了将慢性胃炎的病理组织学、临床表现和癌变危险联系起来分析。

（二）流行病学

多数慢性胃炎患者无任何临床症状，难以获得确切的患病率。由于幽门螺杆菌（Helicobacter pylori，Hp）现症感染者几乎均存在慢性胃炎，Sonnenberg 等研究也证实 Hp 与慢性胃炎具有相似的流行病学特征，因此认为慢性胃炎患病率大致与当地人群中 H. pylori 感染率相当。但考虑到除 Hp 感染外，胆汁反流、药物、自身免疫性等因素也可引起慢性胃炎，因此慢性胃炎的患病率可能高于或略高于 Hp 感染率。

2011 年由中华医学会消化内镜学分会组织开展了一项横断面调查，纳入包括 10 个城市、30 个中心、共计 8 907 例有上消化道临床症状、经胃镜证实的慢性胃炎患者。结果表明，慢性非萎缩性胃炎最常见（59.3%），其次是慢性非萎缩或萎缩性胃炎伴糜烂（49.4%），慢性萎缩性胃炎比例高达 23.2%。胃窦病理提示萎缩者占 35.1%，高于内镜提示萎缩的比例（23.2%）；伴肠化者占 32.0%，上皮内瘤变占 10.6%。研究表明，我国目前慢性萎缩性胃炎的发病率较高。

（三）病因学

慢性胃炎病因尚不十分明确，目前认为与幽门螺杆菌（Hp）的长期感染、环境饮食因素、免疫因素等有关。

1. 生物因素　自 1982 年 Marshall 和 Warren 成功地从人胃黏膜活检标本中分离培养出幽门螺杆菌以来，大量研究证明，幽门螺杆菌感染是慢性胃炎的主要病因。幽门螺杆菌感染与慢性活动性胃炎的关系符合 Koch 提出的确定病原体为疾病病因的 4 项基本法则（Koch's postulates），依据如下：

（1）80% ~95% 慢性活动性胃炎患者胃黏膜中有幽门螺杆菌感染，5% ~20% 的幽门螺杆菌阴性率反映了慢性胃炎病因的多样性。

（2）幽门螺杆菌在胃内的定植与胃内炎症分布一致。

（3）根除幽门螺杆菌后胃黏膜炎症消退，一般中性粒细胞消退较快，淋巴细胞、浆细胞消退需较长时间。

（4）从动物志愿者和动物模型中可复制幽门螺杆菌感染引起的慢性胃炎。

幽门螺杆菌引起胃炎的机制主要与以下几个方面有关：

（1）幽门螺杆菌产生多种酶如尿素酶及其代谢产物氨、过氧化氢酶、蛋白溶解酶、磷脂酶 A 等，对黏膜有破坏作用。

（2）幽门螺杆菌分泌的细胞毒素（cytotoxin）如含有细胞毒素相关基因（cagA）和空泡毒素基因（cagA）的菌株，可引起胃黏膜细胞的空泡样变性及坏死。

（3）幽门螺杆菌抗体可造成自身免疫性损伤。

2. 免疫因素　自身免疫因素是部分慢性胃炎的病因。在自身免疫性胃炎患者血清中常可检测到壁细胞抗体（PCA）和内因子抗体（IFA）。PCA 是自身抗体，其作用的抗原位于壁细胞分泌小管的微绒毛膜上，具有特异性，两者形成的免疫复合物在补体参与下，破坏壁细胞，导致壁细胞总数下降，胃酸分泌减少。内因子是壁细胞分泌的一种糖蛋白，维生素 B_{12} 与内因子结合才能被回肠吸收。IFA 也是自身抗体，可与内因子抗体结合而阻断维生素 B_{12} 与内因子结合，导致恶性贫血。

3. 环境因素　环境因素在慢性胃炎中也有重要作用，如我国北方地区的胃黏膜萎缩、肠化发生率显著高于南方地区。

4. 物理因素　长期的不良饮食习惯，如饮浓茶、烈酒、咖啡，食用过冷、过热、过于粗糙及刺激性食物，长期作用可导致胃黏膜的损伤。深度的 X 线照射胃部也可导致胃炎。

5. 化学因素　长期大量服用非甾体类抗炎药，如阿司匹林、吲哚美辛等可引起慢性胃炎黏膜损害。各种原因所致的幽门括约肌功能不全，可导致含有胆汁和胰液的十二指肠液反流入胃，从而削弱胃黏膜屏障功能，导致胃黏膜损伤。

6. 其他　年龄与慢性胃炎发病有关，慢性胃炎特别是慢性萎缩性胃炎的患病率随年龄增加而上升。胃黏膜营养因子缺乏，或胃黏膜感觉神经终器对这些因子不敏感，可引起胃黏膜萎缩。另外，其他系统的疾病，如心力衰竭、门静脉高压症和糖尿病、甲状腺病、干燥综合征等也与慢性胃炎的发病有关。

（四）病理学

慢性胃炎的过程是胃黏膜损伤与修复的慢性过程，其主要组织病理学特征是炎症、萎缩与肠化。

炎症表现为黏膜层以淋巴细胞和浆细胞为主的慢性炎性细胞浸润，幽门螺杆菌引起的慢性胃炎常见淋巴滤泡形成。根据慢性炎性细胞密集程度和浸润深度分级。正常：单个核细胞每高倍视野不超过 5 个，如数量略超正常而内镜无明显异常时，病理可诊断为无明显异常；轻度：慢性炎性细胞浸润较少，局限于黏膜浅层，不超过黏膜层的 1/3；中度：慢性炎性细胞浸润较密集，浸润深度超过 1/3 而不及 2/3；重度：慢性炎性细胞浸润密集，浸润深度达黏膜全层。中心粒细胞浸润时提示有活动性炎症，称为慢性活动性炎症，多提示存在幽门螺杆菌感染。

慢性炎症过程中出现胃黏膜萎缩，主要表现为胃黏膜固有腺体数量减少甚至消失。胃黏膜萎缩组织学上有 2 种类型：①化生性萎缩：胃固有腺体被肠化或假幽门腺体替代；②非化生性萎缩：胃黏膜腺体被纤维组织或纤维肌性组织替代或炎性细胞浸润引起固有腺体数量减少。肠化或假幽门腺化生不是胃固有腺体，因此尽管胃腺体数量未减少，但也属萎缩。根据固有腺体数量减少的程度进行分级。轻度：固有腺体减少不超过原有腺体的1/3；重度：固有腺体减少超过1/3，但未超过2/3；重度：固有腺体减少超过2/3。

所谓肠上皮化生是指萎缩的腺体被肠腺样腺体所代替，是机体的一种适应性反应。有研究发现50岁以上患者肠腺发生率为90%以上，认为肠腺化生是胃黏膜退行性变，提出肠腺化生定义应结合年龄因素。异性增生是重要的胃癌癌前病变，是指胃黏膜细胞在再生过程中其结构和功能偏离正常轨道，表现为细胞的异型性和腺体结构的紊乱，根据严重程度分为轻度、中度和重度。上皮内瘤变分为低级别和高级别。异型增生和上皮内瘤变是同义词，后者是WHO国际癌症研究协会推荐使用的术语。

慢性胃炎观察内容包括5项组织学变化和4个分级。5项组织学变化包括Hp感染、慢性炎性反应（单个核细胞浸润）、活动性（中性粒细胞浸润）、萎缩（固有腺体减少）、肠化（肠上皮化生）。4个分级包括：0提示无，+提示轻度，++提示中度，+++提示重度。诊断标准采用我国慢性胃炎的病理诊断标准（见附录）和直观模拟评分法（图4－1）。直观模拟评分法是新悉尼系统为提高慢性胃炎国际交流一致率而提出的。我国慢性胃炎的病理诊断标准较具体，易操作，与新悉尼系统基本类似。但我国标准仅有文字叙述，可因理解不同而造成诊断上的差异。与新悉尼系统评分图结合，可提高与国际诊断标准的一致性。

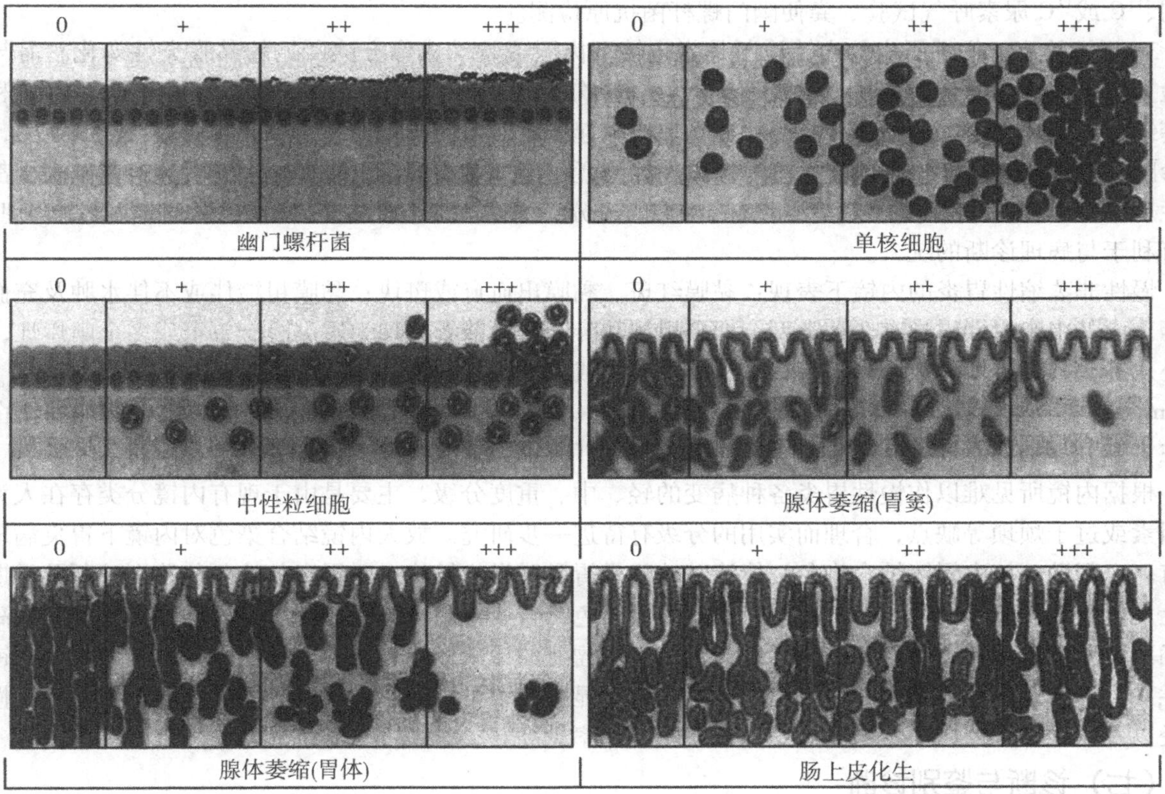

图4－1 直观模拟评分法

（五）临床表现

多数慢性胃炎患者无任何临床症状，有临床症状者主要为消化不良，且为非特异性。消化不良临床症状的有无和严重程度与慢性胃炎的内镜所见及胃黏膜的病理组织学分级无明显相关性。

（六）辅助检查

1. 实验室检查

（1）胃液分析：测定基础胃液分泌量（BAO）及注射组胺或五肽胃泌素后测定最大泌酸量（MAO）

和高峰泌酸量（PAO）以判断胃泌酸功能，有助于萎缩性胃炎的诊断及指导临床治疗。非萎缩性胃炎胃酸分泌一般正常，轻度降低，有时也可增高。萎缩性胃炎局限时可正常或低酸。广泛而严重的萎缩性胃炎胃酸降低，尤以胃体胃炎明显。

（2）胃蛋白酶原：胃蛋白酶原由主细胞分泌，反映了主细胞的数量，在胃液、血液及尿中均可测得。胃蛋白酶原和胃酸分泌量常呈平行关系，但主细胞比壁细胞数量多，所以病态时，胃酸分泌常低于蛋白酶原的分泌。

（3）胃泌素：胃泌素由胃窦G细胞分泌，能促进胃液，特别是胃酸分泌。由于负反馈作用，胃酸低时胃泌素分泌增多，因此胃体为主的慢性胃炎或萎缩性胃炎患者中血清胃泌素水平常升高。此外，血清胃泌素高低与胃窦黏膜有无病变关系密切，胃窦黏膜病变严重，G细胞减少，此时低胃酸胃泌素水平仍较低。

（4）壁细胞抗体（PCA）：在自身免疫性胃炎的阳性率较高。

（5）内因子（IF）：内因子是壁细胞分泌的一种糖蛋白，分子量约为55 000，有促进维生素B_{12}吸收的作用，故为造血因子之一。壁细胞减少时，内因子也减少。内因子分泌与胃酸分泌平行。

2. 幽门螺杆菌检测　幽门螺杆菌检测方法分为有创性和无创性两大类。前者指需要通过胃镜检查获得胃黏膜标本的相关检查，主要包括快速尿素酶试验、组织学检查（HE或Warthin－Starry或Giemsa染色）、幽门螺杆菌培养和组织PCR技术。无创性检查指不需要通过胃镜检查获得标本，包括血清抗体检测、^{13}C或^{14}C尿素呼气试验、粪便幽门螺杆菌抗原检测。

3. 胃镜检查　慢性胃炎的内镜诊断是指内镜下肉眼或特殊成像方法所见的黏膜炎性变化。需与病理检查结果结合作出最终判断。内镜下将慢性胃炎分为慢性非萎缩性（即旧称慢性浅表性）胃炎和慢性萎缩性胃炎两大基本类型，如同时存在平坦或隆起糜烂、出血、粗大黏膜皱襞或胆汁反流等征象，则可诊断为慢性非萎缩性胃炎或慢性萎缩性胃炎伴糜烂、胆汁反流等。由于多数慢性胃炎的基础病变都是炎性反应（充血渗出）或萎缩，因此，将慢性胃炎分为慢性非萎缩性胃炎及慢性萎缩性胃炎是合理的，也有利于与病理诊断的统一。

慢性非萎缩性胃炎的内镜下表现：黏膜红斑、黏膜出血点或斑块；黏膜粗糙伴或不伴水肿及充血渗出等。而其中糜烂性胃炎有2种类型，即平坦型和隆起型。前者表现为胃黏膜有单个或多个糜烂灶，其大小从针尖样到最大径数厘米不等；后者可见单个或多个疣状、膨大皱襞状或丘疹样隆起，最大径5～10mm，顶端可见黏膜缺损或脐样凹陷，中央有糜烂。慢性萎缩性胃炎内镜下可见黏膜红白相间，白相为主，皱襞变平甚至消失，部分黏膜血管显露，可伴有黏膜颗粒或结节状等表现。

根据内镜所见难以作慢性胃炎各种病变的轻、中、重度分级，主要是由于现有内镜分类存在人为主观因素或过于烦琐等缺点，合理而实用的分级有待进一步研究。放大内镜结合染色对内镜下胃炎病理分类有一定帮助。放大胃镜结合染色，能清楚地显示胃黏膜微小结构，对胃炎的诊断与鉴别诊断及早期发现上皮内瘤变和肠化具有参考价值。目前亚甲蓝染色结合放大内镜对肠化和上皮内瘤变仍保持有较高的准确率。苏木精、靛胭脂染色也显示出对于上皮内瘤变的诊断作用。内镜电子染色技术结合放大内镜对慢性胃炎诊断及鉴别诊断有一定价值。共聚焦激光显微内镜可以实时观察胃黏膜的细微结构，对于慢性胃炎以及肠化和上皮内瘤变与活组织检查诊断一致率较高。

（七）诊断与鉴别诊断

鉴于多数慢性胃炎患者无任何临床症状，即使有临床症状也缺乏特异性，而且缺乏特异性体征，因此根据临床症状和体征难以做出慢性胃炎的正确诊断。慢性胃炎的确诊主要依赖内镜检查和胃黏膜活检组织学检查，尤其是后者的诊断价值更大。慢性胃炎的诊断应力求明确病因。建议常规检测幽门螺杆菌（H. pylori，Hp）。在慢性胃炎中，胃体萎缩者血清胃泌素G17水平显著升高，胃蛋白酶原Ⅰ或胃蛋白酶原Ⅰ和Ⅱ的比值降低；胃窦萎缩者，前者降低，后者正常；全胃萎缩者则两者均降低。因此，血清胃泌素G17以及胃蛋白酶原Ⅰ和Ⅱ的检测有助于判断胃黏膜有无萎缩和萎缩的部位。萎缩性胃体炎可由Hp感染或自身免疫所致，怀疑自身免疫所致者建议检测血清胃泌素、维生素B_{12}以及壁细胞抗体、内因子抗体等。

（八）治疗

慢性胃炎的治疗目的是缓解临床症状和改善胃黏膜炎性反应；治疗应尽可能针对病因，遵循个体化原则。无临床症状、Hp 阴性的慢性非萎缩性胃炎无须特殊治疗；但对慢性萎缩性胃炎，特别是严重的慢性萎缩性胃炎或伴有上皮内瘤变者应注意预防其恶变。

Hp 相关性胃炎是否均需根除 Hp 尚缺乏统一意见。国内 Hp 感染处理共识推荐对有胃黏膜萎缩、糜烂或有消化不良临床症状者根除 Hp。慢性胃炎的主要临床症状为消化不良，其临床症状应属于功能性消化不良。根除治疗可使 Hp 阳性的功能性消化不良患者临床症状得到长期缓解。根除 Hp 可使胃黏膜组织学得到改善，对预防消化性溃疡和胃癌等有重要意义，对改善或消除消化不良临床症状也具有费用 - 疗效比优势。有胃黏膜糜烂和（或）以反酸、上腹痛等临床症状为主者，可根据病情或临床症状严重程度选用抗酸剂、H_2 受体拮抗剂或质子泵抑制药。

上腹饱胀、恶心或呕吐等为主要临床症状者可应用促动力药，如莫沙必利、盐酸伊托必利和多潘立酮等。而伴胆汁反流者则可应用促动力药和（或）有结合胆酸作用的胃黏膜保护剂，如铝碳酸镁制剂。具有明显的进食相关的腹胀、食欲减退等消化不良临床症状者，可考虑应用消化酶制剂，如复方阿嗪米特、米曲菌胰酶、各种胰酶制剂等。

精神心理因素与消化不良临床症状发生相关，睡眠障碍或有明显精神因素者，常规治疗无效和疗效差者，可考虑进行精神心理治疗。

（九）预后

慢性胃炎的转归包括逆转、持续稳定和病变加重状态。多数慢性非萎缩性胃炎患者病情较稳定，特别是不伴有 Hp 持续感染者。慢性萎缩性胃炎多数也较稳定。但中重度者不加任何干预，则可能进一步发展。伴有上皮内瘤变者发生胃癌的危险性有不同程度的增加。

一般认为，中、重度慢性萎缩性胃炎有一定的癌变率。为了既减少胃癌的发生，又方便患者且符合医药经济学要求，活检有中至重度萎缩并伴有肠化的慢性萎缩性胃炎 1 年左右随访 1 次，不伴有肠化或上皮内瘤变的慢性萎缩性胃炎可酌情内镜和病理随访。伴有低级别上皮内瘤变并证明此标本并非来自于癌旁者，根据内镜和临床情况缩短至 6 个月左右随访 1 次；而高级别上皮内瘤变需立即确认，证实后采取内镜下治疗或手术治疗。

三、特殊类型胃炎或胃病

（一）疣状胃炎

疣状胃炎又称痘疹状胃炎，或慢性糜烂性胃炎，可单独发生，也常与消化性溃疡、慢性非萎缩性胃炎或萎缩性胃炎伴发。多分布于幽门腺区和移行区范围（窦体交接区），少见于整个胃体。常呈圆形或椭圆形，高约 2mm，隆起中央有凹陷性糜烂，色浅红或覆盖黄色薄苔。病因尚不明确，可能与免疫因素、淋巴细胞浸润有关，制酸治疗有一定效果。

（二）巨大胃黏膜肥厚症

巨大胃黏膜肥厚症于 1888 年由 Menetrier 首先提出，是指由于胃黏膜过度增生而使胃壁广泛增厚的疾病，故又称 Menetrier 病，属特殊类型的慢性胃炎或胃病。国内外发病率均较低。Balfer 在 8 000 具尸解病例中只发现 1 例。对此病的命名不统一：如巨大肥厚性胃炎、巨大皱襞肥厚、胃黏膜息肉样肿胀、肥厚增生性胃炎等。

目前该病病因尚不明确。病变可以是局限的，也可以是广泛的。一般常累及的部位为胃的泌酸区即胃底胃体的泌酸黏膜，但也可累及胃窦，甚至十二指肠近端。内镜下表现为在胃底部、胃体部黏膜皱襞巨大，呈脑回状，巨大皱襞多在大弯，肥大的皱襞可达 1.5cm 宽，3 ~4cm 高。有的呈结节状或融合性息肉状隆起，皱襞肿胀无弹性。皱襞上可有多发性糜烂或溃疡。

显微镜下所见主要是表层上皮增生，胃小凹增生延长，伴明显的囊性扩张，囊可穿透黏膜，炎性细胞浸润不明显。黏膜面上发生叠褶状黏膜肌，同时血管伸入。两皱襞之间的基底黏膜可以正常也可能变厚。胃底腺变细长，主细胞、壁细胞相对较少，代之为黏液细胞化生，可占整个黏膜的1/3，造成低胃酸分泌，但无酸并不多见。超声胃镜能清晰显示黏膜第二层明显增厚改变，超声图像为低回声间以无回声改变，广泛黏膜皱襞增厚时在超声内镜下可显示轮状改变，黏膜第一层、黏膜下层显示清晰。本病常见于50岁以上男性。临床表现有上腹痛、腹泻、贫血，便潜血常阳性。息肉样皱襞阻塞幽门则可发生呕吐。由于血浆蛋白从增生的胃黏膜漏到胃腔内，造成低蛋白血症和水肿，以及体重下降、乏力，甚至恶病质。

由于胃恶性淋巴瘤、浸润性胃癌、佐林格－埃利森综合征，胃淀粉样变性等均可出现胃黏膜皱襞粗大，因此需与此病鉴别。Cronkhite－Canada综合征的胃黏膜组织学虽然也类似本病，但临床鉴别较易。前者临床表现有秃发、指（趾）甲萎缩、皮肤色素沉着和消化道多发息肉。

本病轻症者无须特殊治疗，需定期随访。有蛋白丢失症者应给予高蛋白饮食。激素治疗无效。高酸者常诉胃痛，给予抑酸药、解痉药大多有效。长期顽固出血导致贫血，内科治疗无效时可考虑胃切除术。因本病有可能癌变，应密切观察，必要时可行外科手术治疗。

（三）胃假性淋巴瘤

胃假性淋巴瘤也称反应性淋巴滤泡性胃炎、灶性淋巴组织增生或良性淋巴样增生，是胃黏膜局限性或弥漫性淋巴细胞明显增生的良性疾病。临床较少见，胃镜检查易误诊为胃癌。局限型者，胃底腺区或移行区皱襞肥厚呈脑回状、结节状，多数中心伴溃疡，与恶性淋巴瘤相似。弥漫型者病变主要在胃窦，黏膜糜烂或浅表溃疡，类似于Ⅱc型早期胃癌。

本病主要病理改变是在胃黏膜固有层中有大量淋巴细胞浸润，并有生发中心，同时也常混有其他细胞，如巨噬细胞、浆细胞、多形核白细胞等，这些特点与淋巴瘤不同。其淋巴组织浸润于正常组织境界清楚，常限于黏膜层和黏膜下层，偶可影响全层。甚至上皮内可发现淋巴细胞。全身淋巴结不受侵犯，或仅有反应性增生。

本病临床症状无特异性，常有腹痛、恶心、呕吐、呕血或黑便的临床表现。临床特点与消化性溃疡类似。内镜下表现酷似胃癌或胃溃疡恶变。

本病可能与免疫反应有关，质子泵抑制药可愈合溃疡及糜烂，但停药后易复发。激素治疗效果不明确。如与恶性淋巴瘤难以区别时，宜行手术治疗。

（四）门静脉高压性胃病

门静脉高压性胃病（portal hypertensive gastropathy，PHG），是以门静脉血流量增加或阻力增加为特征的一组临床综合征，表现为胃黏膜组织内小血管扩张，而无明显炎症。血管扩张、黏膜充血、水肿是PHG的特征性损害，炎症浸润和腺体萎缩是次要征象。早在1985年McCormack等就报道了门静脉高压患者的胃黏膜和黏膜下血管扩张，无炎性细胞浸润，并将这些黏膜病灶称之为充血性胃病（congestive gastropathy，CG）或门静脉高压性胃病。

PHG最常见的病因为肝硬化，其发病机制较为复杂。正常情况下，支配胃的动脉穿过浆膜层、肌层，在黏膜下层形成丰富纵状结构，再分出许多细动脉穿越黏膜肌层达黏膜表面形成毛细血管网。毛细血管再汇成小静脉下降至黏膜肌层后集成较大静脉，穿过黏膜下层最终达到胃壁外静脉回流至门静脉。胃壁在黏膜下层存在大量动静脉短路即动静脉分流。在胃处于功能期时呈闭锁状，以保证胃黏膜充足的血流供应；而处于间歇期则动静脉分流适度开放，黏膜血流减少。

门静脉高压时，由于门静脉压力高于胃静脉压力，胃静脉回流障碍，因而胃微循环发生改变。随着肝硬化加重，自由门静脉压（FPP）升高，胃壁单位面积内动静脉分流密度渐进性增加，并与FPP上升呈正相关。机制是FPP上升，毛细血管静脉压增加，处于锁闭状态的动静脉分流被动开放。另外，胰高血糖素、前列腺环素、一氧化氮等在门静脉高压时含量增加使胃小血管扩张亦是可能原因。导致结果是：①动脉血直接灌注入静脉，经毛细血管与组织交换的有效血容量下降，黏膜处于缺氧状态，对乙醇、阿司匹林、胆汁等损伤的易感性增加；②动脉血流入静脉，再加上原有回流障碍使胃充血、淤血；③黏膜层及黏膜下层小静脉及毛细血管扩张渗透性增加使黏膜间质水肿。此外幽门螺杆菌也可能与

PHG 有关，门静脉高压时胃黏膜处于低氧状态，有利于 Hp 生长，以导致 PHG。

内镜是诊断 PHG 最重要的辅助检查，有关内镜下 PHG 的分类方法有多种，较常用的有 McCormack 分类、意大利内镜协会（NIEC）分类及 Tanoue 等分类法。其中以 McCormack 分类法较为实用，临床上应用最为广泛。

McCormack 分类法将内镜下 PHG 所见分为轻、重两度：①轻度：淡粉红色样斑点或猩红热样疹；黏膜皱襞表面条索状发红；红斑呈剥脱样或镶嵌图案样外观，即红斑充血斑块，黏膜呈现细白网状类似蛇皮样表现；②重度：弥散性樱桃红样斑点或弥漫融合性出血性胃炎。NIEC 认为内镜下有 3 种改变，分别是：

1. 蛇皮斑纹状胃小单位（Mosaic－like Pattern，MLP） 呈轻微隆起的多角形胃小区，周边小凹呈黄白色凹陷，浅、界清楚，可分为三级。①轻度：弥漫性淡红区；②中度：淡红区中心部有小红点；③重度：弥漫性发红。部位多见于胃底到胃体。

2. 红色征（red marks，RM） 表现为大小不等红色平坦或轻微隆起。NIES 共识会认为红色征为樱桃红（鲜红）斑加红点，呈现弥漫性，此种改变才是 PHG 的所见。

3. 黑棕色斑（black brown spots，BBS） 呈平坦或褐色斑，形状不整，内镜下冲洗不掉。NIES 共识会认为这不是 PHG 的特有所见，而是黏膜内出血的表现。对临床意义的重要共识是蛇皮花斑样改变，轻型出血的危险性很低，明显红色征者出血的危险性较高。Tanoue 分类法分为 3 级：Ⅰ级：轻度发红、黏膜充血但无马赛克征；Ⅱ级：重度发红、黏膜水肿呈细网状图案，有马赛克征；Ⅲ级：在Ⅱ级基础上见点状出血。多数患者有上腹部隐痛、饱胀、厌食等非特异性消化不良临床症状，部分患者虽有消化性溃疡，但很少有典型消化性溃疡的慢性、周期性、节律性上腹部疼痛病史，有些患者以上消化道出血为首发临床症状。

PHG 的治疗原则是减轻门静脉压力，改善胃黏膜血流，其主旨是加强有效血流，改善胃黏膜局部微血管血液淤滞状态。

（五）其他

围术期后胃炎，与肠液和（或）胆汁反流及胃黏膜营养因子缺乏有关，残胃癌发生率较高，治疗主要采用胃动力药和硫糖铝。肉芽肿性胃炎，是胃的肉芽肿性病变，可见于结核、梅毒、真菌感染、克罗恩病及结节病等。

附录：慢性胃炎的病理诊断标准及有关注意事宜

（1）慢性胃炎常见病变主要分为萎缩性和非萎缩性，不再用“浅表性”。因为“浅表”对应于“深层”，是深浅的划分用语，不能反映胃黏膜腺体的数量。

（2）慢性胃炎按照病变的部位分为胃窦为主胃炎、胃体为主胃炎和全胃炎。

（3）慢性胃炎有少部分是特殊类型胃炎，如化学性胃炎、淋巴细胞性胃炎、肉芽肿性胃炎、嗜酸细胞性胃炎、胶原性胃炎、放射性胃炎、感染性（细菌、病毒、真菌和寄生虫）胃炎和 Menetrier 病等。

（4）胃黏膜萎缩是指胃固有腺体减少，组织学上有两种类型。①化生性萎缩：胃黏膜固有层部分或全部由肠上皮腺体组成；②非化生性萎缩：胃黏膜层固有腺体数目减少，取代成分为纤维组织或纤维肌性组织或炎性细胞（主要是慢性炎性细胞）。

（5）只要慢性胃炎病理活检显示固有腺体萎缩，即可诊断为慢性萎缩性胃炎，而不管活检标本的萎缩块数和程度。临床医师可根据病理结果并结合内镜所见，最后作出萎缩范围和程度的判断。

（6）早期或多灶性慢性萎缩性胃炎胃黏膜萎缩呈灶状分布。需注意的是取材于糜烂或溃疡边缘的黏膜常存在腺体破坏，其导致的腺体数量减少不能被视为慢性萎缩性胃炎。此外，活检组织太浅、组织包埋方向不当等因素均可影响萎缩的判断，没有看到固有膜全层是不能判断有无萎缩的。

（7）病理诊断应对不同部位的活检组织标本分别报告。胃镜活检中对于不同部位采取活检时，应对相应活检标本分开固定和标注清楚。病理检查时标本要分别标注序号及分别包埋，切片观察后诊断时同样需分别对不同部位组织发出报告。此种报告方式可向临床医师反馈更直接的信息，有利于胃镜医师检验自己的胃镜下观察能力和提高判断准确性。

（8）多年来应用“异型增生”表示胃癌的癌前病变，近年来改为“上皮内瘤变”。异型增生分为轻度、中度和重度，上皮内瘤变分为低级别和高级别。异型增生和上皮内瘤变是同义词，后者是 WHO 和国际癌症研究协会推荐使用的术语。目前国际上对此术语的应用和国内对术语的采用及译法意见并不完全统一。

（9）组织学对 5 项组织学变化和 4 个分级的描述是

1）幽门螺杆菌（Hp）感染：观察胃黏膜黏液层、表面上皮、小凹上皮和腺管上皮表面的 Hp。0：特殊染色片上未见 Hp；+：偶见或 < 标本全长 1/3 有少数 Hp；++：Hp 分布达到或超过标本全长 1/3 而未达 2/3 或连续性、薄而稀疏地存在于上皮表面：+++：Hp 成堆存在，基本分布于标本全长。肠化黏膜表面通常无 Hp 定植，宜在非肠化处寻找。对炎性反应明显而 HE 染色切片未发现 Hp 的，要作特殊染色仔细寻找。推荐用较简便的 Giemsa 染色，也可按各病理科惯用的染色方法。

2）慢性炎性反应（单个核细胞浸润）：根据黏膜层慢性炎性细胞的密集程度和浸润深度分级，两可时以前者为主。0：每个高倍视野中单个核细胞（包括光学显微镜下无法区分的淋巴细胞、浆细胞等）不超过 5 个，如数量略超过正常而内镜下无明显异常，病理可诊断为基本正常；+：慢性炎性细胞较少并局限于黏膜浅层，不超过黏膜层的 1/3；++：慢性炎性细胞较密集，不超过黏膜层的 2/3；+++：慢性炎性细胞密集，占据黏膜全层。计算密集程度时要避开淋巴滤泡及其周围的小淋巴细胞区。

3）活动性（中性粒细胞浸润）：0：慢性炎性背景上无中性粒细胞浸润；+：黏膜固有层有少数中性粒细胞浸润；++：中性粒细胞较多存在于黏膜层，可见于表面上皮细胞、小凹上皮细胞或腺管上皮内；+++：中性粒细胞较密集，或除中度所见外还可见小凹脓肿。

4）萎缩：萎缩程度以胃固有腺体减少各 1/3 来计算。0：固有腺体数无减少：+：固有腺体数减少不超过原有腺体数的 1/3；++：固有腺体数减少介于原有腺体数的 1/3 ~ 2/3 之间：+++：固有腺体数减少超过 2/3，仅残留少数腺体，甚至完全消失。局限于胃小凹区域的肠化不能算萎缩。黏膜层出现淋巴滤泡不算萎缩，要观察其周围区域的腺体情况来决定。一切引起黏膜损伤的原因其病理过程都可造成腺体数量减少，不一定就是慢性萎缩性胃炎。切片中未见到黏膜肌层者，失去了判断有无萎缩的依据，不能“推测”诊断。

5）肠化：0：无肠化；+：肠化区占腺体和表面上皮总面积 1/3 以下；++：占 1/3 ~ 2/3；+++：占 2/3 以上。

6）其他组织学特征：不需要分级的组织学变化出现时需注明。分为非特异性和特异性两类，前者包括淋巴滤泡、小凹上皮增生、胰腺化生和假幽门腺化生等；后者包括肉芽肿、聚集的嗜酸性粒细胞浸润、明显上皮内淋巴细胞浸润和特异性病原体等。假幽门腺化生是泌酸腺萎缩的指标。判断时要核实取材部位。胃角部活检见到黏液分泌腺的不宜诊断为假幽门腺化生。

7）有上皮内瘤变的要注明等级。

（10）胃镜活检标本的采集：由于慢性胃炎时炎性反应程度、腺体肠化、腺体萎缩、间质增生等病理组织学变化是不均匀分布的，因此对于胃镜活检需要具备一定基本条件。

1）胃镜活检钳的直径需 >2mm（因为胃黏膜一个小区的宽度为 1.5mm，深度为 1.5mm），可采用全（或半）张开活检钳方法活检。

2）活检组织拉出胃镜镜筒后立刻放入固定液（10 秒内为佳，以免干燥影响制片，固定液为中性缓冲 4% 甲醛溶液）。

3）病理科在包埋组织时需确认黏膜的表面与深面，确保切片后可以观察到黏膜全层：否则，将失去判断有无萎缩的基本条件。

（梁旭阳）

第五章

小肠疾病

第一节 小肠吸收不良综合征

吸收不良综合征（malabsorption syndrome）是指一种由各种原因所致的小肠营养物质消化和/或吸收功能障碍所引起的临床综合征。包括对脂肪、蛋白质、糖类、维生素、矿物质及其他微量元素的吸收不足，以脂肪吸收障碍表现明显，各种营养物质缺乏可单一或合并存在。临床表现为腹泻、腹胀、体重减轻、贫血、皮肤色素沉着、关节痛等。

一、Whipple 病

Whipple 病又称肠源性脂肪代谢障碍综合征（intestinal lipodystrophy），是一种由 T. Whipple 杆菌引起的少见的吸收不良综合征。该病特点为在小肠黏膜和肠系膜淋巴结内有含糖蛋白的巨噬细胞浸润，临床表现为腹痛、腹泻、咳嗽、贫血、体重减轻等消化吸收不良综合征。病变可累及全身各脏器。若无有效治疗，患者可死于继发的严重的营养不良。

（一）流行病学

Whipple 于 1907 年首次报道本病，本病极其少见，至今全世界报告仅有 2 000 余例，我国自 1990 年首例报道以来，到目前为止仅报道了 2 例。多见于 30～60 岁男子，多为农民或与农产品贸易有关的商人。尚无人与人之间传播的证据。

（二）病因和发病机制

发病机制尚不清楚。现已明确本病与感染有关，病原体为 Whipple 杆菌，约 2.0μm 宽，1.5～2.5μm 长，具有革兰阳性细菌的特征。病原体经口侵入，通过淋巴系统进入小肠固有层内繁殖，进而侵犯小肠绒毛及毛细血管，并可侵犯全身各个脏器。经长期抗生素治疗后，患者可得以恢复，细菌亦逐渐消失。

Whipple 杆菌侵入人体组织后可导致大量的巨噬细胞集聚，产生临床症状。Whipple 病患者存在持续或暂时性的免疫缺陷，提示可能与免疫反应有关。

（三）临床表现

本病症状无特异性，诊断较困难。多数患者表现为胃肠道症状，以普遍性吸收不良为突出表现，典型症状为腹泻，每日 5～10 次，水样便、量多、色浅，逐渐出现脂肪泻，伴腹痛、腹胀、食欲下降，可引起体重减轻。少数患者出现消化道出血。肠道外症状最常见的是长期的多发的反复发作的关节炎和发热，可先于典型胃肠症状数年发生。还可表现为慢性咳嗽、胸痛、充血性心力衰竭、淋巴结肿大、皮肤色素沉着等，累及中枢神经系统，可出现神经精神症状。

体征主要取决于受累及的器官，腹部可有轻度压痛，可有消瘦、皮肤色素沉着、舌炎、口角炎、杵状指、肢体感觉异常、共济失调、淋巴结肿大等。

（四）实验室检查及特殊检查

（1）实验室检查：主要与严重的小肠吸收不良有关，如贫血、血沉增快、电解质紊乱、凝血酶原时间延长等。木糖吸收试验提示小肠吸收功能减损，脂肪平衡试验提示脂肪吸收不良。

（2）影像学检查：超声、CT、MRI 及小肠气钡对比造影可见肠黏膜皱襞增厚。中枢神经系统受累时，CT 及 MRI 可见占位性稀疏区。肺部受累时，胸片可显示肺纤维化、纵隔及肺门淋巴结肿大及胸水等。关节检查多无明显异常。

（3）活组织检查：小肠活组织检查是 Whipple 病确诊的最可靠依据。小肠黏膜或其他受侵犯部位活组织检查出现 PAS 染色阳性的巨噬细胞浸润，电镜证实有由 Whipple 杆菌组成的镰状颗粒的存在即可确诊。

（五）诊断和鉴别诊断

本病症状缺乏特异性。活检发现含有糖蛋白的泡沫状巨噬细胞，PAS 染色阳性，便可确立诊断。

Whipple 病与肠道淋巴瘤、麦胶等引起的肠道疾病鉴别不难。临床上主要与下列疾病相鉴别：

（1）风湿系统疾病：Whipple 病在胃肠道症状出现之前即可有关节症状存在，但多无关节变形，血清学检查阴性，抗生素治疗可能有效，有助于鉴别。

（2）获得性免疫缺陷综合征（AIDS）：伴发鸟型分枝杆菌感染的 AIDS 临床表现与本病相似，Whipple 杆菌抗酸染色阴性是最基本的鉴别方法。

（3）其他疾病：如不明原因的发热、巨球蛋白血症和播散性组织胞质菌病等。

（六）治疗

（1）一般治疗：加强营养，增强体质，注意营养物质、维生素及矿物质的补充，纠正营养不良和电解质紊乱，必要时可施行全胃肠外营养。

（2）药物治疗：有效的抗生素治疗可挽救患者生命并迅速改善症状。多种抗革兰阳性细菌的抗生素都有疗效，如氯霉素、四环素、青霉素、氨苄西林、柳氮磺氨吡啶等。

目前尚无研究表明什么治疗方案及治疗疗程最好。有一推荐的治疗方案：肌内注射普鲁卡因青霉素 G120 万 U 及链霉素 1.0g，每日 1 次，共 10 ~ 14 天；继之口服四环素 0.25g，每日 4 次，共 10 ~ 12 个月。可显著改善临床症状，降低复发率。

中枢神经系统病变首次治疗宜选用可通过血脑屏障的药物，且疗程应达到 1 年。有研究发现，脑脊液缺乏溶菌素和调理素活性，可应用抗菌活性高的第 3 代头孢菌素及喹诺酮类药物清除脑组织中的残存活菌。利福平也可取得满意疗效。

抗生素长期应用不良反应较多，合理的疗程设计非常重要。一般来说，临床症状完全消失，病原菌被彻底清除，即可停药。

（七）其他治疗

伴严重腹泻时，可适当给予止泻药，但减少肠蠕动的止泻药慎用。肾上腺皮质激素仅用于伴发肾上腺皮质功能减退和重症患者。

二、麦胶肠病

麦胶肠病（gluten - induced enteropathy），是由于肠道对麸质不能耐受所致的慢性吸收不良性疾病。又称乳糜泻、非热带脂肪泻。通常以多种营养物质的吸收减损、小肠绒毛萎缩及在食物中除去麸质即有临床和组织学上的改善为特征。

（一）流行病学

麦胶肠病在国外人群发病率为 0.03%，主要集中在北美、欧洲、澳大利亚等地，各地发病率存在差异。男女比为 1 ：（1.3 ~ 2），任何年龄皆可发病，儿童与青少年多见。在我国本病少见。

（二）病因和发病机制

本病与进食面食有关，目前已有大量研究表明麦胶（俗称面筋）可能是本病的致病因素。麦胶可被乙醇分解为麦胶蛋白，后者在致病过程中起主要作用。麦胶蛋白的发病机制尚不清楚，目前存在以下几种学说：

（1）遗传学说：本病有遗传倾向，在亲属中发病率远远高于一般人群，孪生兄弟的发病率为16%，一卵双生达75%，提示可能与遗传有关。

（2）酶缺乏学说：正常小肠黏膜细胞中有一种多肽水解酶，可将麦胶蛋白分解成更小分子而失去毒性。而在活动性麦胶肠病患者的小肠黏膜细胞，因此酶数量减少或活性不足，不能完全分解麦胶蛋白而致病，但经治疗病情稳定后此酶即恢复正常，故两者之间的因果关系尚有待进一步研究。

（3）免疫学说：本病的免疫病理研究发现，患者小肠黏膜层上皮淋巴细胞增多，主要是CD8淋巴细胞，这些细胞可分泌细胞毒素损伤黏膜，使绒毛丧失和隐窝细胞增生。此外，在患者的肠腔分泌物、血浆及粪便中可查出抗麦胶蛋白的IgA、IgG抗体增多，近来又有人检出抗网状纤维、抗肌内膜的IgA抗体。研究发现，患者在禁食麦胶食物一段时间后，再进食麦胶时，血中溶血补体及C_3明显下降，并可测出免疫复合物。

（三）临床表现

本病的临床表现差异很大，常见的症状和体征如下。

（1）腹泻、腹痛：大多数患者表现为腹泻，典型者为脂肪泻，粪便呈油脂状或泡沫样、色淡，常有恶臭。每日从数次到10余次不等。腹泻可引起生长迟缓、身材矮小、疱疹样皮炎或复发性溃疡性口炎。很多成人患者是以贫血、骨质疏松、水肿、感觉异常等症状出现，并没有典型的消化道表现，常被漏诊。

（2）乏力、消瘦：几乎所有的患者都存在不同程度的体重减轻、乏力、倦怠，严重者可发生恶病质。主要与脂肪、蛋白质等营养物质吸收障碍及电解质紊乱有关。

（3）电解质紊乱与维生素缺乏：其综合征主要表现为舌炎、口角炎、脚气病、角膜干燥、夜盲症、出血倾向、感觉异常、骨质疏松、骨痛、贫血等。

（4）浮肿、发热及夜尿：浮肿主要由严重低蛋白血症发展而来。发热多因继发感染所致。活动期可有夜尿量增多。还可有抑郁、周围神经炎、不育症、自发流产等征象。

（四）体征

腹部可有轻度压痛。还可出现面色苍白、体重下降、杵状指、水肿、皮肤色素沉着、口角炎、湿疹、贫血及毛发稀少、颜色改变等。

（五）实验室检查及特殊检查

（1）实验室检查：可有贫血、低蛋白血症、低钙血症及维生素缺乏。粪便中可见大量脂肪滴。血清中补体C_3、C_4降低，IgA可正常、升高或减少。抗麦胶蛋白抗体、抗肌内膜抗体可阳性，麦胶白细胞移动抑制试验阳性。

（2）D木糖吸收试验：本试验可测定小肠的吸收功能，阳性者反映小肠吸收不良。

（3）胃肠钡餐检查：肠腔弥漫性扩张；皱襞肿胀或消失，呈“腊管征”；肠曲分节呈雪花样分布现象；钡剂通过小肠时间延缓等可提示诊断。此检查尚有助于除外其他胃肠道器质性病变引起的继发性吸收不良。

（4）小肠黏膜活组织检查：典型改变为小肠绒毛变短、增粗、倒伏或消失，腺窝增生，上皮内可见淋巴细胞增多及固有层内浆细胞、淋巴细胞浸润。

（六）诊断和鉴别诊断

根据长期腹泻、体重下降、贫血等营养不良表现，结合实验室检查、胃肠钡餐检查、小肠黏膜活检可作出初步诊断，而后再经治疗性试验说明与麦胶有关，排除其他吸收不良性疾病，方可做出明确诊断。

（七）鉴别诊断

（1）弥漫性小肠淋巴瘤：本病可有腹泻、腹痛、体重减轻等表现，是由于淋巴回流受阻引起的吸收障碍。如同时伴淋巴组织病，应怀疑本病可能，进一步行胃肠钡餐检查及小肠活检，必要时剖腹探查可明确诊断。

（2）Whipple病：由Whipple杆菌引起的吸收不良综合征，抗生素治疗有效，小肠活组织检查有助于鉴别。

（3）小肠细菌过度生长：多发生于老年人，慢性胰腺炎及有腹部手术史的患者，抗生素治疗可改善症状，小肠X线摄片及小肠活检可资鉴别。

（八）治疗

（1）一般治疗：去除病因是关键，避免各种含麦胶的饮食，如大麦、小麦、黑麦、燕麦等。多在3～6周症状可改善，维持半年到1年。

（2）药物治疗：对于危重患者或对饮食疗法反应欠佳及不能耐受无麦胶饮食者可应用肾上腺皮质激素治疗，改善小肠吸收功能，缓解临床症状。

（3）其他治疗：给予高营养、高热量、富含维生素及易消化饮食。纠正水电解质紊乱，必要时可输注人体白蛋白或输血。

（九）预后

本病经严格饮食治疗后，症状改善明显，预后良好。

三、热带脂肪泻

热带脂肪泻（tropical sprue），又称热带口炎性腹泻，好发于热带地区，以小肠黏膜的结构和功能改变为特征，是小肠的炎症性病变。临床上表现为腹泻及维生素 B_{12} 等多种营养物质缺乏。

（一）流行病学

本病主要好发于热带居民及热带旅游者，南美、印度及东南亚各国尤多。任何年龄均可患病，无明显性别差异，成人多见。

（二）病因和发病机制

病因尚未完全明确，本病具有地区性、流行性、季节性，抗生素治疗有效的特点。现多认为与细菌、病毒或寄生虫感染有关，但粪便、小肠内容物及肠黏膜中均未发现病原体。尚有人认为是大肠杆菌易位所致。

（三）临床表现

本病常见症状为腹泻、舌痛、体重减轻三联征。可出现吸收不良综合征的所有表现，经过3个临床演变期：初期为腹泻吸收不良期，出现腹泻、乏力、腹痛及体重下降，脂肪泻常见；中期为营养缺乏期，表现为舌炎、口角炎、唇裂等；晚期为贫血期，巨幼红细胞贫血多见，其他期临床表现加重。以上三期演变需2～4年。

（四）实验室检查及特殊检查

右旋木糖吸收试验尿排出量减少可见于90%以上的病例。24小时粪脂测定异常，维生素 B_{12}、维生素A吸收试验亦不正常，经抗生素治疗后，可恢复正常。白蛋白、葡萄糖、氨基酸、钙、铁、叶酸吸收均减低。

胃肠钡餐透视早期可出现空肠结构异常，渐累及整个小肠，表现为吸收不良的非特异性改变。小肠黏膜活检及组织学可见腺窝伸长，绒毛变宽、缩短，腺窝细胞核肥大，上皮细胞呈方形或扁平状，固有层可见淋巴细胞、浆细胞等慢性炎细胞浸润。

（五）诊断和鉴别诊断

依据热带地区居住史、临床表现，结合实验室检查及小肠活组织检查异常，可做出热带脂肪泻诊断。需与下列疾病鉴别：

（1）麦胶肠病：二者临床表现相似，但麦胶饮食、地区历史及对广谱抗生素的治疗反应不同，麦胶肠病最关键的是饮食治疗，有助于鉴别。

(2) 炎症性肠病：溃疡性结肠炎及克罗恩病亦可有营养物质吸收障碍，但其各有特征性 X 线表现。

(3) 肠道寄生虫病：如肠阿米巴病、贾第虫病等，大便虫卵检查及相关寄生虫检查可以鉴别，另外，也可给予米帕林阿的平或甲硝唑进行试验性治疗，或叶酸、维生素 B_{12}及四环素口服，可资鉴别。

(4) 维生素 B_{12}缺乏：此病也可引起空肠黏膜异常，贫血纠正后吸收功能可恢复。

(六) 治疗

(1) 一般治疗：对症治疗为主，给予富含营养的饮食，辅以补液，纠正水电解质平衡失调，必要时可行胃肠外营养。腹泻次数过多，可应用止泻药。

(2) 药物治疗：维生素 B_{12}及叶酸治疗需达 1 年，同时服用广谱抗生素疗效较好，可使病情明显缓解。如四环素 250 ~ 500mg，4 次/日，持续 1 个月，维持量为 250 ~ 500mg，3 次/日，持续 5 个月。磺胺药同样有效。

慢性病例对治疗反应很慢，症状改善不明显，治疗应维持半年或更长时间，热带居民在 5 年内可复发，而旅居热带者经治疗离开后一般将不再发生。

(七) 预后

本病经积极治疗后预后较好，贫血及舌炎可很快恢复，食欲增强，体重增加。肠道黏膜病变减轻，肠黏膜酶活性增加。持续居住在热带的患者仍可复发。

（梁旭阳）

第二节 小肠动力障碍性疾病

小肠动力障碍性疾病系指由于小肠动力低下或失调所致的一种综合征。主要表现为类似机械性肠梗阻的症状和体征，如腹痛、腹胀、腹泻和便秘等，但肠腔通畅而无机械性肠梗阻的证据存在，故又称小肠假性梗阻（intestinal pseudo - obstruction，IPO）。IPO 按病程可分为急性和慢性两类；按病因可分为原发性和继发性。原发性又分为家族性和非家族性，病因主要是肠道肌肉神经病变。继发性的病因较多，如血管胶原病、内分泌失调、肌肉浸润性病变、神经系统病变、电解质紊乱等，涉及全身各个系统。

一、急性小肠假性梗阻

急性小肠假性梗阻（acute intestinal pseudo - obstruction，AIP）由小肠动力异常引起的急性广泛的小肠扩张、缺血、坏死和穿孔，出现肠梗阻的临床表现和影像学特征，而缺乏机械性肠梗阻的证据，如存在肠内或肠外病变，或有肠腔狭窄或闭塞等。本病病死率较高。

常见的急性小肠假性梗阻相关性疾病见表 5 - 1。

表 5 - 1　常见的急性小肠假性梗阻相关性疾病

感染	全身脓毒血症、带状疱疹、腹腔或盆腔脓肿
创伤	大面积烧伤、挤压伤、盆腔创伤、腰椎骨折、股骨骨折
手术后	心脏搭桥术、房室隔缺损修补术、肾移植、剖宫产术、颅骨切开术
药物	阿片类或麻醉药、抗抑郁药、抗帕金森病药、滥用泻药
心血管系统	心肌梗死、充血性心衰、恶性高血压、心脏骤停复苏后
神经系统	脑膜炎、脑膜瘤、脑血管意外、帕金森病、阿尔茨海默病、急性脊髓炎
消化系统	急性胰腺炎、急性胆囊炎、自发性细菌性腹膜炎、消化道出血
呼吸系统	慢性阻塞性肺疾患、发作性睡眠呼吸暂停综合征、急性呼吸窘迫综合征
泌尿系统	急、慢性肾功能衰竭

(一) 流行病学

多见于 50 岁以上人群，男多于女。目前尚无详细流行病学资料可查。

（二）病因和发病机制

本病为麻痹性肠梗阻，是一种暂时性或可逆性的综合征。严重的腹腔内感染、手术、创伤，消化系统、呼吸系统、循环系统、泌尿系统、神经系统疾病及药理学、代谢紊乱等均可诱发。本病的发病机制目前尚不清楚。

（三）临床表现

1. 症状　小肠假性梗阻患者多在住院期间发病，起病急，常继发于手术、外伤、应用抗抑郁药或其他系统疾病后。全腹痛常见，呈持续性阵发性加剧，部位不固定，伴进行性腹胀，持续3～5天。多数患者可有肛门排便、排气减少或消失。其他症状如恶心、呕吐、腹泻及发热等，多轻于机械性肠梗阻的患者。

2. 体征　多有明显的腹部膨隆，全腹膨隆常见。腹部压痛可见于64%无缺血的患者，而有缺血和穿孔的患者上升至87%，气体及肠内容物进入腹腔，出现腹膜刺激征。肠鸣音多可闻及，变化不定，但金属样高调肠鸣音少见。

（四）实验室检查及特殊检查

（1）实验室检查：可有低钾、低钠、低镁血症、高磷酸盐血症等。血常规一般无明显改变，出现中性粒细胞升高，常提示有穿孔或腹膜炎发生。肌酐、尿素氮亦可有异常。

（2）腹部X线平片：小肠假性梗阻显示小肠内有大量气体，十二指肠尤为明显，远端小肠气体较少。可有或无气液平面。

结肠假性梗阻患者可见回盲部明显扩张及节段性升结肠、横结肠、降结肠扩张，但结肠袋存在，在结肠脾曲、直肠和乙状结肠连接处及肝曲等处，可见肠腔内充盈的气体突然中断，出现特征性的“刀切征”，气液平面少见。测量盲肠的直径具有重要的临床意义。当盲肠直径小于12cm时，一般不会发生穿孔；盲肠直径大于14cm时，穿孔的危险性极大。

出现肠穿孔时，可见横膈下游离气体。若穿孔较小，可迅速闭合，则平片上难以显示。

（3）其他检查：结肠镜检查和泛影葡胺灌肠有助于排除机械性肠梗阻，但在穿孔或腹膜炎已经明确的情况下，这两种检查则不宜进行。当与机械性肠梗阻区分困难时，可考虑剖腹探查。

（五）鉴别诊断

依据典型的病史、症状、体征，结合腹部X线检查，排除机械性肠梗阻可以作出诊断。本病主要需与下列疾病相鉴别：

（1）急性机械性肠梗阻：急性机械性肠梗阻与小肠假性梗阻的症状和体征非常相似，但二者的治疗原则不同，故其鉴别诊断十分重要。机械性肠梗阻存在器质性病变，常能找到梗阻的证据，如肠内或肠外病变压迫致肠腔狭窄或闭塞等；起病急，临床表现为腹部剧烈绞痛，呈阵发性，其他症状还有呕吐、腹胀、恶心及肛门排气、排便停止等；腹部膨隆，可见胃肠型及蠕动波，腹部有压痛、反跳痛及肌紧张，可闻及肠鸣音亢进，呈高调金属音；腹部平片可见较多气液平面；保守治疗无效，宜早期手术。

（2）急性血运性肠梗阻：常是由于肠系膜血管栓塞或血栓形成所致的肠壁血运循环障碍，引发肠麻痹而使肠内容物不能正常运行。本病发病急，呈渐进性发展，初期腹部绞痛明显，腹胀、腹泻少见，腹部平片可见肠管明显扩张。选择性动脉造影可以明确栓塞部位，有助于诊断。

（3）急性麻痹性肠梗阻：常由于急性弥漫性腹膜炎、腹膜后血肿或感染、腹部大手术、脓毒血症或全身性代谢紊乱等引起，为肠道运动障碍性疾病。主要表现为高度的肠胀气，腹部绞痛少见。腹部平片可见肠管扩张，肠壁变薄。该病若能去除病因，可较快恢复，预后较好。

（六）治疗

急性小肠假性梗阻的治疗原则是解除梗阻病因，恢复肠道动力，使肠内容物正常运行；积极补液，纠正水电解质失衡；应用抗生素防治各种感染。应根据病情选择具体的治疗方案。

1. 一般治疗　对于诊断明确而无严重并发症者通常采用内科保守治疗，包括胃肠减压、禁饮食、补充有效循环血量、纠正水电解质平衡紊乱、营养支持及治疗原发病。停用能引起或加重本病的药物，如麻醉剂、泻药、三环类抗抑郁药、抗胆碱类药等。可指导患者不断更换体位，定期采取俯卧位，以利于肠内气体排出。

2. 药物治疗　目前应用的治疗小肠假性梗阻的药物疗效尚缺乏循证医学证实。主要的几种药物包括胆碱酯酶抑制药、5－羟色胺受体激动药、胃动素受体激动药、毒蕈碱受体激动药、亲神经物质、一氧化氮合成酶抑制药和生长抑素类似物。急性小肠假性梗阻的患者，因长期低营养状态，致机体抵抗力较低，肠内的细菌繁殖过度，发生细菌移位，引起菌群失调。可应用抗生素防治感染。

3. 其他治疗

（1）结肠镜减压治疗：结肠镜减压是一种安全而有效的治疗方法。但应首先排除炎症性肠病所致的中毒性巨结肠，并由有经验的医师进行。治疗前可先用生理盐水谨慎灌肠，以便于肠腔的观察和吸引减压。治疗后应立即行腹部立位和侧卧位平片检查，了解有无肠穿孔发生。

（2）手术治疗：剖腹探查的指征包括：①内科保守及结肠镜减压治疗无效；②临床体征提示即将或已经发生肠穿孔（出现腹膜炎体征或盲肠直径 $>12cm$ 或腹腔内出现游离气体）。若术中确诊有肠管坏死或穿孔，可行肠切除术。

（3）硬膜外麻醉：如已有肠穿孔征象，则不宜再使用此法。

（七）预后

本病死亡率为25%～30%，若发生肠穿孔，则死亡率更高。

二、慢性小肠假性梗阻

慢性小肠假性梗阻（chronic intestinal pseudo－obstruction，CIP）系指一组以慢性肠梗阻为主要表现，但无机械性肠梗阻的证据的临床综合征，它是由于胃肠道缺乏有效的推动力所致，属胃肠道神经肌肉病。

（一）流行病学

CIP可出现在任何年龄，女性多于男性。内脏异常可发生于任何年龄，与病因有关。如同时侵犯泌尿系统，出现泌尿道的症状；发育异常多见于婴儿或儿童；而退行性病变则出现较晚。

（二）病因和发病机制

Weiss于1939年首先报告在一个家族内发现了本病。CIP病变可累及整个胃肠道和其他脏器肌肉，如膀胱，但主要是小肠。CIP的病变基础在于肠道平滑肌发育不全或衰退和/或自主神经功能障碍，使小肠动力低下或紊乱，引起慢性肠管扩张而无内分泌系统异常。CIP可分为原发性和继发性两组。

1. 慢性原发性小肠假性梗阻　通常无明显诱因，起病突然，病因尚不明确，常有内脏肌病和内脏神经病变。原发性CIP具有明显的遗传倾向，分为家族性和非家族性两类。前者约占3%，多为常染色体隐性或显性遗传。后者多为散发。

2. 慢性继发性小肠假性梗阻　继发性CIP多见，其病因达数十种，常继发于其他疾患。

（1）内脏平滑肌病：进行性系统性硬化、系统性红斑狼疮、皮肌炎、进行性肌萎缩、肌营养不良、线粒体肌病、淀粉样变、弥漫性淋巴滤泡样浸润、放射性损伤、Ehlers－Danlos综合征等可引发继发性小肠平滑肌病变。其组织学特征为小肠固有层肌肉的退行性变和纤维化，而空泡样变性少见。

（2）神经系统疾病：帕金森病、脊髓横断、脑干肿瘤、神经元核内包涵体病、多发性硬化症等可致肠道及肠外神经系统中的胆碱能神经功能紊乱，引起CIP。

（3）小肠憩室病：小肠多发、弥漫性憩室常伴有肠道肌肉和神经病变，引起慢性小肠假性梗阻。

（4）其他疾病：内分泌病（甲亢或甲减、糖尿病、嗜铬细胞瘤）、结缔组织病（进行性系统性硬化症早期、淀粉样变性）、药物（抗帕金森病药、酚噻嗪、三环类抗抑郁药、麻醉药、长春新碱等）、恶性肿瘤、手术后等。

（三）临床表现

（1）症状：慢性小肠假性梗阻主要表现为腹痛、腹泻、呕吐、便秘和腹泻等肠梗阻症状，有的表现为腹泻与便秘交替发生，多为反复发作性或持续发作性。腹部疼痛可能与肠腔胀气及平滑肌痉挛或内脏高敏性有关，程度轻重不等。腹胀程度差异很大，主要取决于病变的性质、部位和程度，重度腹胀者常难以忍受，腹部明显膨隆。

CIP 主要在小肠者多发生细菌过度生长及停滞襻综合征，引起脂肪痢和腹泻。侵犯结肠时，则结肠明显扩张，发生顽固性便秘。十二指肠、胃及食管亦可累及，产生胃轻瘫、吞咽困难、胸痛等症状。

由于病程较长，且常反复发作，长期腹胀、便秘等可致水电解质及酸碱平衡紊乱、营养吸收障碍，出现食欲下降、体重减轻、营养不良等。

（2）体征：体检常见有恶病质和腹胀。腹部膨隆，小肠受侵为主者，通常在中腹有振水音，胃受累者则多在左上腹部。叩诊呈高度鼓音。听诊肠鸣音低下或消失，偶有肠鸣音亢进，但无气过水声及金属样高调肠鸣音。

（四）实验室检查及特殊检查

（1）实验室检查：实验室检查异常多反映吸收不良和营养不良的严重程度。腹泻患者可发生脂肪泻，继发小肠细菌过度增生。有的患者存在维生素 B_{12} 吸收不良，可做小肠活检，明确有无黏膜损害。

（2）影像学检查：本病影像学表现类似麻痹性或机械性肠梗阻。当疑及肠梗阻时，可行全消化道钡餐透视，检查胃肠道有无机械性肠梗阻的证据，如能确认多个部位异常，更有利于本病的诊断。对于便秘的患者，应在清肠后，根据情况选择适当的检查方法，以免导致粪便嵌塞。CIP 的影像学表现与病变受累的部位相关，且可能对病变的性质有提示作用。内脏肌病主要特征是结肠增宽增长，缺少结肠袋；内脏神经病的特点是平滑肌收缩不协调，转运迟缓。

（3）肠道动力学检查：小肠动力学检查显示小肠动力低下或紊乱。

（4）其他检查：内镜检查、病理学检查有助于诊断。

（五）诊断和鉴别诊断

CIP 诊断较困难。对于有肠梗阻的临床表现、辅助检查，并排除机械性肠梗阻者方能诊断。

CIP 主要与机械性肠梗阻相鉴别：

（1）机械性肠梗阻：因 CIP 与机械性肠梗阻两者临床表现及腹部 X 线检查相似，但二者的治疗方法完全不同，故必须排除机械性肠梗阻。机械性肠梗阻多能找到梗阻的病因，如肿瘤、寄生虫、外压等。

（2）麻痹性肠梗阻：根据临床症状、体征、辅助检查及病情变化可以鉴别。

（3）血运性肠梗阻：多是由肠系膜上动脉血栓形成或来自心脏的栓子所致。起病急，发展快，初期腹部绞痛明显，腹部平片及选择性动脉造影有助于诊断。

（六）治疗

CIP 的诊断确定后，应区分原发性和继发性，对于继发性 CIP 应明确病因，治疗原发病。一般以对症支持治疗为主，辅以促胃肠动力药，恢复肠动力。

1. 一般治疗　急性发作期，应禁饮食、静脉输液支持，纠正水电解质失衡；非急性期，可进低糖、低脂、低纤维饮食，此外还需补充维生素、微量元素。对于重症患者，可行胃肠造瘘饲管或全胃肠外营养。

2. 药物治疗

（1）促胃肠动力药：在排除机械性肠梗阻的情况下，可应用促胃肠动力药，改善肠道动力。

西沙必利：其作用机制在于选择性地作用于胃肠道 5 - HT 受体，使肌间神经末梢释放乙酰胆碱，加强肠壁收缩力，提高传输速度。近年发现西沙必利存在心脏不良反应，其广泛应用受到限制。

莫沙必利：是新一代 5 - HT 受体激动药，克服了西沙必利在心血管系统的不良反应，且不受进食的影响，目前临床上应用较多。

替加色罗：是 5 - HT 受体部分激动药，与西沙必利类似，具有促进胃排空和增加消化道动力作用，但没有心脏毒性。对于肠易激综合征亦有效。

红霉素：最新的研究表明，低于抗感染剂量的红霉素具有胃动素样作用，直接作用于胃肠道平滑肌，从而产生收缩效应，促进胃肠蠕动。

（2）抗生素：CIP 多伴有肠道内细菌过度生长，可适当给予抗生素抑制细菌生长，减轻腹胀、腹泻，如环丙沙星，甲硝唑等。但对有严重梗阻症状或便秘的患者抗生素应禁用。调节肠道菌群的制剂亦可应用，如思连康、整肠生等。

（3）生长抑素：大剂量生长抑素类似物可减轻腹泻，而小剂量则能引发 MMC，促进肠蠕动，同时抑制细菌生长。因其抑制胆囊排空，故不宜长期应用。

3. 其他治疗　食管受累患者如症状似贲门失弛缓症，可行球囊扩张治疗；腹胀明显者，可予结肠镜减压治疗，减压后应行腹部立位平位片，防止发生肠穿孔。其他方法还有硬膜外麻醉等。必要时采用手术治疗。

（七）预后

原发性 CIP 因目前缺乏有效的治疗方法，预后差，死亡率较高。继发性 CIP 明确病因后，通过病因治疗及支持对症治疗后，症状可明显减轻或消失，预后较好。儿童 CIP 死亡率高，预后极差。

（梁旭阳）

第三节　小肠菌群紊乱

一、小肠菌群过度生长综合征

小肠菌群过度生长综合征（enteric bacterial over - growth syndrome，EBOS）系指由于近端小肠内细菌数目增加而引起消化吸收障碍的一种疾病。因本病多发生于空肠憩室、狭窄及外科所致的盲襻，过去亦称盲襻综合征、小肠淤滞综合征或淤积襻综合征。临床主要表现为慢性腹泻和小肠吸收不良。

（一）流行病学

目前本病尚缺乏完整的流行病学资料。

（二）病因和发病机制

正常人的小肠近端常是无菌的，这是因为胃及小肠内存在调控正常菌群分布的机制，如胃酸、胆汁和胰液的杀菌作用、胃肠黏膜的正常保护机制、肠内细菌之间的生存竞争机制及回盲瓣的解剖学作用等均可抑制细菌过度生长。如果上述因素发生改变，则可导致小肠内细菌过度生长。小肠憩室、小肠远端狭窄及小肠结肠瘘等小肠结构异常亦是小肠菌群过度生长的原因之一。某些引起小肠动力障碍的疾病也可引起小肠细菌过度生长，如假性肠梗阻、糖尿病、系统性硬化症、淀粉样变性等。

（三）临床表现

临床上多以腹泻、吸收不良、低蛋白血症为首发症状。腹泻可为脂肪泻或水样泻，多伴腹胀、腹痛。其他症状还有消瘦、水肿、贫血、毛发脱落、夜盲、黏膜出血及低钙血症等。

（四）实验室检查及特殊检查

（1）实验室检查：血常规可有贫血，多为巨细胞性贫血。人血白蛋白、胆固醇、三酰甘油、微量元素及矿物质等均可降低。口服柳氮磺胺吡啶或多巴胺，经肠内细菌分解为磺胺吡啶或间羟苯乙酸，尿中可查见这两种物质增多。

（2）呼气试验：患者口服某种药物后，该物质可在肠道内由细菌分解，其产物由口中呼出。通过测定分解产物的含量可间接判断肠内细菌的数量。

（3）小肠液检查：该检查是小肠菌群过度生长综合征的最直接最可靠的一种诊断方法，可明确细胞内感染的情况，通过小肠插管从肠管中吸出小肠液进行细菌学检查，并可测定间接胆汁酸和挥发性脂肪酸，有助于小肠菌群过度生长的判断。

（4）其他检查：消化道钡餐透视及小肠活组织检查亦有助于诊断。

（五）诊断和鉴别诊断

对于有胃肠手术史、胃酸缺乏、糖尿病、硬皮病等病史的患者，如出现脂肪泻、吸收不良、贫血、低蛋白血症、体重减轻等症状时即应怀疑本病。进一步行相关辅助检查，可做出初步诊断。本病需与菌群失调、小肠吸收不良综合征、短肠综合征等相鉴别。

（六）治疗

小肠细菌过度生长综合征的治疗原则：①积极消除病因，纠正可能存在的结构或生理异常；②纠正营养缺乏；③应用抗生素抑制细菌过度生长。

1. 一般治疗　存在小肠结构异常者，如肠瘘、小肠憩室可行手术治疗，恢复小肠正常功能。饮食上以高蛋白、高热量、低脂肪食物为宜，少量多餐，同时注意维生素、微量元素及矿物质的补充。必要时可行全胃肠外营养（TPN）。

2. 药物治疗

（1）抗菌药物：对小肠内过度生长的细菌，原则上选用敏感性高、不良反应小、抗菌谱广、对需氧菌和厌氧菌都有效的抗生素，如头孢菌素、青霉素、甲硝唑、左氧氟沙星等。疗程为7～10d。

（2）促胃肠动力药：促胃肠动力药可有助于肠道细菌的清除，如甲氧氯普胺、莫沙必利等。对于常规的促胃肠动力药物效果不明显时，可应用奥曲肽及其类似物，50μg，睡前注射，每天1次。

（3）微生态制剂：微生态制剂是一类活的细菌制剂，对肠道菌群失调引起的腹泻有较好疗效，如金双歧、培菲康、整肠生、米雅BM等。一般不宜与抗生素同时服用。

（七）预后

本病经有效抗生素治疗后，预后较好。

二、抗生素相关性小肠炎

抗生素相关性小肠炎，亦称假膜性肠炎（pseudomembranous colonitis 或 enteronitis）是一种主要发生于结肠、小肠，也可累及的急性肠黏膜纤维素渗出性炎症，黏膜表面有假膜形成。临床上常发生于应用抗生素治疗之后。现已有证据表明，抗生素相关性小肠炎的病原体是艰难梭菌。

（一）流行病学

本病尚无详细流行病学资料可查。

（二）病因和发病机制

本病的致病菌是艰难梭菌，该菌为革兰阳性菌，其产生的肠毒素是主要的致病因子，引起局部肠黏膜血管通透性增加，炎性细胞浸润、出血和坏死，黏液分泌增加。

随着近年来抗生素应用越来越广泛，抗生素相关性肠炎的发生也相应增加，其机制可能为：①对肠道黏膜的直接刺激和损害，引起肠黏膜充血、水肿、糜烂、出血和坏死，发生的部位主要在十二指肠；②抗生素：如林可霉素、阿莫西林、第3代头孢菌素等的不合理应用，使肠道正常微生物的生长受到抑制，而使另一些微生物，特别是艰难梭菌过度增殖，最终导致肠道菌群失调。艰难梭菌产生肠毒素，引起一系列的病理生理改变而致病；③抗生素尚可引起血管和凝血功能的改变，继而造成肠道黏膜异常。

（三）临床表现

一般发生于50岁以上人群，女性多于男性。发病急，患者多有胃肠手术或其他严重疾患病史，并有长期或近期应用抗生素史。

本病最主要的症状是腹泻，90%～95%为水样便，程度和次数不等，多者10～20次/日，少者可1～2次/日。轻者可于停用抗生素后自愈，重者粪便中可见斑片状或管状假膜排出。多有下腹部疼痛，可为钝痛、绞痛或胀痛，伴腹胀、恶心等。腹部可有压痛、反跳痛和腹肌紧张，易误诊为急腹症。部分患者可出现毒血症症状，如发热、谵妄、低血压、休克，年老体弱者常常发生脱水、电解质酸碱平衡紊乱等。

（四）实验室检查及特殊检查

（1）实验室检查：血常规显示周围血白细胞升高，多在 20×10^9 以中性粒细胞为主。大便常规可见脓细胞和白细胞，潜血实验呈阳性，但肉眼血便少见。疑诊病例应至少送两份大便标本，进行艰难梭菌的培养，毒素鉴定为致病菌可确诊。

（2）内镜检查：内镜检查能直接明确病变的性质、范围和程度。急性期内镜检查应注意预防肠黏膜出血和穿孔，动作应轻柔、谨慎小心。抗生素相关性肠炎内镜下表现为肠壁充血水肿、糜烂，黏膜表面坏死、斑点状或地图状假膜形成，不易脱落，部分假膜脱落后可形成浅表溃疡。

（3）活组织检查：可见肠黏膜上黏液附着，炎症区有炎性细胞浸润、出血和坏死。伪膜由纤维素样物质、坏死细胞、多核白细胞及细菌菌落组成。血管腔内可见血栓形成。

（4）影像学检查：腹部平片可见无特殊发现，部分可见肠扩张、积气，由于结肠增厚水肿，可出现广泛而显著的指印征。气钡灌肠双重对比造影有助于诊断，但可加重病情，有发生肠穿孔的危险，故一般不主张施行。

（五）诊断和鉴别诊断

根据胃肠手术及抗生素应用的病史，临床上出现腹泻、腹痛、发热等症状，结合实验室和辅助检查，可做出初步诊断。本病需与溃疡性结肠炎、克罗恩病、艾滋病性肠炎及真菌性肠炎等相鉴别。

（六）治疗

抗生素相关性肠炎的治疗包括停用相关抗生素，给予支持对症治疗，促进肠道正常菌群生长，应用抗艰难梭菌药物治疗。

1. 一般治疗　立即停用相关抗菌药物，同时避免应用抑制肠蠕动的药物，减少毒素的吸收。加强支持对症治疗，给予静脉营养支持，纠正水电解质失衡。

2. 药物治疗　对于中、重度病例，应给予抗艰难梭菌抗生素治疗。本病首选万古霉素或甲硝唑。万古霉素或去甲万古霉素，1.0 ~2.0g/d，口服。甲硝唑每次 0.25 ~0.5g，每日 3 ~4 次，口服，疗程均为 7 ~10d，大多数患者治疗反应良好。杆菌肽，亦可用于本病，25 000U，4 次/天，口服 7 ~10d。应用微生态制剂可恢复肠道正常菌群，如金双歧、乳酸杆菌片、培菲康等。

3. 其他治疗　对于内科保守治疗无效或出现严重并发症，如肠梗阻、中毒性巨结肠、肠穿孔时，应考虑行手术治疗。

（七）预后

大多数病例经治疗后可获痊愈，轻症病例在停用相关抗生素后，有的可自愈，个别患者经治疗后仍可再度发生腹泻。重症病例，如出现严重并发症如肠梗阻、肠穿孔时，病死率可达 16% ~22%。

（梁旭阳）

第六章

大肠疾病

第一节 肠易激综合征

肠易激综合征（Irritable bowel syndrome，IBS）为一种与胃肠功能改变有关，以慢性或复发性腹痛、腹泻、排便习惯和大便性状异常为主要症状而又缺乏胃肠道结构或生化异常的综合征，常与胃肠道其他功能性疾病如胃食管反流性疾病和功能性消化不良同时存在。临床上根据其症状可分为：①腹泻型；②便秘型；③腹泻－腹胀型；④腹泻－便秘交替型。以前两种为主。

一、流行病学

IBS在世界各地的发病率差别很大。据西方统计，IBS占成年人群的14%～22%，男女比例1：1.1～1：2.6，其中只有50%的IBS患者就医。另有资料显示欧美人群的患病率约为7.1%～13.6%。在我国的发病率为0.8%～5.6%，18～30岁是高发病人群，目前认为与学习和工作压力过大、生活节奏过快有关，50岁以上发病率减少。其发病普遍女性多于男性；白种人发病高于有色人种，犹太人高于非犹太人。学生、知识分子和领导干部高于工人、农民，城市患者明显多于农村。

二、病因和发病机制

病因尚不明确，与精神神经因素、肠道刺激因素包括食物、药物、微生物（贺氏杆菌等）等有关。目前认为，IBS的病理生理学基础主要是胃肠动力学异常和内脏感觉异常，肠道感染后和精神心理障碍是IBS发病的重要因素。

（1）胃肠动力学异常：最近一些研究显示IBS患者结肠电慢波及小肠电慢波与正常人无显著差异，结肠电慢波主频率为3～5周次/min，小肠电慢波主频率为9～12周次/分。但是对IBS患者的肛门直肠测压结果显示IBS患者的直肠运动和压力有异常改变。腹泻型IBS（D－IBS）患者的直肠肛管静息压和最大缩榨压升高，便秘型IBS（G－IBS）患者的最大缩榨压降低，为IBS直肠动力异常提供了新的依据。

（2）内脏感知异常：IBS患者除腹泻便秘症状外同时可伴有腹痛及腹部不适，单纯用胃肠动力异常解释不了。IBS患者的结肠肌肉在轻微的刺激下就会发生痉挛，结肠敏感性以及反应性均比正常人高。

（3）精神因素：心理应激对胃肠运动有明显影响。大量调查表明，IBS患者存在个性异常，焦虑、抑郁积分显著高于正常人，应激事件发生频率亦高于正常人。

（4）分泌异常：IBS患者小肠黏膜对刺激性物质的分泌反应增强，结肠黏膜分泌黏液增多。

（5）感染：愈来愈多的研究提示部分患者IBS症状发生于肠道感染治愈之后，其发病与感染的严重性与应用抗生素的时间有一定相关性。

（6）脑－肠作用：近年来，对IBS更多的关注在脑肠轴研究方面，IBS的发病机制是否与肠神经系统或中枢神经系统的生理或生化异常有关，有报道C－IBS患者肠壁内一氧化氮能神经成分增加，D－IBS患者减少；最近更发现感染后肠道肌层神经节数量减少，内分泌细胞增多，这种变化持续1年以上，并引起IBS的一系列症状。精神心理因素在IBS发病机制中的作用也被认为是IBS脑－肠作用机制的证据之一。

（7）其他：约1/3患者对某些食物不耐受而诱发症状加重。

三、临床表现

（一）肠道症状

（1）腹痛、腹部不适：常沿肠管有不适感或腹痛，可发展为绞痛，持续数分钟或数小时，排气排便后可缓解。腹痛可为局限性或弥散性，多位于左侧腹部，以左下腹为重，无反射痛，患者多难以准确定位腹痛部位。腹痛不进行性加重，睡眠时不发作。

（2）腹泻或不成形便：常于餐后，尤其是早餐后多次排便。亦可发生在其余时间，但不发生在夜间。大便最多可达10次以上。腹泻或不成形便与正常便或便秘相交替。

（3）便秘：每周排便1～2次，偶尔10余天1次。早期多间断性，后期可持续性而需服用泻药。

（4）排便过程异常：患者常出现排便困难、排便不尽感或便急等症状。

（5）黏液便：大便常常带有少量黏液，偶尔有大量黏液或者黏液管型排出。

（6）腹胀：肠道气体有3个可能的来源：①进食或嗝逆时吞入的气体。②肠道细菌产气，IBS患者特殊的肠道菌群增多。③结肠黏膜吸收减少。腹胀白天明显，夜间睡眠后减轻，一般腹围不增大。

（7）非结肠性胃肠道症状：包括消化不良、上腹烧灼样痛、胃灼热症、恶心呕吐等症状。

（二）肠外症状

纤维肌痛综合征、非心源性胸痛、腰背痛、慢性疲劳综合征、痛经、尿频或排尿困难、性交困难、偏头痛等，特别是泌尿功能失调表现较突出，可用于支持诊断。以上症状出现或者加重与精神因素和一些应激状态有关。

（三）体征

胃肠和乙状结肠常可触及，盲肠多呈充气肠管样感觉；乙状结肠常呈条样痉挛肠管或触及粪便。所触肠管可有轻度压痛，但压痛不固定，持续压迫时疼痛消失，部分患者肛门指检有痛感，且有括约肌张力增高的感觉。行肠镜检查时，患者对注气反应敏感，肠道极易痉挛而影响操作。在体查时，患者由于迷走神经紧张性增强而有乏力、多汗、失眠、脉快、血压升高等自主神经功能紊乱的表现。

四、辅助检查

（一）实验室检查

粪便呈水样便、软便或硬结，可有黏液，无其他异常。

（二）X线钡剂灌肠检查

常无异常发现，少数病例因肠管痉挛出现“线征”，其他无特异性的表现，也有结肠袋加深或增多等。

（三）乙状结肠镜、纤维结肠镜检查

肉眼观察黏膜无异常，活检也无异常，但在插镜时可引起痉挛、疼痛，或在充气时引起疼痛，如疑有脾区综合征，也可在检查时慢慢注入100～200ml气体，然后迅速将镜拔出，嘱患者坐起，在5～10min后可出现左上腹痛，向左肩反射，这可作为脾区综合征的指标。

（四）测压检查

（1）肛管直肠测压：常见的方法有气囊法、导管灌注法和固态压力传感器法。目前临床应用较普遍的是Arndofer系统导管灌注法。

（2）结肠测压：这是目前应用最多的检测结肠运动功能的方法，可以采用液体灌注导管体外传感器法和腔内微型压力传感器法及气囊法进行检测，以前者最为常用。

（五）其他相关检查

（1）结肠转运试验：这是检验结肠动力异常第1线检查方法，通过将不被肠道吸收的物质引入到结肠内，随着结肠的蠕动而向前传送，在体外连续监测整个过程，计算局部或整段结肠通过时间，以评估结肠的运转和排空功能是否异常。

（2）结肠肌电图：这是间接反应结肠运动状况的功能性检查手段。因此在IBS患者的应用中需与结肠运转试验、直肠测压等检查方法配合。

（3）功能性脑成像：包括正电子体层扫描术（PET）和功能性磁共振成像技术（fMRI）。

（4）超声检查：由于IBS多发于女性，容易产生骨盆痛，可经阴道超声检查乙状结肠支持诊断IBS，这是新的IBS诊断方法。

五、治疗

治疗IBS应在以下前提下进行：①确诊；②患者诊疗程序的考虑；③药物与安慰剂均须经过严格的评估；④应用食物纤维；⑤持续照料；⑥分级治疗。

（一）心理治疗

心理学因素在本病发病中十分重要，且常是促使患者就诊的直接原因。亲切询问患者，可使问诊进入患者的生活，而为治疗提供重要线索。瑞典一项研究表明，心理治疗8个月后，患者的症状、躯体病态、心理状况的改善较对照组明显，且疗效可持续1年以上。而这种心理治疗无须特殊条件和心理医生的参与。可选用地西泮10mg 3次/d，或多虑平25mg 3次/d。

（二）调整食物中纤维素的含量

使用富含纤维类的食物治疗便秘应予重视。结合我国具体状况，市售燕麦片具有降脂、营养与促进肠蠕动的作用；水果中的香蕉、无花果，特别是猕猴桃富含维生素C，也有通便作用，亦可食用黑面包，杂粮面包，均应足量方有效。

（三）药物治疗

能治疗本病的药物很多，但总的说来并无过硬的证据证实任何药物在IBS总体治疗中有效。根据临床经验，一些药物在缓解患者各种症状、提高生活质量上有所裨益，主要是根据症状来选择药物，并尽量做到个体化。

（1）解痉药品：抗胆碱能药物：如阿托品0.3mg 3~4次/d治疗以腹痛为突出症状者，有时也引起腹胀加重。钙通道阻滞剂：如匹维溴胺40mg 3次/d。选择性作用于胃肠道，可解除胃肠道平滑肌的痉挛，减弱结肠张力，对腹痛、腹泻、排便不畅、便急、排便不尽感和由于痉挛引起的便秘有效。吗啡衍生物：如曲美布汀，可松弛平滑肌，解痉止痛。

（2）胃肠动力相关性药物：西沙必利5~10mg 3次/d通过对5-HT_4受体的激动增加肌间神经丛后纤维的乙酰胆碱释放，对全胃肠道动力起促进作用，对便秘型IBS治疗有效。红霉素强效衍生物，可能有类似西沙必利促动力作用。洛派丁胺又名易蒙停，此药作用于肠壁的阿片受体，阻止乙酰胆碱与前列腺素的释放，故不仅减缓肠蠕动，减少小肠的分泌，还增强肛门括约肌的张力，且不透过血脑屏障，如非假性腹泻，此药不会造成反应性便秘。成人开始剂量为2粒，5岁以上儿童为1粒，以后调节维持量至每日解便1~2次即可。此药不宜用于5岁以下的儿童。一旦发生便秘、腹胀甚至不全性肠梗阻，应立即停药。对腹泻型IBS有效。

（3）激素和胃肠肽制剂：如生长抑素、CCK拮抗剂、5-HT受体拮抗剂等正在研究中，有报道可减慢运动、减轻疼痛等。

（4）消除胃肠胀气剂：如二甲基硅油和活性炭，可吸收气体，减轻肠胀气，大豆酶可有助于寡糖的吸收，减少某些糖类产气。

（5）泻药：以便秘为主要症状的IBS患者，不主张用刺激性泻剂（如酚酞类、大黄、番泻叶等），因刺激肠道运动可加重便前腹痛，久用则肠道自主运动功能减弱，反而使便秘加重。高渗性泻药（如山梨醇、乳果糖）可加重腹胀。可选用液状石腊等润滑性泻剂以及中药麻仁丸、四物汤治疗。另吸附性止泻药思密达，具有双八面体蒙脱石组成的层状结构，有广阔的吸附面，可以吸附水分及致病菌并能提高肠道黏膜保护力，促进其修复，还能调整结肠运动功能，降低其敏感性，适用于腹泻伴腹胀患者，常用量为3g，3 次/d。

（6）双歧因子：部分 IBS 患者存在肠道菌群紊乱，补充肠道主菌群的双歧杆菌，有时能收到好的疗效。对于腹泻型有一定疗效。

（7）精神药物：对有抑郁、精神紧张、焦虑等精神因素者，可给予三环类抗抑郁药（tricyclic antidepressant，TCA），即使腹痛不明显，合用此类药物也有好处。如阿米替林 25mg，睡前一次，每隔 4~5d 逐渐增加剂量直至出现疗效，一般很少超过 100mg，此药可出现抗胆碱能或镇静的不良反应，严重心脏病、高血压、前列腺肥大、青光眼患者禁用。TCA 药物由于不良反应较多，可选择使用选择性 5-羟色胺再摄取抑制剂（SSRI），代表药为盐酸氟西丁，商品名为百忧解，不良反应小。

（8）中医治疗：可以选择一些中药辨证治疗。

六、预后

IBS 不是致命性疾病，但是会严重降低患者的生活质量，需积极治疗。

（张　冰）

第二节　溃疡性结肠炎

溃疡性结肠炎（ulcerative colitis，UC）是一种慢性非特异性的结肠炎症性疾病。病变主要累及结肠的黏膜层及黏膜下层。临床表现以腹泻、黏液脓血便、腹痛和里急后重为主，病情轻重不一，呈反复发作的慢性过程。

一、流行病学

该病是世界范围的疾病，但以西方国家更多见，亚洲及非洲相对少见。不过，近年我国本病的发病率呈上升趋势。该病可见于任何年龄，但以 20~30 岁最多见，男性稍多于女性。

二、病因及发病机制

该病病因及发病机制至今仍不清楚，可能与下列因素有关：

1. 环境因素　该病在西方发达国家发病率较高，而亚洲和非洲等不发达地区发病率相对较低；在我国，随着经济的发展，生活水平的提高，该病也呈逐年上升趋势，这一现象提示环境因素的变化在 UC 发病中起着重要作用。其可能的解释是：生活水平的提高及环境条件的改善，使机体暴露于各种致病原的机会减少，致使婴幼儿期肠道免疫系统未受到足够的致病原刺激，以至于成年后针对各种致病原不能产生有效的免疫应答。此外，使用非甾体抗炎药物，口服避孕药等均可促进 UC 的发生；相反，母乳喂养、幼年期寄生虫感染、吸烟和阑尾切除等均能不同程度降低 UC 的发病率。这些均提示环境因素与 UC 的发生发展有关。

2. 遗传因素　本病发病呈明显的种族差异和家庭聚集性。白种人发病率高，黑人、拉丁美洲人及亚洲人发病率相对较低，而犹太人发生 UC 的危险性最高。在家庭聚集性方面，文献报道 29% 的 UC 患者有阳性家族史，且患者一级亲属发病率显著高于普通人群。单卵双胎共患 UC 的一致性也支持遗传因素的发病作用。近年来遗传标记物的研究，如抗中性粒细胞胞质抗体（anti-neutrophil cytoplasmic antibodies，p-ANCA）在 UC 中检出率高达 80%，更进一步说明该病具有遗传倾向。不过该病不属于典型的孟德尔遗传病，而更可能是多基因遗传病。近年对炎症性肠病易感基因位点定位研究证实：位于 16 号染色体上的 CARD 15/NOD_2 基因与克罗恩病的发病有关，而与 UC 的发病关系不大，提示遗传因素对炎症性肠病的影响，在克罗恩病中较 UC 中更为明显。

3. 感染因素　微生物感染在UC发病中的作用长期受到人们的关注，但至今并未发现与UC发病直接相关的特异性病原微生物的存在。不过，近年动物实验发现大多数实验动物在肠道无菌的条件下不会发生结肠炎，提示肠道细菌是UC发病的重要因素。临床上使用抗生素治疗UC有一定疗效也提示病原微生物感染可能是UC的病因之一。

4. 免疫因素　肠道黏膜免疫反应的异常目前被公认为在UC发病中起着十分重要的作用，包括炎症介质、细胞因子及免疫调节等多方面。其中，各种细胞因子参与的免疫反应和炎症过程是目前关于其发病机制的研究热点。人们将细胞因子分为促炎细胞因子（如IL-1、IL-6、TNF-α等）和抗炎细胞因子（如IL-4、IL-10等）。这些细胞因子相互作用形成细胞因子网络参与肠黏膜的免疫反应和炎症过程。其中某些关键因子，如IL-1、TNF-α的促炎作用已初步阐明。近年采用抗TNF-α单克隆抗体（infliximab）治疗炎症性肠病取得良好疗效更进一步证明细胞因子在UC发病中起着重要作用。参与UC发病的炎症介质主要包括前列腺素、一氧化氮、组胺等，在肠黏膜损伤时通过环氧化酶和脂氧化酶途径产生，与细胞因子相互影响形成更为复杂的网络，这是导致UC肠黏膜多种病理改变的基础。在免疫调节方面，T细胞亚群的数量和类型的改变也起着重要的作用，Th1/Th2比例的失衡可能是导致上述促炎因子的增加和抗炎因子下降的关键因素，初步研究已证实UC的发生与Th2免疫反应的异常密切相关。图6-1概括了目前对UC病因及发病机制的初步认识。

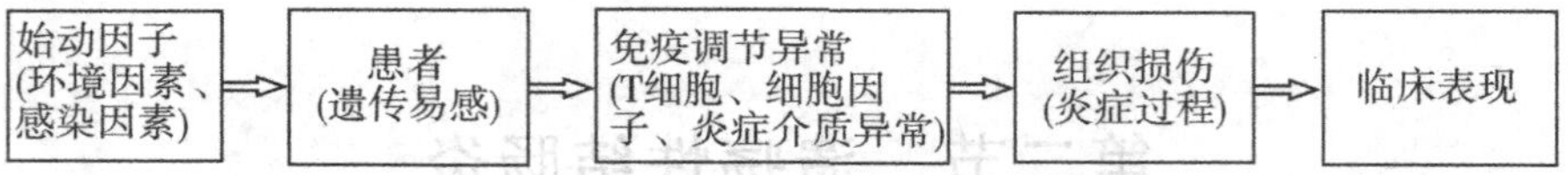

图6-1　UC病因及发病机制

三、病理

病变可累及全结肠，但多始于直肠和乙状结肠，渐向近端呈连续性、弥漫性发展及分布。

1. 大体病理　活动期UC的特点是：①连续性弥漫性的慢性炎症，病变部位黏膜充血、水肿、出血，呈颗粒样改变；②溃疡形成，多为浅溃疡；③假息肉形成，并可形成黏膜桥。缓解期UC的特点为：黏膜明显萎缩变薄，色苍白，黏膜皱襞减少，甚至完全消失。

2. 组织病理学　活动期UC炎症主要位于黏膜层及黏膜下层，较少深达肌层，所以较少发生结肠穿孔、瘘管或腹腔脓肿等。最早的病变见于肠腺基底部的隐窝，有大量炎症细胞浸润，包括淋巴细胞、浆细胞、单核细胞等，形成隐窝脓肿（图6-2）。当数个隐窝脓肿融合破溃时，便形成糜烂及溃疡。在结肠炎症反复发作的慢性过程中，肠黏膜不断破坏和修复，导致肉芽增生及上皮再生，瘢痕形成，后期常形成假息肉。慢性期黏膜多萎缩，黏膜下层瘢痕化，结肠缩短或肠腔狭窄。少数患者可发生结肠癌变。

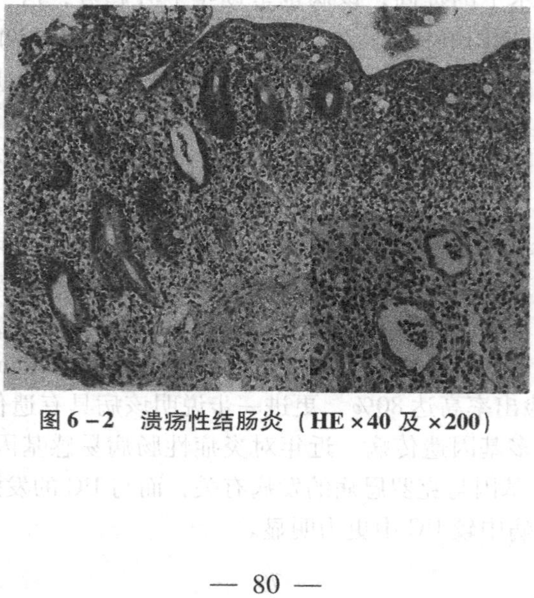

图6-2　溃疡性结肠炎（HE×40及×200）

四、临床表现

（一）症状和体征

多数起病缓慢，少数急性起病，病情轻重不等，病程呈慢性经过，表现为发作期与缓解期交替。

1. 消化系统症状　如下所述。

（1）腹泻：见于大多数患者，为最主要的症状。腹泻程度轻重不一，轻者每天排便3～4次，重者可达10～30次。粪质多呈糊状，含有血、脓和黏液，少数呈血水样便。当直肠受累时，可出现里急后重感。少数患者仅有便秘，或出现便秘、腹泻交替。

（2）腹痛：常有腹痛，一般为轻度至中度，多局限于左下腹或下腹部，亦可涉及全腹，为阵发性绞痛，有疼痛－便意－便后缓解的规律。

（3）其他症状：可有腹胀、厌食、嗳气、恶心和呕吐等症状。

2. 全身症状　中重型患者活动期常有低热或中度发热，重度患者可出现水、电解质平衡紊乱，贫血、低蛋白血症、体重下降等表现。

3. 体征　轻中型患者或缓解期患者大多无阳性体征，部分患者可有左下腹轻压痛，重型或暴发型患者可有腹部膨隆、腹肌紧张、压痛及反跳痛。此时若同时出现发热、脱水、心动过速及呕吐等应考虑中毒性巨结肠、肠穿孔等并发症。部分患者直肠指检可有触痛及指套带血。

4. 肠外表现　UC患者可出现肠外表现，常见的有骨关节病变、结节性红斑、皮肤病变、各种眼病、口腔复发性溃疡、原发性硬化性胆管炎、周围血管病变等。有时肠外表现比肠管症状先出现，常导致误诊。国外UC的肠外表现的发生率高于国内。

（二）临床分型与分期

1. 临床类型　如下所述。

（1）初发型：指无既往史的首次发作。

（2）慢性复发型：发作期与缓解期交替出现，此型临床上最多见。

（3）慢性持续型：症状持续存在，可有症状加重的急性发作。

（4）暴发型：少见，急性起病，病情重，血便每日10次以上，全身中毒症状明显，可伴中毒性巨结肠、肠穿孔、脓毒血症等。

上述各型可互相转化。

2. 严重程度　如下所述。

（1）轻度：腹泻每日4次以下，便血轻或无，无发热，脉搏加快或贫血，血沉正常。

（2）中度：介于轻度与重度之间。

（3）重度：腹泻每日6次以上，伴明显黏液血便，有发热（体温＞37.5℃），脉速（＞90次/分），血红蛋白下降（＜100g/L），血沉＞30mm/h。

3. 病情分期　分为活动期及缓解期。

4. 病变范围　分为直肠、乙状结肠、左半结肠（脾曲以远）、广泛结肠（脾曲以近）、全结肠。

（三）并发症

1. 中毒性巨结肠　见于暴发型或重度UC患者。病变多累及横结肠或全结肠，常因低钾、钡剂灌肠、使用抗胆碱能药物或阿片类制剂等因素而诱发。病情极为凶险，毒血症明显，常有脱水和电解质平衡紊乱，受累结肠大量充气致腹部膨隆，肠鸣音减弱或消失，常出现溃疡肠穿孔及急性腹膜炎。本并发症预后极差。

2. 结肠癌变　与UC病变的范围和时间长短有关，且恶性程度较高，预后较差。随着病程的延长，癌变率增加，其癌变率病程20年者为7%，病程35年者高达30%。

3. 其他并发症　有结肠息肉、肠腔狭窄和肠梗阻、结肠出血等症状。

五、实验室及其他检查

1. 血液检查　中重度 UC 常有贫血。活动期常有白细胞计数增高，血沉加快和 C 反应蛋白增高，血红蛋白下降多见于严重或病情持续病例。

2. 粪便检查　肉眼检查常见血、脓和黏液，显微镜下可见红细胞和白细胞。

3. 免疫学检查　文献报道，西方人血清抗中性粒细胞胞质抗体（p－ANCA）诊断 UC 的阳性率为 50%～70%，是诊断 UC 较特异的指标。不过对中国人的诊断价值尚需进一步证实。

4. 结肠镜检查　结肠镜检查可直接观察肠黏膜变化，取活检组织行病理检查并能确定病变范围，是诊断与鉴别诊断的最重要手段。但对急性期重度患者应暂缓检查，以防穿孔。活动期可见黏膜粗糙呈颗粒状，弥漫性充血、水肿、血管纹理模糊、易脆出血、糜烂或多发性浅溃疡，常覆有黄白色或血性分泌物。慢性病例可见假息肉及桥状黏膜、结肠袋变钝或消失、肠壁增厚，甚至肠腔狭窄。

5. X 线检查　在不宜或不能行结肠镜检查时，可考虑行 X 线钡剂灌肠检查。不过对重度或暴发型病例不宜做钡剂灌肠检查，以免加重病情或诱发中毒性巨结肠。X 线钡剂灌肠检查可见结肠黏膜紊乱，溃疡所致的管壁边缘毛刺状或锯齿状阴影，结肠袋形消失，肠壁变硬呈水管状，管腔狭窄，肠管缩短。低张气钡双重结肠造影则可更清晰地显示病变细节，有利于诊断。

六、诊断和鉴别诊断

（一）诊断

由于该病无特异性的改变，各种病因均可引起与该病相似的肠道炎症改变，故该病的诊断思路是：必须首先排除可能的有关疾病，如细菌性痢疾、阿米巴痢疾、慢性血吸虫病、肠结核等感染性结肠炎以及结肠克罗恩病、缺血性肠病、放射性肠炎等疾病，在此基础上才能做出本病的诊断。目前国内多采用 2007 年中华医学会消化病分会制定的 UC 诊断标准，具体如下：

1. 临床表现　有持续或反复发作的腹泻、黏液脓血便伴腹痛、里急后重和不同程度的全身症状，病程多在 4～6 周以上。可有关节、皮肤、眼、口和肝胆等肠外表现。

2. 结肠镜检查　病变多从直肠开始，呈连续性、弥漫性分布，表现为：①黏膜血管纹理模糊、紊乱或消失、充血、水肿、易脆、出血和脓性分泌物附着，亦常见黏膜粗糙，呈细颗粒状。②病变明显处可见弥漫性、多发性糜烂或溃疡。③缓解期患者可见结肠袋囊变浅、变钝或消失以及假息肉和桥形黏膜等。

3. 钡剂灌肠检查　①黏膜粗乱和（或）颗粒样改变。②肠管边缘呈锯齿状或毛刺样，肠壁有多发性小充盈缺损。③肠管短缩，袋囊消失呈铅管样。

4. 黏膜组织学检查　活动期和缓解期的表现不同。活动期：①固有膜内有弥漫性、慢性炎症细胞和中性粒细胞、嗜酸性粒细胞浸润。②隐窝有急性炎症细胞浸润，尤其是上皮细胞间有中性粒细胞浸润和隐窝炎，甚至形成隐窝脓肿，可有脓肿溃入固有膜。③隐窝上皮增生，杯状细胞减少。④可见黏膜表层糜烂、溃疡形成和肉芽组织增生。缓解期：①中性粒细胞消失，慢性炎症细胞减少。②隐窝大小、形态不规则，排列紊乱。③腺上皮与黏膜肌层间隙增宽。④Paneth 细胞化生。

可按下列标准诊断：①具有上述典型临床表现者为临床疑诊，安排进一步检查。②同时具备以上条件 1 和 2 或 3 项中任何一项，可拟诊为本病。③如再加上 4 项中病理检查的特征性表现，可以确诊。④初发病例、临床表现和结肠镜改变均不典型者，暂不诊断为 UC，需随访 3～6 个月，观察发作情况。⑤结肠镜检查发现的轻度慢性直结肠炎、乙状结肠炎不能等同于 UC，应观察病情变化，认真寻找病因。

（二）鉴别诊断

1. 急性感染性结肠炎　包括各种细菌感染，如痢疾杆菌、沙门菌、直肠杆菌、耶尔森菌、空肠弯曲菌等感染引起的结肠炎症。急性发作时发热、腹痛较明显，外周血白细胞增加，粪便检查可分离出致病菌，抗生素治疗有效，通常在 4 周内消散。

2. 阿米巴肠炎　病变主要侵犯右半结肠，也可累及左半结肠，结肠溃疡较深，边缘潜行，溃疡间黏膜多属正常。粪便或结肠镜取溃疡渗出物检查可找到溶组织阿米巴滋养体或包囊。血清抗阿米巴抗体阳性。抗阿米巴治疗有效。

3. 血吸虫病　有疫水接触史，常有肝脾大，粪便检查可见血吸虫卵，孵化毛蚴阳性。急性期直肠镜检查可见黏膜黄褐色颗粒，活检黏膜压片或组织病理学检查可见血吸虫卵。免疫学检查亦有助鉴别。

4. 结直肠癌　多见于中年以后，直肠指检常可触及肿块，结肠镜和X线钡剂灌肠检查对鉴别诊断有价值，活检可确诊。须注意UC也可引起结肠癌变。

5. 肠易激综合征　粪便可有黏液，但无脓血，镜检正常，结肠镜检查无器质性病变的证据。

6. 其他　出血坏死性肠炎、缺血性结肠炎、放射性肠炎、过敏性紫癜、胶原性结肠炎、白塞病、结肠息肉病、结肠憩室炎以及人类免疫缺陷病毒（HIV）感染合并的结肠炎应与本病鉴别。此外，应特别注意因下消化道症状行结肠镜检查发现的轻度直肠、乙状结肠炎，需认真检查病因，密切观察病情变化，不能轻易做出UC的诊断。

七、治疗

活动期的治疗目的是尽快控制炎症，缓解症状，缓解期应继续维持治疗，预防复发。

1. 营养治疗　饮食应以柔软、易消化、富营养少渣、足够热量、富含维生素为原则。牛乳和乳制品慎用，因部分患者发病可能与牛乳过敏或不耐受有关。对病情严重者应禁食，并予以完全肠外营养治疗。

2. 心理治疗　部分患者常有焦虑、抑郁等心理问题，积极的心理治疗是必要的。

3. 对症治疗　对腹痛、腹泻患者给予抗胆碱能药物止痛或地芬诺酯止泻时应特别慎重，因有诱发中毒性巨结肠的危险。对重度或暴发型病例，应及时纠正水、电解质平衡紊乱。贫血患者可考虑输血治疗。低蛋白血症患者可补充人血清蛋白。对于合并感染的患者，应给予抗生素治疗。

4. 药物治疗　氨基水杨酸类制剂、糖皮质激素和免疫抑制剂是常用于IBD治疗的三大类药物对病变位于直肠或乙状结肠者，可采用SASP、5-ASA及激素保留灌肠或栓剂治疗。

在进行UC治疗之前，必须认真排除各种“有因可查”的结肠炎，对UC做出正确的诊断是治疗的前提。根据病变部位、疾病的严重性及活动度，按照分级、分期、分段的原则选择治疗方案。活动期UC治疗方案的选择见表6-1。

表6-1　活动期UC药物治疗的选择

病期、严重程度	部位	药物与给药方式
轻中度	远端结肠炎	口服氨基水杨酸类制剂
		氨基水杨酸类制剂或糖皮质激素灌肠（栓剂）
	近端或广泛结肠炎	口服氨基水杨酸类制剂或糖皮质激素
重度	远端结肠炎	口服/静脉注射糖皮质激素或糖皮质激素灌肠
	近端或广泛结肠炎	口服/静脉注射糖皮质激素
暴发型	广泛结肠炎	静脉注射糖皮质激素或免疫抑制剂
糖皮质激素依赖或抵抗型		加用免疫抑制剂

5. 手术治疗　手术治疗的指征为：①大出血。②肠穿孔。③肠梗阻。④明确或高度怀疑癌变。⑤并发中毒性巨结肠经内科治疗无效。⑥长期内科治疗无效，对糖皮质激素抵抗或依赖的顽固性病例。手术方式常采用全结肠切除加回肠造瘘术。

6. 缓解期的治疗　除初发病例，轻度直肠、乙状结肠UC患者症状完全缓解后可停药观察外，所有UC患者完全缓解后均应继续维持治疗。维持治疗时间目前尚无定论，可能是3~5年或终身用药。糖皮质激素无维持治疗的效果，在症状缓解后应逐渐减量，过渡到氨基水杨酸制剂维持治疗。SASP和5-ASA的维持剂量一般为控制发作剂量的一半，并同时口服叶酸。免疫抑制剂用于SASP或5-ASA不能维持或糖皮质激素依赖的患者。

八、预后

初发轻度UC预后较好，但大部分患者反复发作，呈慢性过程。急性暴发型，并发结肠穿孔或大出血，或中毒性巨结肠者，预后很差，死亡率高达50%。病程迁延漫长者有发生癌变的危险，应注意监测。

（张　冰）

第三节　Crohn病

一、概述

Crohn病（Crohn's disease）是一种病因尚不十分清楚的慢性非特异性消化道炎症性疾病，可累及从口腔到肛门的消化道各个部位，以末段回肠及其邻近结肠的累及最常见，多呈节段性、非对称性分布；消化道以外脏器也时常累及，如肝脏、皮肤、关节等。组织学表现以慢性非干酪性肉芽肿性炎症为特征。临床主要表现为腹痛、腹泻、瘘管、肛周病变等消化道症状，关节炎、皮疹、肝功能损害等肠外表现，以及发热、消瘦等不同程度的全身症状。Crohn病和溃疡性结肠炎（UC）及未定性肠炎（IC）或炎症性肠病未分型（IBDU）都称为炎症性肠病（IBD）。

二、流行病学

流行病学Crohn病的发病率、患病率因地区及人种而异。全球发病率以北美和北欧最高，达到7/10万；中南欧、非洲及澳大利亚次之，为（0.9～3.1）/10万；南美、亚洲发病率最低，为0.08/10万。种族差别表现在犹太人患病率最高，白种人次之，西班牙人、亚洲人最低。但近年来亚洲的患病率有上升趋势。患者男女性别比为（1.1～1.8）：1，多集中于15～25岁和60～80岁两个年龄段。城市发病率高于乡村。高收入阶层高于低收入阶层。Crohn病患者的吸烟率较正常人群高，吸烟者的治疗效果不佳。

三、病因

尽管病因不明，遗传背景在Crohn病发病过程中的作用还是得到公认。患者的一级亲属中10%～15%患病；一级亲属的发病率是正常人群的30～100倍。孪生子研究表明，杂合孪生子的共患率与普通兄弟姐妹相同，为8%，而同卵孪生子的共患率可达67%。同一家族患者的病变部位、临床表现有一定的相似性。15% Crohn病患者NOD2/CARD15基因发生突变。但亚洲患者中没有发现与北美洲、欧洲类似的突变。

另一个可能的病因是肠道病原体。对类结核分枝杆菌、副黏病毒和某些螺杆菌的研究表明，这些病原体与Crohn病的发生、发展可能有关。许多病原菌如沙门菌、志贺菌、弯曲杆菌等感染能诱发疾病。用甲硝唑、环丙沙星等抗生素治疗可缓解病情也支持肠道感染参与疾病发生的假设。遗憾的是，迄今为止没有分离出明确的致病菌。

社会心理因素也与疾病有关。离婚或分居、亲属患病或死亡、人际关系紧张等事件会加重疾病症状。

四、发病机制

病因不明，发病机制也不清楚。目前比较一致的看法是，正常人消化道在受到致病抗原刺激后发生炎症反应，免疫调节功能能够控制炎症反应，使其逐步消退，从而达到组织修复的目的。而具有某种遗传缺陷背景的个体，如NOD2/CARD15基因突变者，本身对肠道细菌免疫功能存在缺陷，当这类人受到某些抗原如致病菌甚至可能是正常肠道菌群的刺激时，消化道炎症反应失去控制，大量淋巴细胞、巨噬细胞等炎症细胞持续存在，活化的 Th1 持续产生 IFN－γ、IL－1、IL－6 和 TNF－α 等炎症因子，导致疾病持续存在。

五、病理

病变累及胃肠道各个部位的概率不等。30%～40%仅累及小肠，40%～55%同时累及小肠和结肠，15%～25%单独累及结肠。小肠病变中 90%有末端回肠的累及。其他较少累及的部位包括口腔、食管、胃和十二指肠等近段消化道。1/3 患者有肛瘘、肛裂、脓肿、狭窄等肛周病变，肝、胰也可累及。

手术切除标本和内镜中可见到阿弗他溃疡（aphthousulcer，或称口疮样溃疡），这是 Crohn 病的早期表现。随着疾病的进展，溃疡增大，逐渐融合，形成与肠管纵轴平行或不规则形溃疡。与溃疡性结肠炎连续分布的表浅溃疡相比，Crohn 病的溃疡深，底部可穿透肌层到浆膜层，形成瘘管；炎症可累及肠壁全层，引起肠管节段性增厚、僵硬，管腔狭窄；病灶间黏膜往往正常；肠系膜水肿、增厚。透壁的炎症使肠管粘连成襻，甚至形成内瘘。纵行溃疡、铺路石样外观（cobblestone appearance）与病灶节段性分布都是 Crohn 病较具特征性的表现。

炎症部位可以有假性息肉形成。

显微镜下可见黏膜和黏膜下层淋巴细胞增生、聚集，巨噬细胞有聚集倾向。非干酪性肉芽肿（non－caseating granuloma）不仅可在肠壁各层检出，也可在肠外的淋巴结、肝、胰等部位发现。Crohn 病非干酪性肉芽肿检出率低，手术切除标本只有约 50%，内镜活检组织的检出率更低，增加活检块数可显著提高检出率。非干酪性肉芽肿是 Crohn 病的病理特征，但非 Crohn 病所特有。Crohn 病的肉芽肿往往以数个、十余个组织细胞聚集在一起形成的微肉芽肿（microgranuloma）多见。临床工作中如能把握微肉芽肿的特点，可提高检出率。

Crohn 病也可以发生局灶性隐窝脓肿，但较溃疡性结肠炎少见。

六、临床表现

多数患者起病隐匿，呈现慢性发生、发展过程，病程中活动期与缓解期交替。Crohn 病可累及消化道的任何部位及肠外的肝、胰等脏器，累及部位不同，临床表现也不同，个体间差异大。有些患者以并发症为首发。多样化或不典型的表现往往延误诊断。

1. 消化道表现　腹痛、腹泻为消化道最常见的症状，常为反复发作的腹部隐痛和间断性腹泻。腹痛部位和病变位置有关。回肠末段和回盲部最常累及，腹痛多位于右下腹，有时餐后明显，便后缓解。右下腹痛如有局部压痛，易误诊为阑尾炎。腹泻多为不成形稀便，排便次数较平时略有增多，如病变位于结肠尤其是直肠，排便次数明显增多，粪便中可伴有黏液脓血，并出现排便紧迫感和里急后重。末端回肠严重受累、病变范围较大及末段回肠切除过多者可出现脂肪泻和胆汁性腹泻。肠道细菌过度生长可加重腹泻。

腹块多位于右下腹，为增厚的肠襻、肠系膜、肿大淋巴结甚至脓肿，发生率为10%～20%。

瘘管分内瘘和外瘘。内瘘可以在消化道与消化道之间，也可以在消化道与膀胱、输尿管、阴道等空腔脏器之间；外瘘多为消化道通向皮肤，以肛瘘的发生率最高。

肛门/直肠周围病变包括肛瘘、肛周脓肿、肛裂等，较常见。如肛门周围病变持续不愈，应考虑到 Crohn 病可能而安排进一步检查。

2. 全身表现　几乎所有患者都会有不同程度的体重下降，营养障碍也时常发生。低白蛋白血症最常见；缺铁可引起贫血；维生素 D 缺乏、低钙血症和长期使用激素可导致骨质疏松，甚至骨折；烟酸缺乏表现为糙皮病；维生素 B_{12}吸收不良可引起贫血及神经系统症状。疾病活动时可伴发热。

3. 肠外表现　肠外表现包括多系统多脏器病变，如强直性脊柱炎、骶髂关节炎、硬化性胆管炎、胆石症、脂肪肝、脓皮病、结节性红斑、结膜炎、葡萄膜炎、巩膜外层炎、泌尿系统结石、血栓栓塞、淀粉样变性及胰腺炎等。临床上以关节炎和皮肤损害较多见。

七、并发症

1. 瘘管形成 20% ~40%患者发生。大多数表现为肠-肠瘘、肠-腹壁瘘，少数表现为肠-膀胱瘘、肠-阴道瘘、肠-胃瘘。肠-肠瘘通常合并细菌过度生长。肠-膀胱瘘表现为排尿困难、反复膀胱炎，以及气尿、粪尿。性交困难、阴道分泌物恶臭、夹带粪质提示肠-阴道瘘。肠-胃瘘时可呕吐粪质。肠外营养或免疫调节剂治疗有可能使瘘管闭合，但停药后常复发。手术可以切除受累病灶。

2. 肠梗阻 为Crohn病患者最常见的手术指征，多发生在小肠。肠壁增厚、痉挛、瘢痕形成以及粘连可引起梗阻，进食纤维素含量多的食物可加重或诱发梗阻。不完全性梗阻可选用口服造影剂、钡剂灌肠或结肠镜证实；完全性梗阻经立位腹部平片肯定梗阻后，应立即胃肠减压，静滴类固醇激素治疗。如缓解，可采用胃肠道造影或内镜发现梗阻部位；如不缓解，应剖腹探查；手术前可试用CT或MRI估计梗阻部位。炎症急性活动引起的梗阻，经激素治疗可缓解。如果激素及保守治疗无效，必须手术治疗。

3. 肛周病变 病变累及肛管，形成局部脓肿、瘘管。肛周脓肿的疼痛因排便、行走、坐位而加重，影响生活质量。瘘管可开口于肛周、腹股沟及外阴部。肛周病变迁延不愈，可破坏括约肌功能，引起排便失禁。治疗目的在于减轻症状，保留肛门括约肌功能。高锰酸钾粉及甲硝唑坐浴、外引流都是可行的治疗手段。

4. 脓肿形成 为常见并发症，15%~20%的患者发生。病变累及肠壁全层后，肠内容物漏出肠外，形成脓肿，多见于回肠末段。典型表现为发热、局部腹痛和腹块（多位于右下腹）、压痛，外周血白细胞升高。CT及超声检查可以确诊。广谱抗生素治疗有效。穿刺引流能改善症状，但肠腔与脓肿间有交通，效果往往不理想，最终还是需要手术切除病变肠段。

5. 肠穿孔 发生率为1% ~2%，部位多在回肠。患者突然发生剧烈腹痛，体检有腹部压痛，立位腹部平片显示膈下游离气体，提示穿孔发生。中毒性巨结肠也可并发穿孔。应立即手术，切除穿孔肠段。

6. 肿瘤形成 结肠累及的Crohn病患者结/直肠肿瘤的发生率明显增加，必须结肠镜随访。如发现异型增生或肿瘤，应手术治疗。此外，还要警惕非霍奇金淋巴瘤、皮肤鳞癌及小肠肿瘤的发生。

八、辅助检查

1. 实验室检查 无特异性。贫血常见；活动期外周血白细胞轻度升高，升高明显提示脓肿或细菌感染发生。血沉和C反应蛋白升高可用来随访疾病的活动性。可以有低蛋白血症、低钙血症、低镁血症及凝血障碍。

血清pANCA和ASCA的联合检测可能有助于区别Crohn病和UC，其特异性可达97%。pANCA阳性率在UC患者为60% ~70%，CD患者为5% ~10%，正常人群为2% ~3%；ASCA阳性率在Crohn病患者、UC患者及正常人群中分别为60% ~70%、10% ~15%和<5%。

2. 影像学表现 与疾病活动没有相关性。X线检查可见黏膜皱襞增粗紊乱、溃疡、铺路石样表现、息肉、狭窄和瘘管等，以及肠壁增厚、相邻肠管管腔间距离增宽、病灶节段性分布。由于病变肠段激惹或痉挛，钡剂很快通过，不能停留，称跳跃征；钡剂通过后遗留线形影，呈“线样征”。阿弗他溃疡表现为散在钡剂残留，边缘有透光晕。

CT、MRI及超声检查有助于评价脓肿、淋巴结肿大、腹水形成及肠壁增厚程度。目前CT、MRI的清晰度越来越高，而这些影像学检查本身对患者的要求不高，体弱、老人、伴肠梗阻者均可使用，因此关于CT、MRI的研究非常活跃。

食管、胃、十二指肠病变可以通过胃/十二指肠气钡双对比造影，结肠病变可以通过钡剂灌肠，小肠病变可以通过胃肠钡餐或小肠钡餐检查发现病灶。Crohn病为肠壁全层炎，X线不仅能完成全消化道检查，还能显示肠壁及肠壁外病变，钡剂造影比内镜更能发现瘘管，因此影像学检查在Crohn病的诊断中不可缺少。其不足之处在于显示病变间接，不能取活检；在内镜广泛开展、操作水平不断提高的前提下，多用于内镜检查不能到达或不能耐受的情况，其中以小肠病变的检查应用最多。

3. 内镜表现　可直接显示阿弗他溃疡、纵形溃疡、炎性息肉、肠腔狭窄、铺路石样改变及正常的溃疡间或病灶的节段性分布。溃疡可以向纵行或横行融合扩大，呈地图状、不规则形，溃疡间正常黏膜消失，此时与溃疡性结肠炎鉴别困难。直肠可以受累。溃疡性结肠炎中常见的弥漫性充血水肿、颗粒样病变在 Crohn 病中很少看到。

近年来内镜检查发展迅速，胃镜、肠镜已成为胃肠病科常用的检查手段，用于检查十二指肠降部以上和回肠末段以下的病灶；十二指肠降部以下和回肠末段之间的小肠以往只有小肠钡餐检查，现在胶囊内镜可以无痛苦地通过，双气囊小肠镜可以从口腔或肛门两个方向进入，直观地完成全小肠的检查，并取活检，其图像较胶囊内镜清晰。目前此两种方法已为越来越多的患者所接受。

九、诊断

Crohn 病的诊断是排除性诊断，首先必须排除有类似表现和明确病因的疾病，再结合临床症状、体征、实验室检查、组织病理学、影像学、内镜表现，做出初步诊断。长期随访中观察药物的治疗反应、有无新症状或体征的出现，对确定诊断非常重要。WHO 提出的诊断要点见表 6－2。

表 6－2　WHO 诊断要点

项目	临床表现	X 线表现	内镜表现	活检	切除标本
1. 非连续性或节段性病变		+	+		+
2. 铺路石样表现或纵行溃疡		+	+		+
3. 全壁性炎症病变	+ （腹块）	+ （狭窄）	+ （狭窄）		+
4. 非干酪性肉芽肿				+	+
5. 裂沟、瘘管	+	+			+
6. 肛门部病变	+			+	+

注：具有 1、2、3 者为疑诊，再加上 4、5、6 中任一项可确诊。有 4 者，只要加上 1、2、3 中任何两项亦可确诊。

十、鉴别诊断

Crohn 病的鉴别诊断必须在诊断确立前完成。

1. 溃疡性结肠炎　确切病因不明，也需要进行排除性诊断，因此与 Crohn 病的鉴别经常发生困难，目前仅能从临床表现、实验室检查、组织病理学、影像学、内镜等方面的表现与 Crohn 病不同而进行鉴别。当鉴别有困难时，长期随访非常重要。随访中部分患者可出现新的临床或内镜、影像学表现，使诊断确立；仍无法诊断的患者可考虑以下可能。

（1）未定性肠炎（IC）：指结肠已切除，经病理医生彻底检查仍无法确定是 UC 或 CD。

（2）炎症性肠病未分型（IBDU）：指临床和内镜表现显示慢性炎症性肠病，有结肠而无小肠累及，无明确的病理或其他证据支持 UC 或 CD 的诊断。此时应首先排除感染性肠炎。

治疗药物与 Crohn 病相似，主要是水杨酸类、类固醇激素或免疫调节类药物。

2. 肠道感染性炎症　各种能引起肠道感染的细菌（包括结核杆菌）、真菌、病毒、寄生虫等病原体都可有类似 Crohn 病的表现。在中国，回盲部肠结核与 Crohn 病的鉴别尤其重要。肠结核的患者多有肺结核病史，可以伴有结核毒血症的表现，结核菌素试验阳性，肠镜中溃疡没有纵行和节段性分布的特点，活检组织中检出的肉芽肿有干酪性坏死。如果鉴别困难，可以先行诊断性抗结核治疗 1～3 个月，考察疗效；个别患者甚至需要手术探查，切除肠段进行病理检查后才能获得确诊。

3. 肠道非感染性炎症　包括缺血性肠炎、憩室炎、直肠孤立性溃疡、阑尾炎、放射性肠炎、嗜酸细胞性胃肠炎、Bechet 病、胶原性肠炎、淋巴细胞性肠炎等，可以通过病史、内镜表现和组织学检查进行鉴别。

4. 肠道肿瘤　淋巴瘤、肠道腺癌、肠道转移性肿瘤等及各种结/直肠息肉，组织学检查可以确诊。

5. 药物或化学性物质 非甾体消炎药、泻药、金制剂、口服避孕药、可卡因及化疗药物都可以出现类似表现。采集病史时应仔细询问药物服用史。

十一、治疗

治疗目标：控制发作，维持缓解。在改善患者生活质量的同时，注意药物长期使用的不良反应。

（一）营养支持

多数患者存在各种营养成分经胃肠道丢失和摄入不足的状况，必要的营养支持是治疗的组成部分，尤其对于伴肠梗阻者和生长发育中的儿童。研究表明，全胃肠外营养和要素饮食都可以减轻肠道的炎症反应，其中要素饮食有利于保存肠道功能，没有全胃肠外营养的不良反应。

（二）药物治疗

1. 水杨酸类制剂 适用于轻、中度结肠或回、结肠 Crohn 病的治疗。常用制剂为柳氮磺胺吡啶和 5 - 氨基水杨酸（5 - ASA）。

口服柳氮磺胺吡啶在结肠内经细菌分解成磺胺吡啶和 5 - ASA。5 - ASA 不被吸收，直接在肠腔内起作用。作用机制不完全清楚，可能通过抑制花生四烯酸代谢过程中的某一环节，减少白三烯、前列腺素的合成而发挥消炎作用。疗效与剂量相关，治疗剂量≥4g/d。服药后 2 ~ 3 周起效，某些患者需要观察 4 周或更长时间。剂量相关的不良反应如头痛、恶心、呕吐和腹部不适等与血清磺胺吡啶浓度有关，而超敏反应如皮疹、发热、白细胞减少、肝炎、再生障碍性贫血、胰腺炎、肾毒性及自身免疫性溶血等与药物浓度无关。柳氮磺胺吡啶可引起精子数量及形态改变，造成可逆性不育。它还会影响叶酸的吸收，因此推荐补充叶酸 1 ~ 2mg/d。

新型水杨酸类制剂包括以无不良反应的载体取代磺胺，如苯丙氨酸，2 个 5 - ASA 分子通过氮键连接，进入结肠后被细菌分解起效。5 - ASA 控释剂可控制药物在 pH > 7 的结肠及末端回肠释放；缓释剂在小肠内释放 35%，在结肠内释放余下的 65%。

5 - ASA 也可用于灌肠或作为栓剂使用。直接口服迅速失效。

2. 肾上腺皮质激素 轻、中度患者口服，中、重度患者静脉使用。标准初始剂量为泼尼松 40 ~ 60mg/d，起效后逐渐减量。开始减量较快，4 ~ 5 周内可由 40mg/d 减至 20mg/d，此后约每 2 周减 5mg，数月后停药。减药到某个剂量，有些患者出现病情反复，称为激素依赖。对大多数患者而言，上午顿服泼尼松和分开服药同样有效。合并未引流脓肿者禁用。疾病缓解期激素维持不能预防复发。激素使用过程中必须注意全身不良反应。布地奈德是一种不被吸收的新型制剂，全身不良反应轻，治疗效果略逊于泼尼松龙，适用于回、盲肠 Crohn 病患者。

3. 免疫调节剂 最常用的是硫唑嘌呤（AZA）及其代谢产物巯嘌呤（6 - MP），不仅可控制 Crohn 病的活动性，而且可维持缓解。标准起始剂量分别为 2. 0 ~ 2. 5mg/kg 和 1. 0 ~ 1. 5mg/kg，起效时间通常需要数周到数月。这类药物用于激素治疗无效或依赖者。与激素同时使用，激素减量时作用显现。如果用来诱导缓解，则可以维持用药数年。不良反应多见，骨髓抑制引起外周血白细胞减少发生率最高，其他有胰腺炎（3% ~ 4%）、恶心、发热、皮疹、肝炎，是否增加淋巴瘤的发生率尚有不同看法。

甲氨蝶呤肌注或皮下注射 25mg/周，可诱导 Crohn 病缓解，减少激素用量。15mg/周可用于维持缓解。不良反应主要有外周血白细胞减少和肝纤维化。其他免疫调节剂还有环孢素、他克莫司、沙利度胺、阿达木单抗、那他珠单抗等。

4. 抗生素 如果 Crohn 病合并脓肿等感染情况，引流的同时必须使用敏感抗生素治疗。常用于 Crohn 病的抗生素有甲硝唑（每日 10 ~ 20mg/kg）和环丙沙星（500mg，每日 2 次）等。这些抗生素不仅具有抗感染作用，可能还通过目前尚不知道的途径消除 Crohn 病的炎症。

5. TNF - α 单克隆抗体 最常用的是英夫利昔单抗，第 0、2、6 周 5 ~ 10mg/kg 诱导缓解，有效者以后每 8 周输注 1 次。适用于水杨酸类、糖皮质激素、免疫调节剂均无效或合并瘘管的 Crohn 病患者。与免疫调节剂合用，减少机体因种属不同而产生的抗体。禁用于合并梗阻、感染和结核者。不良反应有过敏反应、关节痛、发热、肌痛、疲倦等。

(三) 外科手术

适应证为药物治疗无效、合并肠梗阻、瘘管形成、脓肿、预防或并发肿瘤者。与溃疡性结肠炎不同，Crohn 病病变部位复杂，手术后无法取得治愈效果，并且有重复手术的可能，因此对手术时机、手术方式、切除范围必须慎重考虑。

(四) 分期治疗

1. 活动期　轻、中度结肠、回肠、结肠病变首选水杨酸类药物，可同时使用抗生素；如果无效，且能排除脓肿等严重感染，加用糖皮质激素。小肠型 CD 首选糖皮质激素。激素起效后逐渐减量，先快后慢。如果减量过程中症状反复，必须加量，此时最好加用免疫调节剂，激素继续减量至停用。对于免疫调节剂也无效者，可试用英夫利昔单抗。如果经积极内科治疗仍不能控制疾病活动性且有手术指征者，应考虑手术治疗。只要患者肠道条件许可，鼓励胃肠道要素饮食，否则考虑全胃肠外营养。

2. 缓解期　通过糖皮质激素或手术缓解病情的患者需口服水杨酸类药物维持治疗。激素依赖或免疫调节剂诱导缓解者，需维持免疫调节剂治疗。英夫利昔单抗诱导缓解者继续使用维持治疗。糖皮质激素不用于维持治疗。

十二、预防和预后

Crohn 病的自然史随着治疗策略的改善而不断变化，每个患者对治疗的反应不同，预后也不尽相同，因此无法预测。经治疗症状控制者，若 1 ~ 2 年内复发，则接下来的 5 年内也容易复发。

结肠 Crohn 病与溃疡性结肠炎的结肠癌罹患率同样明显升高，因此需随访结肠镜。有报道 5 - ASA 能预防结肠癌的发生，机制不明。

Crohn 病的死亡率比正常人群轻度升高。大多数死亡发生在起病最初 5 年内。近端小肠受累者死亡率高，回肠或回盲肠受累者较低。

(张　冰)

第七章

肝脏疾病

第一节　病毒性肝炎

病毒性肝炎（viral hepatitis）主要有5种，分别为甲、乙、丙、丁、戊型病毒性肝炎。

甲型、戊型肝炎多为急性起病，预后良好，乙型、丙型和丁型肝炎预后较差，部分患者可演变为慢性肝炎、肝硬化，甚至原发性肝癌。

一、甲型肝炎

甲型肝炎系甲型肝炎病毒（HAV）引起的急性肝脏炎症，由患者的潜伏期或急性期粪便、血液中的HAV污染水源、食物及生活密切接触经口进入胃肠道而传播，可暴发或散发流行，病程急骤，预后良好。

（一）病原学

甲型肝炎病毒直径27～32nm，无包膜，球形，有空心和实心两种颗粒。60℃ 1小时不能灭活，100℃ 5分钟可全部灭活。可以感染人的血清型只有一个，因此只有一个检查抗体系统，临床研究表明免疫血清球蛋白可保护HAV感染者。

（二）流行病学

甲型肝炎的流行与社会、经济和卫生因素密切相关。甲型肝炎呈全球性分布，分为高度、中度和低度地方性流行地区。由于HAV主要经粪，口途径传播，甲型肝炎现已成为发展中国家严重的公共卫生隐患。

1. 传染源　甲型肝炎患者和隐性感染者是疾病的主要传染源。甲型肝炎患者起病前2周和起病后1周粪便中排出的HAV数量增多。隐性感染者是很重要的传染源。

2. 传播途径　HAV主要经粪－口途径传播，粪便污染饮用水源、食物、蔬菜、玩具等可导致流行。水源或食物污染可导致暴发性流行。1988年上海31万人的暴发流行是我国历史上最大的一次流行，流行病学调查证实与食用毛蚶密切相关。此外，HAV可通过人－猿接触传播，饲养员接触HAV感染猴后可致HAV感染。

3. 易感人群　抗HAV阴性者对HAV普遍易感。我国80%以上成年人抗HAV－IgG阳性，可通过胎盘将抗HAV－IgG带给胎儿，6个月以下的婴儿均有HAV抗体，6个月后逐渐消失，成为易感者。发病者集中在幼儿和儿童。

（三）病理学及发病机制

1. 病理表现　甲型肝炎主要表现为肝细胞点状坏死、变性和炎症渗出，少数有较明显淤胆，偶见大块性和亚大块性坏死。

2. 发病机制　关于甲型肝炎发病机制的研究较少，病因尚未完全阐明。在病毒侵入消化道黏膜后，有一短暂病毒血症阶段。既往认为HAV对肝细胞有直接损害作用，目前研究证实，感染早期HAV大量增殖，肝细胞仅轻微破坏，随后细胞免疫起重要作用。较强的HAV抗原性易激活患者血清 $CD8^{+}$ T淋巴细胞，致敏淋巴细胞对HAV感染的肝细胞产生细胞毒性，导致肝细胞变性、坏死。感染后期，HAV抗体产生后通过免疫复合物使肝细胞破坏。

（四）临床特征

1. 潜伏期　2～6周，平均4周。

2. 临床表现　急性甲型肝炎临床表现阶段性较为明显，可分为3期。典型病例的临床表现如下：

（1）黄疸前期：起病急，有畏寒、发热、全身乏力、食欲减退、厌油、恶心、呕吐、腹痛、腹泻，尿色逐渐加深，至本期末呈浓茶色。少数病例以发热、头痛、上呼吸道症状等为主要表现。本期持续1～21天，平均5～7天。

（2）黄疸期：自觉症状有所好转，发热减退，但尿色继续加深，巩膜、皮肤黄染，约在2周内达高峰。大便颜色变浅、皮肤瘙痒、心率缓慢等梗阻性黄疸表现。肝大至肋下1～3cm，有充实感，有压痛及叩击痛。部分病有轻度脾肿大。本期持续2～6周。

（3）恢复期：黄疸逐渐消退，临床症状减轻以至消失，肝脾回缩，肝生化指标逐渐恢复正常。本期持续2周到4个月，平均1个月。

3. 特殊表现　如下所述。

（1）急性重型肝炎：甲型肝炎引起急性重型肝炎较少见，1988—1989年上海发生甲型肝炎暴发流行累及人数达31万人，甲型急性重型肝炎比例为0.15%。在慢性乙型肝炎基础上并发甲型急性重型肝炎危险性较高。甲型急性重型肝炎并发肝性脑病和肝肾综合征是死亡的主要原因。

（2）淤胆型肝炎：少数甲型肝炎可发展为淤胆型肝炎，使病程延长，一般为自限性。

（3）复发性甲型肝炎：有少数甲型肝炎患者在恢复后出现复发的症状和体征，伴肝功能异常和抗HAV－IgM消失后再度上升。这种复发性甲型肝炎常发生于甲型肝炎恢复后1～4个月，但病程自限，预后良好。

（4）重叠感染：甲型肝炎可重叠其他嗜肝病毒感染，我国报道甲、乙型肝炎病毒重叠感染高达12%～15%，也有甲、乙、丙型肝炎病毒重叠感染。

（5）并发妊娠：一般不影响甲型肝炎的病情和病程，也不增加产科并发症和婴儿畸形的发生率，甲型肝炎一般不通过母婴传播。

（五）实验室检查

1. 粪便检测　RNA分子杂交及PCR法检测HAV RNA，后者更为灵敏，RT－PCR法将HAV RNA转为cDNA，再进行PCR检测；固相放射免疫法（SPRIA）检测甲型病毒抗原（HAAg），起病前2周粪中可检测到，发病后1周阳性率45%，第2周仅12%。该方法可用于识别急性期或无症状感染患者，用于HAV感染患者粪便排病毒规律及传染期的观察。

2. 血清抗体检测　如下所述。

（1）抗HAV－IgM：是临床最可靠的常规检测手段，常用酶联免疫吸附试验（ELISA），血清中抗HAV－IgM出现于HAV感染的早期（发病后数日），滴度很快升至峰值，持续2～4周，并在短期内降至较低水平，通常在3～6个月消失（少数可超过1年）。因此，抗HAV－IgM是甲型肝炎早期诊断最简便可靠的血清学标志，也是流行病学中区分新近感染（包括临床和无症状的亚临床感染）与既往感染甲型肝炎病毒的有力证据。

（2）抗HAV－IgG：抗HAV－IgG在急性期后期和恢复早期出现，于2～3个月内达高峰，然后缓慢下降，持续多年或终身。能区分是新近还是既往感染，主要用于了解人群中既往感染情况及人群中的免疫水平，对流行病学调查更有意义。

3. 常规生化指标检测　外周血白细胞总数正常或偏低，淋巴细胞相对增多，偶见异型淋巴细胞。黄疸前期尿胆原及尿胆红素阳性反应，可作为早期诊断的重要依据。丙氨酸氨基转移酶（ALT）于黄疸前期早期开始升高，血清总胆红素（TBil）在黄疸前期开始升高。ALT高峰在血清TBil高峰之前，一般在黄疸消退后数周恢复正常。

急性黄疸型血清球蛋白常轻度升高，随病情变化逐渐恢复正常。急性无黄疸型和亚临床型患者肝生化指标改变仅以 ALT 轻、中度升高为特点。急性淤胆型者 TBil 显著升高而 ALT 仅轻度升高，同时伴血清碱性磷酸酶（ALP）及谷氨酰转肽酶（GGT）明显升高。

（六）诊断与鉴别诊断

1. 诊断标准　主要依据流行病学史、接触史、临床特点及实验室检查，主要是抗 HAV - IgM 阳性及氨基转移酶升高。“热退黄疸现，临床症状有所减”是本病早期特征。黄疸前期患者尿色加深是考虑该病的重要线索。若为慢性肝炎患者，通常不考虑该病。

2. 鉴别诊断　黄疸前期需与上呼吸道感染、肠道感染和关节炎等疾病鉴别。急性期需与其他型病毒性肝炎及阻塞性黄疸鉴别。

（七）治疗及预后

甲型肝炎为自限性疾病，无须特殊治疗。该病预后良好，通常在 2 ~ 4 个月内恢复，少数病程可延长或有反复，但最终可痊愈，该病不会转为慢性肝炎，病死率极低。

（八）预防

早期发现，早期隔离，自发病日开始，隔离 3 周。幼儿园等机构除病儿隔离外，接触者医学观察 45 天。强调改善居住和卫生条件，提高群众卫生意识。餐前便后勤洗手，加强水源、饮食和粪便的管理。密切接触者，可予免疫球蛋白（人血丙种球蛋白）被动免疫，0.02 ~ 0.05ml/kg，尽早注射，治疗时间应≥2 周。灭活和减毒疫苗已研制成功，接种者可产生有效的抗体反应，在国内已生产和推广。在高发地区接种疫苗，可形成免疫屏障，明显降低发生率。目前对学龄前儿童普遍接种，对高危人群亦接种疫苗，是我国控制甲型肝炎流行的主要手段。

二、乙型肝炎

常致慢性感染，最终形成肝硬化和肝癌，是严重危害我国人民健康的重要传染病。

（一）病原学

乙型肝炎病毒（HBV）是脱氧核糖核酸病毒，属嗜肝 DNA 病毒。完整的病毒颗粒（Dane 颗粒）在 1970 年由 Dane 在电镜下发现，直径约 42nm。分为包膜（HBsAg）及核心（core），后者由核衣壳（HBcAg）及其所含的病毒 DNA 基因组、DNA 聚合酶、HBeAg 等组成。HBV 基因组结构独特，是一个仅约 3.2kb 的部分双链环形 DNA。较长的一链因与病毒 mRNA 互补，按惯例将其定为负性，较短的一链则定为正极性。负链核苷酸序列至少有 4 个开放阅读框架（open reading frame，ORF），即 C、P、S 和 X 基因，分别编码核壳、聚合酶、包膜蛋白、X 蛋白以及调节病毒蛋白的转录水平。采用 HBV DNA 转染肝癌细胞株在体外能分泌 HBV 颗粒及各种抗原，供实验室研究，HBV 转基因小鼠也可作为一个整体模型对 HBV 进行研究。

（二）流行病学

HBV 感染是严重的公共卫生问题。虽然 HBV 感染呈世界性分布，但不同地区的 HBV 流行率差异较大。2006 年，我国乙型肝炎血清流行病学调查结果显示，1 ~ 59 岁人群乙型肝炎表面抗原携带率为 7.18%。虽然我国属 HBV 高地方性流行地区，但各地人群 HBsAg 流行率分布并不一致。

1. 传染源　急性、慢性乙型肝炎患者和病毒携带者，特别是无症状携带者是乙型肝炎的主要传染源，通过血液和体液排出病毒，其传染性贯穿于整个病程。

2. 传播途径　HBV 主要经血、血制品、母婴、破损的皮肤和黏膜以及性传播。围生（产）期传播是母婴传播的主要方式，多在分娩时接触 HBV 阳性母亲的血液和体液传播。经皮肤黏膜传播主要发生于使用未经严格消毒的医疗器械、注射器、有创性诊疗操作、手术及静脉内滥用毒品等。其他如修足、文身、扎耳环孔、医务人员工作中的意外暴露、共用剃须刀和牙刷等也可传播。与 HBV 阳性者性接触，特别是有多个性伴侣者，其感染 HBV 的危险性增高。由于严格实施对献血员进行 HBsAg 筛查，经输血或血液制品引起的 HBV 感染已较少发生。

HBV 不经呼吸道和消化道传播，因此，日常学习、工作或生活接触，如同一办公室工作（包括共用计算机等办公用品）、握手、拥抱、同住一宿舍、同一餐厅用餐和共用厕所等无血液暴露的接触，一般不会传染 HBV。经吸血昆虫（蚊、臭虫等）传播未被证实。

3. 易感者　人群普遍易感。随着年龄增长，通过隐性感染获得免疫的比例逐渐增加，故 HBV 感染多发生于婴幼儿及青少年。到成年以后，除少数易感者以外，已感染 HBV 的人多已成为慢性或潜伏性感染者。到中年后，无症状 HBsAg 携带者随着 HBV 感染的逐步消失而减少。

（三）病理及发病机制

1. 病理变化　急性乙型肝炎病理表现为肝小叶内坏死、变性和炎症反应。病变严重时，在中央静脉与门静脉之间形成融合性带状坏死，提示预后不良或转化为慢性活动性肝炎。急性肝炎一般无毛玻璃样细胞，免疫组织化学常无 HBcAg 和 HBsAg。

2. 发病机制　乙型肝炎发病机制极为复杂，迄今尚未完全阐明。目前主要认为，HBV 侵入人体后，未被单核－吞噬细胞系统清除的病毒到达肝脏，病毒包膜与肝细胞膜融合，导致病毒侵入肝细胞后开始复制过程。一般认为 HBV 不直接损害肝细胞，而是通过宿主免疫应答引起肝细胞的损伤和破坏，导致相应的临床表现。由于宿主不同的免疫反应（包括个体的遗传和代谢差异），HBV 感染的临床表现和转归也各有不同。

（四）临床特征

1. 潜伏期　1~6 个月，平均 2 个月左右。

2. 临床表现　分为急性黄疸型、急性无黄疸型和急性淤胆型肝炎，临床表现与甲型肝炎相似，多呈自限性（约占 90% ~95%），常在半年内痊愈。

（五）实验室检查

1. 肝生化功能检查　可反映肝脏损害的严重程度，ALT、AST 升高，急性期增高幅度低于甲型肝炎水平。病原学诊断要依靠 HBV 抗原抗体和病毒核酸的检测。

2. HBV 血清标志物的检测　如下所述。

（1）HBsAg：在 HBV 感染者中出现最早，1 ~2 周、最迟 11 ~12 周可被检出，滴度最高，是乙型肝炎早期诊断的重要标志。典型急性乙型肝炎，潜伏期先出现 HBsAg，经 2 ~6 周才出现肝炎临床症状、体征及肝功能异常，在血中可持续 1 ~2 个月，于恢复期消失，若持续 6 个月以上，常发展为慢性肝炎。除见于急慢性乙型肝炎外，尚可在 HBsAg 携带者、肝炎后肝硬化和肝细胞癌患者中检测到。HBsAg 阳性表示存在 HBV 感染，但 HBsAg 阴性不能排除 HBV 感染。

（2）抗 HBsAg：是一种保护性抗体，能清除病毒，防止 HBV 感染，在急性乙型肝炎中最晚出现（发病后 3 个月），提示疾病恢复。在暴发型肝炎中抗 HBsAg 常呈高滴度，并与 HBsAg 形成免疫复合物，是致肝细胞块状坏死的原因之一。接种乙型肝炎疫苗后，可出现抗 HBsAg，可作为评价乙型肝炎疫苗是否接种成功的重要标志。值得一提的是，HBsAg 和抗 HBsAg 同时阳性，提示形成免疫复合物、HBV 多种亚型感染的结果或机体免疫紊乱所致。

（3）HBeAg：伴随 HBsAg 后出现，若 HBeAg 持续阳性表明 HBV 活动性复制，提示传染性大，容易发展为慢性肝炎，可作为抗病毒药物疗效考核指标之一。

（4）抗 HBe：急性乙型肝炎时，抗 HBe 示病情恢复，病毒复制减少或终止；抗 HBe 持续阳性提示 HBV 复制处于低水平，HBV DNA 可能已和宿主 DNA 整合，并长期潜伏；或因出现前 C 区突变，HBeAg 不能表达。HBeAg 与抗 HBe 的转换有时是由于前 C 区突变所致，而并非完全是感染减轻。

（5）HBcAg：一般不能在血清中检测到，多数存在于 Dane 颗粒内，少数游离者也被高滴度抗 HBc 形成免疫复合物，需用去垢剂处理使 HBcAg 暴露后再检测。它是乙型肝炎传染性和病毒复制的标志，是肝细胞损害的靶抗原，与病情活动有关。

（6）抗 HBc：抗 HBc 总抗体在 HBV 感染后早期出现，呈高滴度，可持续 5 年甚至更长。滴度在 1 ：100以上，结合肝功能可作为乙型肝炎诊断的依据，对 HBsAg 阴性的急性乙型肝炎，抗 HBc 高滴度有诊断意义；由于抗体持续时间长，常用于流行病学调查，是疫苗安全性观察指标。抗 HBc－IgM 阳性提示 HBV 活动性复制，是诊断急性乙型肝炎的主要依据，慢性乙型肝炎活动期呈阳性，缓解期可消失。抗 HBc－IgG 可持续存在，暴发型肝炎时抗体呈高滴度。

3. HBV DNA 检测　国际上推荐 Roche Cobas Taqman 法检测，其最低检测值为50IU/ml（约等于 300 拷贝/毫升）。我国常用实时荧光定量 PCR 法，最低检测值为 1 000 拷贝/毫升，灵敏性和准确率较低。

4. HBV 基因分型及耐药变异检测　HBV 基因分型和耐药变异的检测方法有：特异性引物 PCR 法、限制性片段长度多态性分析法、线性探针反向杂交法和基因测序等。

（六）诊断与鉴别诊断

1. 诊断标准　追问病史，可有输血史或血制品、其他药物注射史；急性肝炎的临床表现；肝生化指标，特别是 ALT 和 AST 升高，伴或不伴胆红素升高；急性期 HBsAg 阳性，可伴有短暂 HBeAg、HBV DNA 阳性；抗 HBc IgM 高滴度阳性，抗 HBc IgG 低滴度阳性；恢复期 HBsAg 和抗 HBc－IgM 低滴度下降，最后转为阴性，若患者发病前 6 个月以内证实乙型肝炎血清标记物阴性，则更支持急性乙型肝炎的诊断。

2. 鉴别诊断　需与其他病因的病毒性肝炎、药物或中毒性肝炎区别，主要依据流行病史、服药史和血清学标记物鉴别。

（七）治疗

急性乙型肝炎多能自愈，无须特殊药物治疗。患者只需适当休息、平衡饮食，只有在必要时，根据临床症状对症支持治疗。

（八）预防

1. 管理传染源　除抗 HBs 阳性且 HBV DNA 阴性者，其余血清 HBV 标志物阳性者不能献血，避免从事餐饮及幼托工作。

2. 切断传播途径　防治血液及体液传播，保护易感人群。

3. 接种乙型肝炎疫苗　是预防 HBV 感染的最有效方法。乙型肝炎疫苗的接种对象主要是新生儿，其次为婴幼儿，15 岁以下未免疫人群和高危人群（如医务人员、经常接触血液的人员、托幼机构工作人员等），其中新生儿在出生 12 小时内注射乙型肝炎免疫球蛋白（HBIG）和乙型肝炎疫苗后，可接受 HBsAg 阳性母亲的哺乳。乙型肝炎疫苗免疫在接种前不筛查 HBV 感染标志物是安全的。乙型肝炎疫苗全程需接种 3 针，按照 0、1、6 个月程序，即接种第 1 针疫苗间隔 1 个月及 6 个月注射第 2 和第 3 针疫苗。新生儿接种乙型肝炎疫苗要求在出生后 24 小时内接种，越早越好。接种部位新生儿为臀前部外侧肌肉内，儿童和成人在上臂三角肌中部肌内注射。

接种乙型肝炎疫苗后有抗体应答者的保护效果一般至少可持续 12 年，因此一般人群不需要进行抗－HBs 监测或一般人群不需行抗－HBs 监测或加强免疫。但对高危人群可进行抗－HBs 监测，如抗－HBs < 10mIU/ml，可予加强免疫。

对乙型肝炎疫苗无应答者，应增加疫苗的接种剂量（如 60μg）和针次，对 3 针免疫程序无应答者可再接种 3 针或 1 针 60μg 重组酵母乙型肝炎疫苗，并于第 2 次接种 3 针或 1 针 60μg 乙型肝炎疫苗后 1～2 个月检测血清中抗－HBs，如仍无应答，可再接种 1 针 60μg 重组酵母乙型肝炎疫苗。

意外暴露的人群中，若已接种过乙型肝炎疫苗，且已知抗－HBs≥10IU/L 者，可不进行特殊处理。如未接种过乙型肝炎疫苗，或虽接种过乙型肝炎疫苗，但抗－HBs < 10IU/L 或抗－HBs 水平不详，应立即注射 HBIG 200～400IU，并同时在不同部位接种 1 针乙型肝炎疫苗（20μg），于 1 个月和 6 个月后分别接种第 2 和第 3 针乙型肝炎疫苗（各 20μg）。

三、丙型肝炎

（一）病原学

丙型肝炎病毒（HCV）是包膜呈球形的 RNA 病毒，免疫电镜下其直径为 55～65nm。HCV 属黄病毒家族成员，均含有单股正链 RNA 基因组。其复制方式与黄病毒家族病毒相似，以正链 RNA 基因组作为病毒复制的模板，复制成负链 RNA，再转录成多个正链 RNA。对世界各地 HCV 分离株的部分或全序列分析，发现各分离株的基因组序列存在差异，有明显异质性。

（二）流行病学

1. 传染源　丙型肝炎的主要传染源是潜伏期患者，急性丙型肝炎、亚临床型和慢性丙型肝炎患者和无症状携带者。

2. 传播途径　如下所述。

（1）血液传播：HCV 感染经血或血制品传播。

（2）医源性传播：医疗器械、针头、针灸用品均可感染丙型肝炎。拔牙和文眉者也可感染丙型肝炎，这些均与接触传染性血液有关。

（3）性接触传播：研究报道，无输血史的丙型肝炎患者中，有性接触或家庭内肝炎接触史者颇为多见，丙型肝炎发病与接触新的性伙伴明显相关。有资料表明，在精液及阴道分泌液中均有 HCV 存在，这说明存在 HCV 性传播的可能。

（4）母婴传播：近年来对 HCV 存在母婴传播已有较明确的认识。HCV RNA 阳性母亲将 HCV 传播给新生儿的危险性约 5%～10%。并发 HIV 感染时，传播的危险性增至 20%。HCV 载量高低与母婴传播的危险性大小直接相关。

（5）日常生活接触传播：一般日常生活或工作接触不会传播 HCV。接吻、拥抱、喷嚏、咳嗽、食物、饮水、共用餐具和水杯等，由于无皮肤破损及血液暴露，一般不会传播 HCV。

3. 高危人群　主要是受血者、血透患者、静脉药瘾者、HIV 感染者和 HCV 阳性孕妇所生的婴儿，密切接触传染性血液的医护人员、检验人员和丙型肝炎患者家属的发病率相对较高。

（三）病理及发病机制

1. 病理变化　急性丙型肝炎镜下可见灶性坏死、气球样变和嗜酸性小体。严重者可见桥接样坏死和肝细胞再生，门管区炎性细胞增加、淋巴细胞聚集和胆管损伤等，但程度明显低于慢性丙型肝炎。

2. 发病机制　HCV 致肝细胞损伤的机制主要有：HCV 直接杀伤作用；宿主免疫因素；自身免疫；细胞凋亡。HCV 感染者半数以上可转为慢性。

（四）临床特征

1. 潜伏期　病毒感染后的潜伏期为 21～84 天，平均 50 天左右。

2. 临床表现　急性 HCV 感染初期多数为无明显临床症状和体征，部分患者可出现 ALT 轻度升高或黄疸，极少数可发生急性重型肝炎。在急性感染中，80%～85% 不能清除病毒，而进入慢性持续性感染，其中 25%～35% 患者缓慢发展并进入终末期肝病，在 30～40 年后 1%～2.5% 可发展为肝细胞癌（HCC）患者。无论在急性或慢性感染者中均有部分患者可自行恢复，特别是儿童和妇女。

急性丙型肝炎多数为无黄疸型肝炎。起病较缓慢，常无发热，仅轻度消化道症状，伴 ALT 异常；少数为黄疸型肝炎；发热者占 7%。黄疸呈轻度或中度；急性丙型肝炎中约有 15% 为急性自限性肝炎，在急性期 ALT 升高；HCV RNA 阳性和抗 HCV 阳性；经 1～3 个月黄疸消退，ALT 恢复正常；常在 ALT 恢复前 HCV RNA 转阴，病毒持续阴性，抗 HCV 滴度也逐渐降低，仅少数病例临床症状明显。

（五）实验室检查

除常规肝生化指标，常用于 HCV 的特异诊断有抗 HCV 和 HCV RNA 以及 HCV 基因型。目前常用的第二代、第三代重组免疫印迹试验与 HCV RNA 的符合率较高。国内多采用 HCV 荧光 RT－PCR 试剂盒检测 HCV RNA 定量，有助于评估 HCV 复制水平和评价抗病毒治疗疗效。基因分型用于预测临床治疗的效果及最佳治疗时限。

（六）诊断与鉴别诊断

依据病史、临床表现、常规实验室检查及特异性血清病原学确诊。主要与肝外梗阻性黄疸、溶血性黄疸等其他原因引起的黄疸以及药物性肝炎、急性结石性胆管炎等其他原因引起的肝炎鉴别。

对急、慢性 HCV 感染的鉴别依靠临床表现及抗 - HCV 和 HCV RNA 的变化。急性感染，HCV RNA 先于抗 - HCV 出现，通常在感染后的第 2 周出现，抗 HCV 通常在 8 ~ 12 周后出现。

（七）治疗

急性丙型肝炎中有 60% ~85% 者会转为慢性，比率远高于急性乙型肝炎，早期抗病毒治疗，可有效阻断其慢性发展。临床发病后 1 个月内，血清 ALT 持续升高、HCV RNA 阳性的急性丙型肝炎患者应及早给予 IFN - α 联合利巴韦林抗病毒治疗。

（八）预防

严格筛选献血者，推行安全注射和安全有创操作是目前最有效的预防措施。目前还缺乏有效的预防性疫苗。暴露后预防也缺乏有效的措施。

四、丁型肝炎

（一）病原学

丁型肝炎病毒（HDV）属 RNA 病毒，颗粒呈球形，其外壳是嗜肝 DNA 病毒表面抗原，即人类 HBsAg，内部有 HDAg 和 HDV 基因组。HDV 是缺陷性病毒，其复制需要 HBV、土拨鼠肝炎病毒（WHV）等嗜肝 DNA 的辅佐，为 HDV 提供外膜蛋白。

（二）流行病学

1. 传染源　主要是急、慢性丁型肝炎患者和 HDV 携带者。

2. 传播途径　HDV 的传播方式与 HBV 相同，输血和血制品是传播 HDV 的最重要途径之一，也可经性、母婴传播。HDV 感染一般与 HBV 感染同时发生或继发于 HBV 感染。我国 HDV 传播以生活密切接触为主。

3. 易感人群　与 HBV 感染的易感人群相同。若感染人群已受到 HBV 感染，则有利于 HDV 复制，易感性更强。

（三）病理及发病机制

1. 病理表现　HDV 感染的病理表现与 HBV 基本相似，HDV 以肝细胞嗜酸性变及微泡状脂肪变性，伴肝细胞水肿、炎性细胞浸润及门管区炎症反应为特征。重型肝炎时，可见大块肝细胞坏死，残留肝细胞微泡状脂肪变性、假胆管样肝细胞再生及门管区炎症加重。

2. 发病机制　病情较重的 HDV 感染病理表现说明 HDV 具有直接致细胞病变作用；同时 HDV 复制的免疫应答在肝脏损伤机制中可能起重要作用，因此可能存在免疫介导的肝脏损伤。

（四）临床特征

1. 同时感染　HDV 和 HBV 同时感染可导致急性丁型肝炎，但也可在 HBV 感染基础上重叠 HDV 感染。潜伏期 6 ~ 12 周；病程可先后发生 2 次肝功能损害，期间间隔 2 ~ 4 周，血清 TBil、ALT、AST 升高。整个病程较短，随 HBV 感染的终止，HDV 也随之终止，预后良好，极少向重型肝炎发展。

2. 重叠感染　HDV 和 HBV 重叠感染的潜伏期 3 ~ 4 周。无症状的慢性 HBV/HBsAg 携带者重叠 HDV 感染的临床表现与急性肝炎发作类似，有时病情较重，ALT、AST 常持续升高数月，或血清 TBil 及氨基转移酶呈双峰曲线升高，易发展成慢性肝炎，甚至肝硬化。当血清中出现 HDAg 时，HBsAg 滴度可能下降；因绝大多数患者发展为慢性感染，血清中一般可持续检测到 HDAg 和 HDV RNA；高滴度抗 - HDV IgM 和 IgG 可长期持续存在。同时近年研究发现，丁型肝炎与原发性肝癌可能存在相关性。

（五）实验室检查

1. 抗HDV　常规检测丁型肝炎用免疫酶法或放射免疫法，敏感性和特异性较高。

2. HDAg　放射免疫法检测血清HDAg，有助于早期诊断。

3. HDV RNA　cDNA探针斑点杂交法可检测血清HDV RNA，RT－PCR检测HDV RNA的敏感性较高。

（六）诊断

根据病史，HBV、HDV血清标志物以及肝生化指标综合分析。必要时可行肝穿刺活检术，并检测肝组织内病毒抗原。

（七）治疗

HDV与HBV感染所致的急性肝炎多为自限性，无须特殊治疗。

（八）预防

HDV感染必须有HBV辅助，预防乙型肝炎的措施也可预防丁型肝炎，包括对献血员及血制品进行HBsAg筛查，减少HBV感染的机会：广泛接种HBV疫苗，既可预防HBV感染，又可预防HBV/HDV联合感染；对HBV患者和HBsAg携带者进行健康教育，以减少HDV重叠感染的机会。

五、戊型肝炎

（一）病原学

戊型肝炎病毒（HEV）是二十面对称体圆球形颗粒，直径27～38nm，无包膜，基因组为线状单正链RNA。目前认为，HEV存在4个基因型，1、2型主要在亚洲发展中国家，毒力较强，多为水源性传播，易感人群主要是年轻人。

（二）流行病学

1. 传染源　潜伏期末及急性期初的戊型肝炎患者传染性最强，其粪便中的病毒量较多。动物是否作为传染源尚待进一步研究，但流行病学研究显示，接触猪的人群，HEV流行率较高。

2. 传播途径　粪－口途径为主，多数戊肝流行与饮用被人粪便污染的水（水型流行）有关。1986年至1988年我国新疆流行的戊型肝炎是迄今为止世界上最大的一次水源性暴发流行，累及患者数高达12万人，持续流行将近2年。也可经食物传播，经日常生活接触传播也有报道，但较甲型肝炎少见。发达国家的病例多为输入性传播。HEV经血和母婴传播较为罕见。

3. 易感人群　普遍易感，青壮年发病率较高，儿童、老人发病率较低。感染后可获得一定免疫力，但不太持久，幼年感染后至成人后仍可再次感染。

（三）病理及发病机制

戊型肝炎肝组织学特点是门管区炎症，库普弗细胞增生，肝细胞气球样变性，形成双核，胞质及毛细胆管胆汁淤积，几乎50%以上的患者表现为明显淤胆。该病毒由肠道侵入肝脏后进行复制，细胞免疫介导的肝细胞损伤是主要原因，但其具体发病机制尚不清楚。

（四）临床特点

1. 潜伏期　本病潜伏期15～75天，平均40天。

2. 临床表现　戊型肝炎的临床表现与甲型肝炎极为相似，可表现为亚临床型、急性黄疸型、急性无黄疸型、淤胆型和重型。

（1）急性黄疸型：临床多见，达85%以上，远高于甲型肝炎；黄疸前期：绝大多数患者起病急，约半数患者有发热、畏寒、咳嗽等上呼吸道感染症状，1/3患者伴有关节痛，继而出现恶心、呕吐、厌油、腹泻、腹胀等消化道不适症状，尿色逐渐加深，此期一般持续数日至2周，平均10天。黄疸期：尿色呈进行性加深，巩膜黄染、皮肤黄疸，胆汁淤积症状较明显，粪便呈灰白色、皮肤瘙痒较多见，

80% 患者有不同程度的肝大，伴有压痛及叩击痛，约 10% 患者可见脾肿大。此期一般持续 10 ~ 30 天，老年患者可达 2 个月以上；恢复期：自觉症状逐渐改善，黄疸逐渐消退，此期一般持续 2 ~ 4 周。

（2）急性无黄疸型：临床表现除不出现黄疸外，其余与急性黄疸型相似，但临床症状轻微，部分患者无任何临床症状，呈亚临床型感染。

（3）淤胆型：淤胆型戊型肝炎较常见，发病率高于甲型肝炎，临床表现与甲型肝炎基本相似。

（4）重型：重型戊型肝炎约占 5%，较甲型肝炎多见，发病初期常类似急性黄疸型肝炎，但病情迅速发展，表现出急性重型肝炎和亚急性重型肝炎的临床过程，病情严重，预后较差。使戊型肝炎发生重型转变的危险因素主要为并发 HBV 感染、妊娠以及老年患者。

（五）实验室检查

1. 抗 HEV IgM 和抗 HEV IgG　抗 HEV IgM 在发病早期（3 个月内）由阳性转为阴性是近期感染 HEV 的标志，抗 HEV IgG 在发病早期也可出现，也可作为感染急性戊型肝炎的标志。若急性期抗 HEV IgG 滴度较高，随病程发展呈动态变化，则可诊断急性 HEV 感染。

2. HEV RNA　在发病早期，通过 RT – PCR 采集血液或粪便标本检测到 HEV RNA 可明确诊断。

（六）诊断与鉴别诊断

HEV 主要经粪 – 口途径传播，多有饮用生水史、生食史、接触戊型肝炎患者史或戊型肝炎流行地区旅游史。抗 HEV IgM、抗 HEV IgG 可作为感染急性戊型肝炎的标志，但抗 HEV IgM 常有假阳性，值得临床医师重视。血液或粪便标本检测到 HEV RNA 可明确诊断。

戊型肝炎临床表现与甲型肝炎极为相似，主要依据血清免疫学诊断结果予以鉴别。同时应与其他能引起血清 ALT、胆红素升高的疾病鉴别，如中毒性肝炎（药物或毒物）、传染性单核细胞增多症、钩端螺旋体病、胆石症等。临床上需详细询问流行病学史（如用药史、不良饮食习惯、疫区居住、旅游等），特异性病原学诊断、B 超检查等有助于鉴别诊断。

（七）治疗

本病治疗原则与甲型肝炎类似，无特殊治疗方案。急性期予对症支持。戊型肝炎孕妇虽不用终止妊娠，但易发生重型肝炎，应密切观察病情变化，及时发现，及时对症治疗，以免病情加重。

（八）预防

本病预防重在切断传播途径，注意环境、食品及个人卫生。目前尚无商业化的戊型肝炎疫苗。

（张　冰）

第二节　慢性病毒性肝炎

一、慢性乙型肝炎

（一）概念及自然史

1. 概念　有乙型肝炎或 HBsAg 阳性史超过半年，现 HBsAg 和（或）HBV DNA 仍为阳性者，可诊断为慢性 HBV 感染，出现肝炎症状、体征及肝生化指标异常者可诊断为慢性乙型肝炎（CHB）。

2. 自然史　慢性 HBV 感染可分为 3 个阶段：免疫耐受期、免疫活动（清除）期及非活动期。

免疫耐受期：是指在围生期主要来自 HBsAg/HBeAg 阳性母亲的感染，ALT 水平正常，HBV DNA > 10^5 拷贝/毫升，常高于 $10^{7\sim8}$ IU/ml，肝活检正常，伴或不伴纤维化的轻微炎症，大多发生在 HBV 基因 C 型。

免疫活动（清除）期：HBeAg 阳性的 CHB，ALT 水平升高，HBV DNA > 10^5 拷贝/毫升；抗 – HBe 阳性的 CHB 者，ALT 水平升高，HBV DNA > 10^4 拷贝/ml。HBeAg 阳性或阴性的慢性乙肝肝活检中都可能发现肝脏炎症伴或不伴纤维化。

非活动期：抗 - HBe 阳性，HBV DNA < 10^3 拷贝/ml，肝脏炎症轻微或无炎症，肝纤维化可随时间改善，HBsAg 可能最终被清除。

（二）临床特征

慢性肝病的临床症状主要有乏力、食欲减退、消瘦、肝区不适或隐痛，临床体征主要有面色晦暗、蜘蛛痣、肝掌、肝脾肿大等。

（三）诊断

1. 临床诊断　如下所述。

（1）慢性乙型肝炎

1）HBeAg 阳性慢性乙型肝炎：血清 HBsAg、HBeAg 和 HBV DNA 阳性，抗 - HBe 阴性，血清 ALT 持续或反复升高，或肝组织学检查有肝炎病变。在此期间，若 HBV 复制停止、HBV DNA 转阴，肝脏活动性炎症逐渐消退，肝功能可恢复正常，但是若反复或进行性发作则可发展至重型肝炎、肝硬化，甚至肝癌。

2）HBeAg 阴性慢性乙型肝炎：血清 HBsAg 和 HBV DNA 阳性，HBeAg 持续阴性，抗 - HBe 阳性或阴性，血清 ALT 持续或反复异常，或肝组织学检查有肝炎病变。若 HBV DNA 复制得不到控制，肝脏呈慢性活动性炎症，血清 ALT 波动性大，易发展至重型肝炎、肝硬化及肝癌。

（2）乙型肝炎肝硬化

1）代偿期肝硬化：有肝功能失代偿表现，如门静脉高压症、脾功能亢进及轻度食管胃底静脉曲张，但无食管胃底静脉曲张破裂出血、腹腔积液和肝性脑病等。

2）失代偿期肝硬化：一般属 Child PughB、C 级。患者常发生食管胃底静脉曲张破裂出血、肝性脑病、腹腔积液等严重并发症。多有明显的肝功能失代偿，如人血白蛋白 < 35g/L、胆红素 > 35μmol/L、ALT 和 AST 不同程度升高、凝血酶原活动度（PTA）<60%。

（3）携带者

1）慢性 HBV 携带者：血清 HBsAg 和 HBV DNA 阳性，HBeAg 或抗 - HBe 阳性，但 1 年内连续随访 3 次以上，血清 ALT 和 AST 均在正常范围，肝组织学检查一般无明显异常。对血清 HBV DNA 阳性者，应建议其做肝穿刺检查，以便进一步确诊和进行相应治疗。

2）非活动性 HBsAg 携带者：血清 HBsAg 阳性、HBeAg 阴性、抗 - HBe 阳性或阴性，HBV DNA 检测不到（PCR 法）或低于最低检测限，1 年内连续随访 3 次以上，ALT 均在正常范围。肝组织学检查显示：Knodell 肝炎活动指数（HAI）<4 或其他的半定量计分系统病变轻微。

（4）隐匿性慢性乙型肝炎：血清 HBsAg 阴性，但血清和（或）肝组织中 HBV DNA 阳性，并有慢性乙型肝炎的临床表现。患者可伴有血清抗 - HBs、抗 - HBe 和（或）抗 - HBc 阳性。另约 20% 隐匿性慢性乙型肝炎患者除 HBV DNA 阳性外，其余 HBV 血清学标志均为阴性。诊断需排除其他病毒及非病毒因素引起的肝损伤。

2. 实验室诊断　如下所述。

（1）肝生化指标检查：ALT、AST 显著升高，持续或反复高于 5 倍正常值上限提示慢性肝炎活动期。其他指标包括血清胆红素、GGT、ALP 升高、PT 延长等，常与病情严重程度相关。

（2）乙型肝炎血清病毒标记物及其意义见表 7 - 1。

表 7 - 1　乙型肝炎血清病毒标记物及其意义

HBsAg	抗 HBs	HBeAg	抗 HBe	抗 HBc	HBV DNA	意义
+	-	+	-	-	+	HBV 复制活跃
+	-	+	-	+	+	HBV 复制活跃
+	-	-	-	+	+	HBeAg 或抗 HBe 空白期
+	-	-	+	+	+	HBeAg 阴性 CHB
+	-	-	+	+	-	HBV 极低复制或已停止

续 表

HBsAg	抗 HBs	HBeAg	抗 HBe	抗 HBc	HBV DNA	意义
-	-	-	-	+	-	HBV 极低复制或 HBV 既往感染
-	-	-	+	+	-	HBV 低复制，抗 HBs 出现前期
-	+	-	+	+	-	HBV 感染恢复期
-	+	-	-	+	-	HBV 感染恢复期
+	+	+	-	+	+	HBV 不同亚型感染
+	-	-	-	-	-	HBV DNA 整合
+	-	-	+	-	+	前 C 区基因变异
-	+	-	-	-	-	已获免疫力

（3）HBV DNA、基因型和变异检测

1）HBV DNA 定性和定量检测：反映病毒复制情况或水平，主要用于慢性 HBV 感染的诊断、血清 HBVDNA 及其水平的监测，以及抗病毒疗效评估。

2）HBV 基因分型：常用的方法有：①基因型特异性引物 PCR 法；②限制性片段长度多态性分析法（RFLP）；③线性探针反向杂交法（INNO - LiPA）；④PCR 微量板核酸杂交酶联免疫法；⑤基因序列测定法等。但目前国内尚无经国家食品药品监督管理局（SFDA）正式批准的 HBV 基因分型试剂盒。

3）HBV 耐药突变株检测：常用的方法有：①HBV 聚合酶区基因序列分析法；②限制性片段长度多态性分析法（RFLP）；③荧光实时 PCR 法；④线性探针反向杂交法等。

3. 病理诊断　肝组织可有不同程度的变性坏死和炎症，淋巴细胞及单核细胞浸润，常可见毛玻璃样肝细胞，地衣红染色呈阳性，免疫组化 HBsAg 胞质弥漫型和胞膜型及 HBcAg 胞质型和胞膜型表达提示 HBV 复制活跃；HBsAg 包涵体型和周边型及 HBcAg 核型表达则提示肝细胞内存在 HBV，也可无 HBsAg 和 HBcAg 表达。当患者处于免疫耐受期和非活动性携带者时炎症轻微，但免疫激活期炎症明显。

4. 鉴别诊断　需与其他导致慢性肝损害的疾病相鉴别，如脂肪性肝病、自身免疫性肝炎及肝癌等。

（四）治疗

慢性乙型肝炎治疗的总体目标是：最大限度地长期抑制或消除 HBV，减轻肝细胞炎症坏死及肝纤维化，延缓和阻止疾病进展，减少和防止肝脏失代偿、肝硬化、HCC 及其并发症的发生，从而改善生活质量和延长存活时间。慢性乙型肝炎的治疗主要包括抗病毒、免疫调节、抗炎保肝、抗纤维化和对症治疗，其中抗病毒治疗是关键，只要有适应证且条件允许，就应进行规范的抗病毒治疗。

1. 适应证　如下所述。

（1）CHB 患者抗病毒治疗的一般适应证：①HBV DNA $\geqslant 10^5$ 拷贝/毫升（HBeAg 阴性者为 $\geqslant 10^4$ 拷贝/毫升）。②ALT $\geqslant 2\times$ 正常上限（upper limits of normal，ULN）：若用干扰素治疗，ALT 应 $\leqslant 10\times$ ULN，血总胆红素水平应 $<2\times$ ULN。③ALT $<2\times$ ULN，但肝组织学示 Knodell HAI $\geqslant 4$，或 $\geqslant$ G2 炎症坏死。具有 1 并有 2 或 3 的患者应行抗病毒治疗；对达不到上述治疗标准者，应监测病情变化，如持续 HBV DNA 阳性，且 ALT 异常，也应考虑抗病毒治疗。

应注意排除由药物、酒精和其他因素所致的 ALT 升高，也应排除因应用降酶药物后 ALT 暂时性正常。在一些特殊病例如肝硬化，其 AST 水平可高于 ALT，此类患者可参考 AST 水平。HBeAg 阳性和 HBeAg 阴性的 CHB 患者处理流程见图 7 - 1。

（2）代偿期肝硬化：AASLD 指南推荐对于 HBV DNA $>2\ 000$IU/ml 的代偿期肝硬化患者应予以抗病毒治疗，因高水平的 HBV DNA（2 000IU/ml）是疾病进展的可靠预测指标。抗病毒治疗是否能阻止不良临床结局的出现，尚待进一步研究证实。

（3）HBV 相关危及生命的肝脏疾病：现有研究证实，对于 HBV 相关、可能危及生命的严重肝脏疾病（如急性肝衰竭和失代偿期肝硬化）患者，抗病毒治疗有益，还可减少肝移植患者 HBV 再感染的风险（表 7 - 2）。

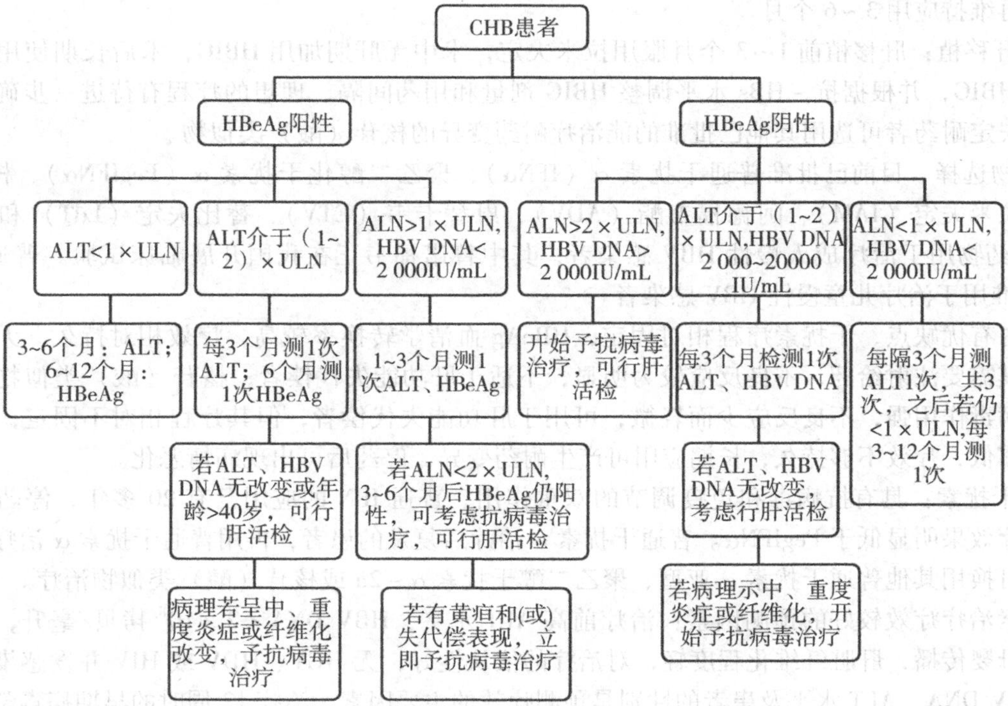

图 7-1 HBeAg 阳性和 HBeAg 阴性的 CHB 患者处理流程图

表 7-2 危及生命的 HBV 相关肝病抗病毒治疗建议

疾病类型	HBV DNA	ALT	抗病毒建议
急性肝功能衰竭	测出	任何值	尽早行抗病毒治疗
失偿期肝硬化	测出	任何值	尽早行抗病毒治疗
严重的肝炎复发（再激活）	测出	ALT 迅速升高，常 >10×ULN	若有凝血功能障碍以及出现黄疸，则立即抗病毒治疗

（4）携带者和非活动者：对慢性 HBV 携带者，应建议其做肝组织学检查，如肝组织学显示 Knodell HAI≥4，或≥G2 炎症坏死者，需行抗病毒治疗。如肝炎病变不明显或未做肝组织学检查者，建议暂不行治疗。非活动性 HBsAg 携带者一般不需治疗。上述两类携带者均应每 3 ~6 个月进行生化学、病毒学、甲胎蛋白和影像学检查，一旦出现 ALT≥2×ULN，且同时 HBV DNA 阳性，可用干扰素 α 或核苷（酸）类似物治疗。

（5）妊娠：处于免疫耐受期的孕妇与其他免疫耐受期人群一样，原则上不必抗病毒治疗。

第一胎联合阻断失败的孕妇再怀孕时应及早抗病毒治疗。肝炎活动的孕妇，孕 3 个月后开始抗病毒治疗更安全。孕妇抗病毒药物选择：替比夫定（妊娠安全等级 B 级）、拉米夫定（妊娠安全等级 C 级，但国内报道对妊娠无影响）或替诺福韦；禁用 IFN 或 PegIFN，不用恩替卡韦或阿德福韦酯，若在发现妊娠前已用 IFN 或任意核苷类药物，在怀孕后改为替比夫定。治疗过程中不可避免的一个争议是母婴传播的阻断问题，2011 年我国报道在妊娠后期应用 HBIG 和乙肝疫苗联合阻断成功率 >90%，但在许多省份，HBIG 和疫苗的用量不规范，陆续的失访病例越来越多，该方案是否可行还需大样本、多中心的临床试验验证。

（6）并发其他病毒感染：并发 HCV 感染患者可应用 PegIFN 联合利巴韦林抗病毒治疗；并发 HIV 者，若出现临床症状，可先行抗 HIV 治疗，再抗 HBV，若无临床症状，血液中 CD4 细胞≥400 个/mm^3，可抗 HBV 治疗。

（7）免疫抑制剂使用患者：在开始免疫抑制剂治疗前 12 周开始使用核苷酸类似物，在疗程结束后仍然需要再维持应用3~6个月。

（8）肝移植：肝移植前1~3个月服用拉米夫定，术中无肝期加用HBIG，术后长期使用拉米夫定和小剂量HBIG，并根据抗-HBs水平调整HBIG剂量和用药间隔，理想的疗程有待进一步确定。对于发生拉米夫定耐药者可选用其他已批准的能治疗耐药变异的核苷（酸）类似物。

2. 药物选择　目前已批准普通干扰素α（IFNα）、聚乙二醇化干扰素α（PegIFNα）、核苷（酸）类似物：拉米夫定（lAM）、阿德福韦酯（ADV）、恩替卡韦（ETV）、替比夫定（LdT）和替诺福韦（TDF）等药物用于治疗成人慢性HBV感染者，其中替诺福韦正在我国开展临床试验。普通IFNα和LAM被批准用于治疗儿童慢性HBV感染者。

两者各有优缺点，干扰素疗程相对固定，HBeAg血清学转换率较高，疗效相对持久，无耐药变异问题，但其需要注射给药，不良反应较为明显，不适于肝功能失代偿者；核苷（酸）类似物可口服给药，抑制病毒作用强，不良反应少而轻微，可用于肝功能失代偿者，但其疗程相对不固定，HBeAg血清学转换率低，疗效不够持久，长期应用可产生耐药变异，停药后可出现病情恶化。

（1）干扰素：具有抗病毒和免疫调节的双重作用。普通IFN的应用已有20多年，停药后疗效持久，但治疗效果明显低于PegIFNα。普通干扰素α治疗后复发的患者，再用普通干扰素α治疗仍可获得疗效，也可换用其他普通干扰素α亚型、聚乙二醇干扰素α-2a或核苷（酸）类似物治疗。

干扰素治疗疗效较好的预测因素：治疗前高ALT水平，HBV DNA $<2\times10^8$拷贝/毫升，女性，病程短，非母婴传播，肝脏纤维化程度轻，对治疗的依从性好，无HCV、HDV或HIV并发感染者。其中治疗前HBV DNA、ALT水平及患者的性别是预测疗效的主要因素。治疗12周时的早期病毒学应答对预测疗效也很重要。

不良反应：①流感样综合征。②一过性骨髓抑制：如中性粒细胞绝对计数$\leqslant1.0\times10^9$/L，血小板$<50\times10^9$/L，应降低干扰素α剂量，1~2周后复查，如恢复，则逐渐增加至原量。如中性粒细胞绝对计数$\leqslant0.75\times10^9$/L，血小板$<30\times10^9$/L，则应停药。对中性粒细胞明显降低者，可试用粒细胞集落刺激因子（G-CSF）或粒细胞巨噬细胞集落刺激因子（GM-CSF）治疗。③精神异常：可表现为抑郁、妄想症、重度焦虑等精神病症状，症状严重者，应及时停用干扰素α；干扰素可诱导产生自身抗体和自身免疫性疾病，严重者应停药。④其他少见的不良反应：包括肾脏损害（间质性肾炎、肾病综合征和急性肾衰竭等）、心血管并发症（心律失常、缺血性心脏病和心肌病等）、视网膜病变、听力下降和间质性肺炎等，发生上述反应时，应停止干扰素治疗。

禁忌证：绝对禁忌证包括：妊娠、精神病史（如严重抑郁症）、未能控制的癫痫、未戒断的酗酒/吸毒者、未经控制的自身免疫性疾病、失代偿期肝硬化、有症状的心脏病、治疗前中性粒细胞计数$<1.0\times10^9$/L和治疗前血小板计数$<50\times10^9$/L；相对禁忌证包括：甲状腺疾病、视网膜病、银屑病、既往抑郁症史、未控制的糖尿病、未控制的高血压、总胆红素$>51\mu$mol/L，特别是以间接胆红素为主者。

（2）核苷（酸）类似物

1）拉米夫定（LAM）：为L-核苷酸类药物，可有效抑制HBV复制。其安全性和耐受性较好，不良反应少，但最主要的缺点是发生耐药，易发生YMDD变异，使得之前的疗效功亏一篑。

2）阿德福韦酯（ADV）：5′-单磷酸脱氧阿糖腺苷的无环类似物，本药尤其适合于需长期用药或已发生拉米夫定耐药者。在较大剂量时有一定肾毒性，主要表现为血清肌酐的升高和血磷的下降，但每日10mg剂量对肾功能影响较小，因此对应用阿德福韦酯治疗者，应定期监测血清肌酐和血磷。

3）恩替卡韦（ETV）：环戊酰鸟苷类似物，Ⅱ/Ⅲ期临床研究表明，成人每日口服0.5mg疗效优于拉米夫定。对初治患者治疗1年时的耐药发生率为0，但对已发生YMDD变异患者治疗1年时的耐药发生率为5.8%。

4）替比夫定（LdT）：L-核苷类似物，具有特异高度抗HBV活性，但应用其治疗后血清磷酸肌酸激酶明显高于拉米夫定和阿德福韦酯。此外，LdT与PegIFN联合应用可导致周围性神经病变，临床医师需提高警惕，禁止两者联用。LdT耐药率低于拉米夫定，却高于阿德福韦酯及恩替卡韦。

5）替诺福韦（TDF）：非环状腺嘌呤核苷酸类似物，化学结果类似阿德福韦，但抗病毒活性比阿德福韦快且强，美国 AASLD 2009 年版指南推荐其为第一线药物之一。

3. 初治药物选择　目前国内外指南均建议，初治应尽可能选择抗病毒作用强、耐药发生率低的药物。最新文献显示，对 HBeAg 阳性初治患者经 48 ~ 52 周核苷酸类似物治疗达到血清 HBV DNA 不可测的比例分别为：LAM 40% ~ 44%、ADV 21%、ETV 67%、LdT 60%、TDF 76%；对 HBeAg 阴性患者为：LAM 60% ~ 73%、ADV 51%、ETV 90%、LdT 88%、TDF 93%。

4. 疗程及不良反应的监测　如下所述。

（1）疗效监测

1）HBV DNA：HBV DNA 是治疗过程中的一项重要监测指标。一般开始治疗后最好每月检测一次，以判定药物疗效及是否存在原发无应答，3 个月后可每 3 ~ 6 个月检测 1 次。

2）HBsAg 清除/HBeAg 转换：HBsAg 清除/HBeAg 转换是目前可用以判断何时停药的替代指标。国内外最新研究显示，不同核苷酸类似物治疗 1 年的 HBeAg 血清学转换率分别为：LAM 16% ~ 21%、ADV 12% ~ 18%、ETV 21%、LdT 22%、TDF 21%。进一步延长治疗后，累积 HBeAg 血清学转换率均有所提高：LAM、ADV 治疗 5 年后分别为 50%、48%，TDF、ETV 治疗 3 年后分别为 26% 及 39%，而 LdT 治疗 2 年后为 30%。

3）ALT：反映肝组织损伤的敏感指标，也是评估肝脏炎症活动度的一项重要生化指标。我国指南建议：治疗开始后每月 1 次，连续 3 次，后随病情改善可每 3 个月检测 1 次。

（2）不良反应

1）肾功能损伤：欧洲指南推荐，开始应用 TDF 的第一年每 4 周监测 1 次肾功能，以后每 3 个月监测 1 次；ADV 则常规每 3 个月监测 1 次肾功能，必要时行药物剂量调整；而 ETV 则无须常规肾功能监测。

2）骨密度降低：在高年龄的 CHB 患者中，应警惕骨密度降低引发的并发症，如骨质疏松、骨折等，必要时予以监测。

3）其他少见不良反应：肌肉骨骼系统损害、乳酸性酸中毒和低磷血症等。

5. 耐药的处理　耐药是 CHB 长期管理过程中最棘手的问题。耐药不仅可抵消抗病毒治疗的长期获益，而且致使疾病进展风险增大。耐药患者的再治疗较初治时更为困难，多重耐药发生风险高，耐药更直接增加医疗成本、患者经济和心理负担等。

治疗过程中定期行 HBV DNA 检测，当 HBV DNA 出现病毒学突破时，首先需排除非 HBV 因素（如依从性差、药代动力学改变等），再考虑因耐药导致治疗失败。

对于原发性抗病毒治疗失败（无应答）或继发性治疗失败（病毒学突破）者，均应当行 HBV 耐药基因型检测以确认耐药以指导挽救治疗。

国内外指南均建议，初治患者尽可能选择抗病毒作用强、耐药发生率低的药物；避免单药序贯治疗。

一旦发生耐药，建议尽早加用无交叉耐药的另一种核苷酸类似物进行联合治疗。LAM/LdT 耐药并出现 L180M ± M204V/I 突变基因时，可减弱 ETV、LdT 后续治疗的敏感性，而 ADV、TDF 对病毒仍有活性；ADV 耐药且出现 N236T 突变时，TDF 敏感性减弱，而 ETV、LAM、LdT 治疗仍敏感；ADV 耐药伴 A181T/V ± N236T 突变时，LAM、LdT、TDF 均与其出现交叉耐药，仅 ETV 后续治疗有效；ETV 耐药时，LAM、LdT 后续治疗敏感性减弱，而 ADV、TDF 治疗对病毒仍然具有活性。

6. 停药时机　我国 2010 年指南对 HBeAg 阳性和 HBeAg 阴性 CHB 患者建议，总疗程分别“至少已达 2 年”和“至少已达两年半”方可考虑停药，并基于降低复发的考虑，建议延长疗程。

7. 停药后复发再治疗　即使经过巩固治疗并严格按照标准停药，CHB 患者停药后仍有复发风险，因此各指南建议的治疗时间趋于延长。

复发再治疗的临床试验数据至今仍然较少。因此，对于达到标准停药后复发者，或未达到标准停药复发但并无耐药相关变异者，采用原方案重新治疗可能有效；而对于未达到停药标准即停药且出现耐药相关变异者，则需采取联合治疗。

二、慢性丙型肝炎

（一）概念及其自然史

1. 概念　丙型肝炎病毒（HCV）感染后，ALT 长期持续或波动不降，持续或间歇性病毒血症超过6个月以上，发展为慢性化的过程，称为慢性丙型肝炎（CHC）。

2. 自然史　从急性肝炎发展至慢性肝炎的过程，临床上仍以6个月为界，在临床实际工作中很难区分时间节点。为决定治疗的方法及疗程，行肝穿刺活检实乃行之有效的方法。感染 HCV 时的年龄在40岁以上、男性及并发 HIV 致免疫功能低下者可促进疾病的进展。

（二）临床特征

慢性丙型肝炎患者很少或无明显临床表现，临床症状多为非特异性，常见乏力、食欲减退、恶心、右上腹疼痛和尿色深黄等。

（三）诊断

1. 肝生化指标检测　ALT、AST 与 HCV 感染所致的肝组织炎症和病情严重程度不一定一致，约1/3患者 ALT 水平正常，大多患者仅轻度肝损伤，但其中部分患者可发展至肝硬化。

2. HCV 抗体检测　ELISA 检测血清中抗 HCV，该法最常用。

3. HCV RNA　如下所述。

（1）RT－PCR 可检测血清和组织中的 HCV RNA，该法特异性强、敏感性高，操作简便，但需注意避免污染。

（2）HCV 基因型检测：基因分型常用于临床病学研究，预测临床治疗的反应性和决定最佳的治疗期限。

4. 肝纤维化检测　目前已有多种无创性试验用于检测慢性 HCV 感染患者是否出现肝纤维化。肝脏瞬时弹性成像（FibroScan）可初步评估慢性 HCV 感染患者的肝硬度情况，但该种检测方法尚未被 FDA 批准，其可靠性、与肝穿刺活检的一致性尚需进一步验证。

（四）鉴别诊断

CHC 除需与其他导致肝功能损害的疾病相鉴别外，还需要与急性 HCV 感染相鉴别。两者的鉴别依靠临床表现，临床症状的出现及是否有黄疸。急性感染后，HCV RNA 通常先于抗 HCV 在血清中检出，最早可在感染后第2周检出，抗 HCV 在第8～12周内不能检出。

（五）治疗

1. CHC 抗病毒治疗　目前多数指南推荐的标准治疗方法是聚乙二醇干扰素（PegIFN）－α 联合利巴韦林（RBV），该方法是 CHC 治疗的经典方案，HCV RNA 阳性，无治疗禁忌证的 CHC 患者均应考虑抗病毒治疗。2011 年美国肝病学会（AASLD）的慢性丙型肝炎指南指出：慢性丙型肝炎抗病毒治疗中应答的定义包括快速病毒学应答、早期病毒学应答、治疗结束时应答等，其中持续病毒学应答是抗病毒治疗长期应答的最好标志。除了这些术语，近来研究发现部分患者在治疗 12 周时 HCV RNA 仍为阳性，24 周时 HCV RNA 低于检测水平，称之为慢应答（slow responders），术语见表 7－3。

表 7－3　病毒学应答的定义及其意义

病毒学应答	定义	临床意义
快速病毒学应答（RVR）	治疗4周时，应用敏感的 PCR 方法检测 HCV RNA 为阴性	基因2型和3型患者或低病毒载量的基因1型患者缩短疗程
早期病毒学应答（EVR）	治疗12周时，以敏感的 PCR 方法检测 HCV RNA 为阴性（完全早期病毒学应答），HCV RNA 较基线下降2个 log 值（部分早期病毒学应答）	对缺乏 SVR 的预测

续 表

病毒学应答	定义	临床意义
治疗结束时病毒学应答（ETR）	24 周或 48 周疗程结束时，以敏感的 PCR 方法检测 HCV RNA 为阴性	
持续病毒学应答（SVR）	治疗结束时和结束后 24 周，以敏感的 PCR 方法检测 HCV RNA 为阴性	抗病毒治疗长期应答的最好标志
病毒学突破（breakthrough）	抗病毒治疗过程中，HCV RNA 低于检测水平后再次出现阳性	
复发（relapse）	抗病毒治疗结束时 HCV RNA 已低于检测水平，24 周内再次出现阳性	
无应答（nonresponder）	抗病毒治疗 24 周后仍未能清除病毒	
无效应答（null responder）	抗病毒治疗 24 周后病毒载量下降不到 2 个 log 值	
部分应答（partial responder）	抗病毒治疗 24 周时病毒载量下降 2 个 log 值，但仍为阳性	
慢应答（slow responders）或延迟清除（delayed virus clearance）	在治疗 12 周时 HCV RNA 阳性，24 周时 HCV RNA 低于检测水平	

2. CHC 的初次治疗　基因 1 型、4～6 型及基因 2、3 型 CHC 初次患者治疗方案见表 7－4。

表 7－4　基因 1 型、4～6 型及基因 2、3 型 CHC 初次患者治疗方案

基因分型	IFN 种类及用量	RBV 用量	疗程
基因 1 型、4～6 型	PegIFNα－2a 180μg，1 次/周，皮下注射； 或 PegIFNα－2b 1.5μg/kg，1 次/周，皮下注射； 或普通 IFN 3～5MU 隔日 1 次，皮下注射	联合 RBV 1 000mg/d（体重＜75kg）； 或 1 200mg/d（体重＞75kg）； 或每天 10.6～13mg/kg	48 周
基因 2、3 型	PegIFNα－2a 180μg，1 次/周，皮下注射； 或 PegIFNα－2b 1.5μg/kg，1 次/周，皮下注射； 或普通 IFN 3～5MU，隔日 1 次，皮下注射	联合 RBV 800mg/d	24 周

应答指导的治疗（RGT）是指导基因 1、2、3 型感染者抗病毒治疗的最新方向。获得 RVR 的患者获得 SVR 的概率很高，不论何种基因型病毒感染，RVR 和 EVR 一样，可用于确定极可能获得 SVR 的患者。过去认为基因非 1 型的 2、3 型基因治疗应答较好，但最新观点认为，RVR 对于 SVR 的预测和疗程的决定可能比基因型更重要。RGT 包括缩短疗程和延长疗程两种方案，目前对 RVR 和疗程的研究还包含了基线病毒载量的影响。

2011 年 AASLD 指南指出，IL 28B 基因型是预测 SVR 获得的强有力因素，在治疗前应进行 IL 28B 基因型的检测，用于预测治疗应答获得的可能性，并有助于确定疗程。CHC 患者的治疗及管理流程见图 7－2。

3. 既往治疗失败的再治疗　AASLD 2009 年版丙型肝炎指南推荐意见指出，既往接受全疗程 PegIFN 联合 RBV 治疗的失败患者，均不推荐现有的标准治疗方案治疗；既往非 PegIFN 治疗（联合或未联合 RBV），或单剂 PegIFN 治疗未联合 RBV 出现无应答或复发者，可考虑 PegIFN 联合 RBV 再治疗；对于 PegIFN 无应答者，在新型抗 HCV 药物上市前，不适宜再治疗。

4. 当前研发新型抗 HCV 药治疗 CHC 的进展　由于部分患者在接受 PegIFN 联合 RBV 的标准治疗后仍难以获得 SVR，新的治疗药物为这部分患者带来了曙光。包括新型干扰素：白蛋白干扰素 α－2b、控释干扰素 α－2b 等；RBV 前体药物 Taribarivin 等；RNA 聚合酶抑制剂：GS9190、ANA598、BI207127 等；蛋白酶抑制剂：特拉匹韦（telaprevir）和波普瑞韦（boceprevir）等。

在众多研发药物中蛋白酶抑制剂进展较快，部分药物已完成Ⅰ期、Ⅱ期和Ⅲ期临床研究，Telaprevir

和 Boceprevir 这 2 个蛋白酶抑制剂需与 PegIFN 联用。

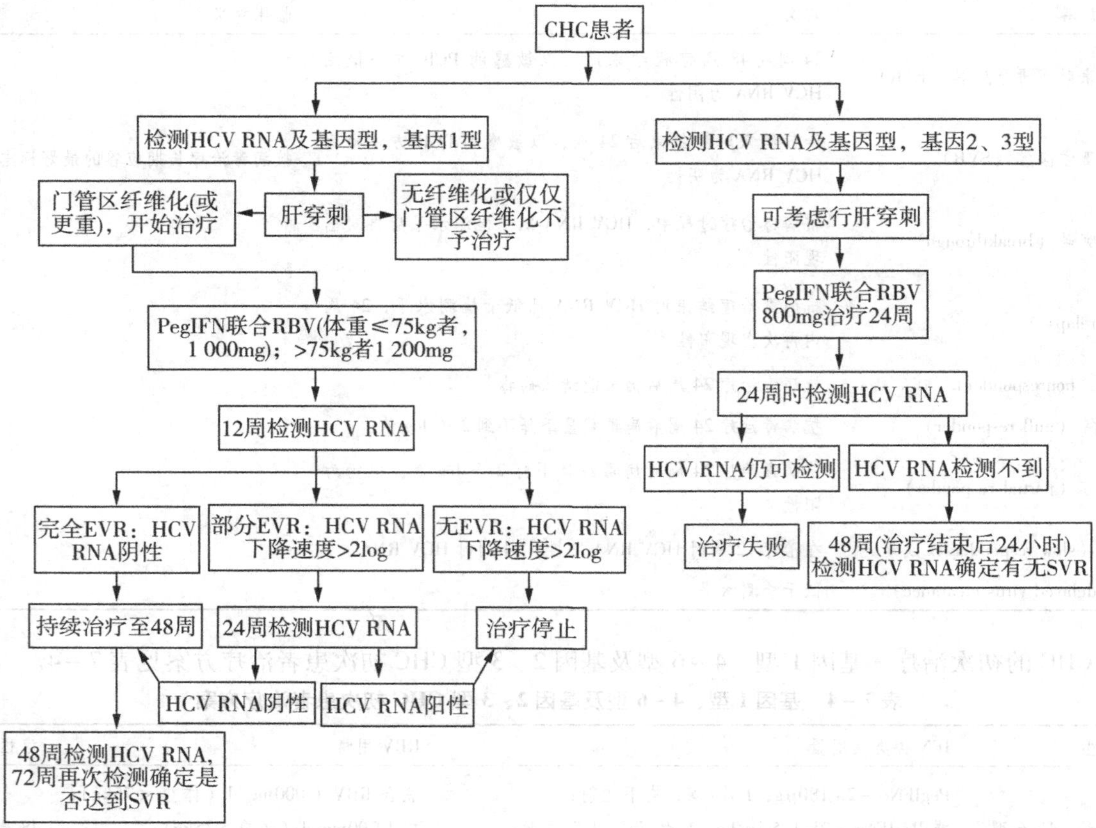

图 7-2　不同基因型 CHC 患者的治疗及管理流程

结合最新的 AASLD 丙型肝炎的治疗指南，简要介绍 Telaprevir 和 Boceprevir 与标准方法联合应用的治疗方案。

（1）初治患者：推荐剂量 750mg，3 次/日（间隔 7～9 小时），餐中服用，联合 PegIFNα 和利巴韦林三联治疗 12 周，之后给予 PegIFNα 和 RBV 治疗 12～36 周。无肝硬化的患者，予 Telaprevir 联合 PegIFNα 和 RBV 三联治疗，如果 HCV RNA 在第 4 周以及 12 周检测不到，则可予 24 周的短疗程治疗。

（2）肝硬化患者：予 Boceprevir 或 Telaprevir 联合 PegIFNα 和 RBV 三联治疗，疗程应达 48 周。予 Telaprevir 联合 PegIFNα 和 RBV 的三联治疗，若治疗的第 4 周或第 12 周 HCV RNA > 1 000IU/ml，和（或）24 周仍可检测到 HCV RNA，应停用。

（3）经治及复发患者：经标准的干扰素 α 或者 PegIFNα 和（或）RBV 治疗，出现复发或者部分应答，推荐予 Boceprevir 或 Telaprevir 联合 PegIFNα 和 RBV 的三联治疗；经标准的干扰素 α 或 PegIFNα 和（或）RBV 治疗无应答的患者，推荐予 Telaprevir 联合 PegIFNα 和 RBV 三联治疗。基于 Boceprevir 或者 Telaprevir 的三联治疗的 RGT 策略，可用于复发患者，也可以用于部分应答患者，但是不推荐用于无应答患者。

（4）不良反应及安全性：Telaprevir 的不良反应主要有瘙痒、皮疹和贫血；Boceprevir 的不良反应主要为贫血和味觉障碍。在安全性方面，两者均会导致耐药突变，需引起临床医师重视。

（张　冰）

第三节 药物性肝损伤

药物性肝损伤（drug induced liver injury，DILI）是指药物在治疗过程中，由于药物或及其代谢产物、个体特异性反应或耐受性降低引起的肝脏损害。在已上市应用的化学性或生物性药物中，有1 100种以上的药物具有潜在的肝毒性，很多药物的赋形剂、中草药以及保健药亦有导致肝损伤的可能。重视药物性肝损伤诊治，不仅关系用药后患者生命安全问题，也是与临床医师的职业风险问题息息相关。

一、流行病学

由药物引起的肝病占非病毒性肝病中的20% ~50%，占暴发性肝衰竭的15% ~30%。据法国一项调查研究显示，在法国3年内DILI的年发生率约为14/10万，其中患者住院率为12%，死亡率达6%。在我国肝病中，DILI的发生率仅次于病毒性肝炎及脂肪性肝病（包括酒精性及非酒精性），发病率较高，但由于临床表现不特异或较隐匿，常常不能被发现或不能被确诊。

二、病因学

引起药物性肝损伤的药物种类众多，包括抗肿瘤的化疗药、抗结核药、抗甲状腺功能亢进药、解热镇痛药、免疫抑制剂、降糖降脂药、抗细菌、抗真菌及抗病毒药等。然而在我国药物性肝损伤全国多中心研究显示，中草药所致药物性肝损伤占住院确诊药物性肝损伤的18% ~21%，已成为一个不容忽视的问题。另外，一些“保健品”及减肥药也经常引起DILI，需引起高度关注。

三、病理生理学

肝脏位于消化道和全身循环之间，是营养吸收的主要器官，且能减少人体与毒素及外来化学物质的接触。因此，肝脏自身可能会接受大量的外源性物质和（或）它们的代谢产物的聚集。肝脏含有最丰富的药酶系统，药物在肝内的生物转化主要是在药物代谢酶系统（简称药酶系统）催化下进行。药酶存在于微粒体内，含有多种成分，又称微粒体混合功能氧化酶（mixed function oxidase，MFO）系统。细胞色素P450（cytochrome P450，CYP450）是MFO最重要的功能成分，能与氧结合，催化底物的单氧加合作用。

药物代谢分为以下几个阶段：第Ⅰ相反应为非极性（脂溶性）药物通过氧化、还原和水解等反应，生成极性基团。Ⅰ相代谢酶CYP450的氧化反应极为活跃，几乎能代谢所有脂溶性药物，但同时也会产生有毒性的活性代谢中间产物。由于肝脏的CYP450活性为其他脏器的数十倍，故药物有害反应易导致肝脏损害。Ⅱ相反应为上述生成物与内源性高极性化合物结合，生成水溶性高、易于排泄的代谢产物，主要包括葡萄糖醛酸化、硫酸化、乙酰化和谷胱甘肽共轭形式，随后将化合物排出体外。第Ⅲ相为药物或代谢产物经由肝脏细胞转运蛋白促使排至胆汁或全身血液循环中。转运蛋白和酶的活性受内源性因素，如昼夜规律、激素、细胞因子、疾病状态、遗传因素、性别、种族、年龄、营养状况以及外源性药物或化学品的影响。胆汁是肝脏代谢产物的主要排泄途径。化合物排泄至胆汁后，将经历肝肠循环，在小肠重吸收，并重新进入门静脉循环。药物在肝脏代谢中，主要通过两种机制来造成肝损伤：

1. 药物及其中间代谢产物对肝脏的直接毒性作用　药物经CYP代谢产生的亲电子基、自由基等活性代谢产物，通常与谷胱甘肽（GSH）结合而解毒，并不产生肝损伤。但过量服药或遗传性药物代谢异常时，亲电子基、自由基等活性代谢产物大量生成，耗竭了肝内的GSH，并且通过与细胞膜磷脂质的不饱和脂肪酸结合发生脂质过氧化反应，造成膜的损害、钙－ATP的自稳性受到破坏，使线粒体损伤、肝细胞坏死；亲电子基团还可通过与肝细胞蛋白半胱氨酸残基的羟基、赖氨酸残基的氨基等亲核基团共价结合，致肌动蛋白凝聚而细胞骨架破坏，使细胞膜失去其化学及生理特性而产生细胞坏死。药物及其代谢产物亦可干扰细胞代谢的某个环节，影响蛋白的合成或胆汁酸的正常分泌，使肝细胞损伤和（或）胆汁淤积。这类药物性肝损伤是剂量依赖性的、可以预测的，并在动物身上可以复制出来。

2. 机体对药物的特异质反应　绝大多数药物引起的肝损伤与药物过量无关，这种特异质（idiosyncracy）反应机制不明，可能与免疫过敏等机制有关。特异质反应包括过敏性（免疫特异质）及代谢性（代谢特异质）。前者主要是由于药物或其活性代谢产物作为半抗原，与内源性蛋白质结合形成具有免疫原的自身抗体，可诱导肝细胞死亡或破坏；这种免疫原还可以被 $CD4^+$ T 细胞识别，诱导产生一些细胞因子，进一步激活 $CD8^+$ T 细胞，引起 Fas 或穿孔素介导的肝细胞凋亡、细胞损伤。后者主要与个体药物代谢酶遗传多态性，出现对药物代谢能力降低，使药物原型和（或）中间代谢产物蓄积，产生对肝细胞的毒性。机体对药物的特异质反应所诱导的 DILI 与用药剂量和疗程无相关性，此种肝脏损伤仅发生在个别或少数人身上，对大多数人是安全的，是不可预测的，在实验动物模型上也常无法复制出来。

因此，肝脏对药物毒性损害的易感性包括两方面的含义：一是药物对肝损伤的固有特性；二是个体对药物性肝损伤的易感性。前者主要是因为某些药物在肝内聚集、逗留时间延长（如肝肠循环所致）、代谢转化和（或）经胆汁分泌过程中可导致肝损伤，这与药物体内代谢的特性有关，是药物毒理学的主要研究内容。个体对药物性肝损伤的敏感性是由于机体的后天获得性因素和（或）遗传因素所致，识别和减少这些因素将有助于指导药物性肝损伤的防治和临床监测。

四、病理学

药物性肝病的病理表现复杂多样，可表现为所有已知类型的急性和慢性肝损伤，肝内所有细胞均会受到药物的影响，有些药物甚至可能出现多种损伤表现。

（一）急性肝损伤

急性肝损伤是药物性肝病中最常见的类型，约占报告病例数的 90% 以上。根据临床病例特征分为急性肝细胞性、急性胆汁淤积型和混合型急性肝炎。

1. 肝细胞变性、坏死　是药物性肝病的主要表现，主要由毒性中间代谢产物引起。坏死绝大部分发生在肝小叶第三区（Zone 3），是由于该区的药酶浓度最高，而肝窦内血氧含量最低。药物如四氯化碳、对乙酰氨基酚、氟烷主要引起第三区（即小叶中心性）坏死，伴有散在的脂肪变性，但炎症反应少见。药物如阿司匹林、NSAID、噻嗪类利尿剂、烟酸、安妥明、吉非贝齐（降血脂药）、苯甲异噁唑青霉素、磺胺类、利福平、酮康唑、5－FU、齐多夫定（抗病毒药）、异烟肼、甲基多巴可引起与病毒性肝炎相似的弥漫性肝实质损伤，包括肝细胞由点状坏死到门静脉周围或桥样坏死或多小叶坏死，门静脉及门静脉周围单个核细胞的浸润，而抗癫痫药丙戊酸和静脉用四环素可引起广泛的肝细胞内微脂肪沉积以及肝衰竭，与 Reye 综合征及妊娠脂肪肝所见相同。

2. 肝内胆汁淤积　药物是引起肝内胆汁淤积尤其是急性胆汁淤积的常见原因，称为药物性胆汁淤积。最常导致这类肝损伤的药物类是抗感染药、抗糖尿病药、抗炎剂、抗精神病药物、心血管药物、类固醇等药物。临床上明显异常的胆汁淤积和混合型肝损伤可能与胆管损伤及炎症有关，药物代谢产物分泌入毛细胆管，使胆管上皮细胞暴露在这些代谢产物的直接毒性效应或免疫敏感效应之下。但大多数药物诱导的肝内胆汁淤积则可以由肝细胞内胆汁形成的功能性缺陷所致（肝细胞性胆汁淤积），也可由于细胆管或胆管内胆汁分泌或流动的障碍所致（胆管性胆汁淤积）。此外膜流动性降低，细胞骨架和囊泡运输的损伤，紧密连接的缺陷和细胞内信号传导途径的损伤等均可导致胆汁淤积。其中，胆小管转运蛋白多药耐药相关蛋白家族（MRP，包括 MRP2、MDR1、MDR3 等）和 BSEP（ABCB11）在细胆管或胆管内胆汁分泌或流动中作用至关重要。实验研究发现，MRP2 缺陷性大鼠不能发生异硫氰酸－α－萘酯（ANIT）诱导的胆汁淤积性疾病，某些药物代谢产物分泌入胆管也可能是由多药耐药相关蛋白 2（MRP2）介导。能抑制胆盐分泌蛋白（BSEP）的药物见于利福平、环孢素、格列本脲（glibenclamide）等。现在已经鉴定出 BSEP 的几个突变体，其中 v444a 多态性主要与药物性胆汁淤积相关。此外，虽然舒林酸（sulindac）、波生坦（bosentan）及曲格列酮等药物也能抑制 BSEP，但其肝毒性大可能是由于其他机制所致。

3. 混合型病理　以肝实质损害为主伴轻度淤胆，还可有如发热、皮疹、淋巴结肿大、心肌炎、间质性肾炎等肝外表现。此类变化大多是机体对药物过敏，由免疫机制引起，常见药物为苯妥英钠、奎尼丁、别嘌呤醇等。

（二）慢性肝损伤

引起慢性肝炎的药物已证实有双醋酚汀（出现肝损后继续使用，可进展到肝硬化）、甲基多巴、呋喃坦啶、丹曲林（骨骼松弛药）、异烟肼、丙硫氧嘧啶、磺胺、氟烷，组织学变化与自身免疫性慢性肝炎或慢性病毒性肝炎相同，包括门静脉周围单个核细胞浸润，伴桥样及多小叶坏死。

此外，药物性肝病在病理上还包括下列少见的肝损害：①血管病变：肝窦扩张和肝性紫癜、肝静脉和门静脉阻塞（性激素）；②硬化性胆管炎（肝动脉内灌注细胞毒药物如5-氟脱拉尿苷 FUDR）；③诱发肝肿瘤（性激素、达那唑）。

五、临床表现

根据临床特征可以分为急性和慢性两类。

（一）急性药物性肝病

急性肝细胞损害中，急性药物性肝病最为多见，以肝细胞坏死为主时，临床表现酷似急性病毒性肝炎，常有发热、乏力、食欲减退、黄疸和血清转氨酶升高，ALP 和白蛋白受影响较小，高胆红素血症和凝血酶原时间延长与肝损严重度相关。病情较轻者，停药后短期能恢复（数周至数月），重者发生肝功能衰竭，出现进行性黄疸、出血倾向和肝性脑病，常发生死亡。

以过敏反应为主时，常有发热、皮疹、黄疸、淋巴结肿大，伴血清转氨酶、胆红素和 ALP 中度升高，药物接触史常较短（4 周以内）。

以胆汁淤积为主时，有发热、黄疸、上腹痛、瘙痒、右上腹压痛及肝大伴血清转氨酶轻度升高、ALP 明显升高，结合胆红素明显升高（34~500μmol/L），胆盐、脂蛋白 X、GGT 及胆固醇升高，而抗线粒体抗体阴性。一般于停药后 3 个月到 3 年恢复，少数出现胆管消失伴慢性进展性过程。偶尔胆管损害为不可逆，进展为肝硬化。

（二）慢性药物性肝病

慢性药物性肝病可分为慢性肝实质损伤（包括慢性肝炎及肝脂肪变性、肝素沉积症等）及慢性胆汁淤积、胆管硬化、血管病变（包括肝静脉血栓、肝小静脉阻塞综合征、紫癜性肝病、特发性门静脉高压）。临床表现可以轻到无症状，进而发生伴肝性脑病的肝衰竭。慢性肝实质损伤生化表现与慢性病毒性肝炎相同，有血清转氨酶、GGT 的升高，进展型导致肝硬化伴低蛋白血症及凝血功能障碍。药物诱导的自身免疫性肝炎（drug-induced autoimmune hepatitis，DAIH）的临床表现与自身免疫性肝炎类似，但药物诱导的自身免疫性肝炎在停用药物和给予免疫抑制剂治疗缓解后没有复发是本病有别于特发性自身免疫性肝炎的临床特征。

六、辅助检查

各种病毒性肝炎血清标志物均为阴性；血清胆红素转氨酶、碱性磷酸酶、总胆汁酸、血清胆固醇等可有不同程度的升高，血浆白蛋白可降低，严重者凝血酶原时间延长、活动度降低，血氨升高，血糖降低，血白细胞总数升高、正常或减少。有过敏反应的患者外周血嗜酸性粒细胞增多，抗 CYP2E1，药物诱导淋巴细胞转化试验阳性率可达50%以上。

在药物所致的肝脏病变中，急性肝损伤最常见，病程在6个月以内。根据用药后血清 ALT 和 ALP 明显升高以及它们之间的比值，可将急性肝损伤分为三种类型。①肝细胞损伤：其临床生化的诊断标准是血清 ALT 升高超过正常范围上限的2倍，或同期检测的 ALT/ALP 比值≥5。②胆汁淤积性肝损伤：表现为血清 ALP 活性突出性升高，超过正常范围上限的2倍，或同期检测的 ALT/ALP 比值≤2。③混合性肝损伤：即血清 ALT 和 ALP 活性同时升高，其中 ALT 升高水平必须超过正常范围上限的2倍，同期检测的 ALT/ALP 比值在2~5。这种 ALT/ALP 比值分析最常用于伴有黄疸的患者，其比值大小在肝损伤过程中可发生变化。然而，肝酶水平升高程度和比值并不能真正反映肝损伤的严重程度，结合急性肝衰竭的当前定义，以及美国 FDA 对上市前药物性肝损伤评估指导意见，将急性药物性肝损伤临床严重程度分类评估如表 7－5 所示。

表 7－5　急性药物性肝损伤严重度分级

分级	严重程度	描述
1	轻度	升高的谷丙转氨酶/碱性磷酸酶（ALT/ALP）浓度达到 DILI 标准，但胆红素浓度 $<2\times$ULN
2	中度	升高的谷丙转氨酶/碱性磷酸酶（ALT/ALP）浓度达到 DILI 标准，胆红素浓度 $\geqslant 2\times$ULN 或出现有临床症状的肝炎
3	重度	升高的谷丙转氨酶/碱性磷酸酶（ALT/ALP）浓度达到 DILI 标准，胆红素浓度 $\geqslant 2\times$ULN 并且出现下列情况之一： 国际标准化比率 $\geqslant 1.5$ 腹腔积液和（或）脑病、病程 <26 周，并且缺少肝硬化的证据 由于 DILI 导致的其他器官衰竭
4	致命或肝移植	死亡或肝移植

七、诊断与鉴别诊断

（一）诊断线索

药物性肝损伤没有特异的临床征象或标志，主要依据发病的时间过程特点和临床诊断标准并排除其他因素，因而需要特别注意以下临床诊断线索：

1. 是否具有急性药物性肝损伤血清生化指标改变的时间特点　药物暴露必须出现在肝损伤发生前，才能考虑药物诱发肝损伤。急性药物性肝损伤血清生化指标改变的时间特点包括以下几个方面：

（1）可疑药物的给药到发病多数在 5～90 天内：但每种药物诱发肝损伤的潜伏期变化较大，可从几天到 12 个月；也可发生在停药后 5 周或长期使用后发生。既往已对该种药物有暴露史或致敏的患者可能在较短的时间内发病（1～2 天）。一年以前服用的药物基本排除是急性肝炎的诱因。

（2）停止药物治疗后，相关肝脏生化指标趋于正常化：一般认为，发生急性药物性肝损伤停药后，异常肝脏生化指标下降 >50% 符合急性药物性肝损伤自然恢复的规律，对诊断非常有意义。但不同类型急性肝损伤的临床和生化恢复的速度不同，胆汁淤积型肝损伤恢复的时间一般较长，严重肝损伤可能不会完全恢复。特别应该注意的是，在严重病例中，停药后肝酶水平下降，但伴有肝功能指标恶化时，提示即将出现肝衰竭而不是病情改善，需要结合临床全面分析，综合判断。

（3）偶然再次给予损伤药物引起肝脏异常生化指标的复发：这是评价药物性肝损伤关联性非常强的诊断依据，但应注意故意再用可疑肝毒性药物是有害和非常危险的。特别是在免疫介导反应的情况下，再用药反应可能导致不可逆的肝组织坏死，有时会引起急性重型肝炎。但有些药物继续用药如他汀类，急性药物性肝损伤可以表现出一定的适应，随着用药时间的推移，肝脏生化指标恢复正常。

2. 是否完全排除肝损伤的其他病因　急性药物性肝损伤诊断依赖于排除引起肝脏生化指标异常的其他原因，重要的是很好地采集病史。急性肝炎患者要询问有无肝胆疾病史、酒精滥用史和流行病学上与病毒感染相符合的情况（吸毒、输血、最近外科手术、流行病地区旅行）。对主要的肝炎病毒应进行血清学分析（HAV、HBV、HCV、HEV，某些情况下巨细胞病毒、EB 病毒和疱疹病毒）。需排除与心功能不全有关的潜在的肝缺血，特别是在老年患者。需通过超声或其他适当的检查手段排除胆管阻塞。还应排除自身免疫性肝炎或胆管炎、一些酷似急性肝炎过程的细菌感染（如弯曲菌属、沙门菌属、李斯特菌属），年轻患者应排除 Wilson 病。

3. 肝损伤是否符合该药已知的不良反应类型　某些具有明显肝毒性药物大多具有特定的急性肝损伤类型和时序特征，在药品说明书中已注明或曾有报道，是诊断急性药物性肝损伤的重要参考依据。然而，具有潜在肝损伤的药物众多，各种药物肝毒性发生率及其所致肝病类型不一，尤其中草药和保健药难以获得有关药物不良反应的参照资料。我国尚缺乏详尽的药物肝毒性资料，对于少见的药物肝毒性详尽讨论，尚需上网检索，获得有关药物肝毒性的报道性信息，依此作为诊断药物性肝损伤的参考依据。

4. 肝活检　有一定作用，尤其是当诊断是不确定的，有助于排除其他原因或证明与特定药物相关的特征性组织学病变。肝活检可以发现小囊泡性脂肪肝、嗜伊红细胞浸润、小叶中央坏死等肝损伤证据。这对于尚未确认为肝毒素药物所致病变特征、在肝脏生化试验不能反映损害程度时和确定病变严重程度以及最后预后的状况下，肝活检是有帮助的。某些药物反应可出现特异性自身抗体或药物抗体，但其他过敏性测试一般是没有帮助的。

基于上述诊断线索，拟定的药物性肝损伤筛查和初步诊断程序见图 7－3。

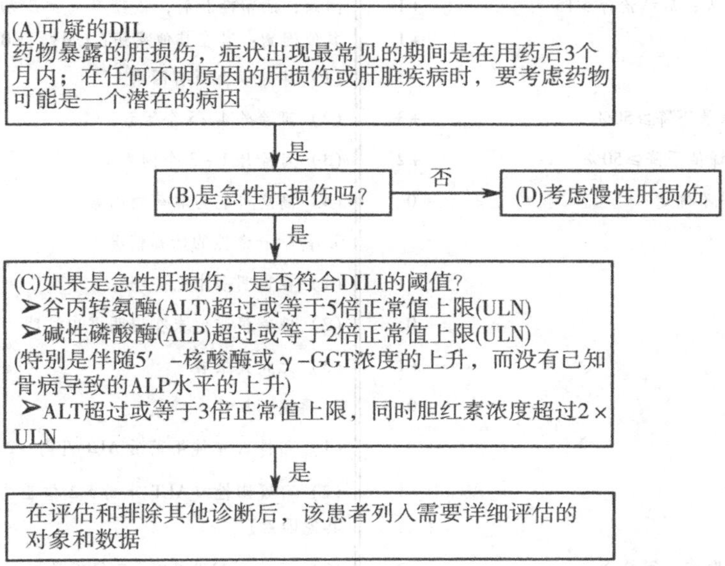

图 7－3　急性药物性肝损伤诊断流程图

（二）资料完整性评价

急性药物性肝损伤没有特异的临床征象或标志，诊断的可信度主要取决于被评价病例的数据完整性及其证据支持力度。临床医生收集肝损伤患者完整的医疗和用药信息非常重要，这有利于促进对药物肝损伤的进一步理解。美国药物性肝损伤网络提出需要进行资料完整性分类，即根据对一系列问题的不同回答（是或否），判断资料完整性的程度，是否还需要其他更详细的信息，从而对所收集的病例作出完整性评价。其中，DILI 发病的时间节点是第一次化验检测符合肝损伤阈值的时间，化验出现与 DILI 直接相关的有临床症状明确病例；每种药物诱发肝损伤的潜伏期变化较大，需要从参照既往文献报道分析判断；药物剂量的定义为每日剂量或累积剂量，同时应具体记录患者在药物性肝损伤经鉴定后是否继续用药，若有的话，持续多长时间；注意记录潜在风险因素的信息，如糖尿病、代谢综合征、性别、种族、体质指数等。

（三）临床诊断方法

目前国际国内对急性药物性肝损伤的诊断方法较多，但其基本思路均是在上述临床线索的基础上，评价用药与肝损伤的因果关系，现将常见的诊断方法评价如下。

1. RUCAM 量化评分系统　1989 年国际医学科学组织委员会（CIOMS）在巴黎召开专门会议，由欧美国家 8 名著名肝脏病学专家就药物导致肝损伤的可能性评价标准达成一致，形成了药物性肝损伤欧洲共识诊断标准。1993 年，Danan 等将国际共识意见的诊断标准进行量化评分，称为 RUCAM（Roussel Uclaf Causality Assessment Method）量化评分系统，提高了可操作性（表 7－6）。在这个评分系统中，从服药至发病时间、病程、危险因素、伴随用药、排除其他病因、药物肝毒性的已知情况和再用药反应七个方面进行量化评分，按照累计分数大小，将药物性肝损伤的关联性评价分为极有可能（>8 分）、很可能（6～8 分）、可能（3～5 分）、不大可能（1～2）和无关（≤0 分）五个等级，以便更准确地评估用药与肝损伤之间的关联性程度。该系统实质上来源于国际共识专家意见，判断过程清晰可见，是目前广泛认同和应用的国际标准。但是，这种量化评分系统比较烦琐，需进一步研究和改善，特别需要寻找针对药物肝毒性更为特异和敏感的标志。

表 7-6 RUCAM 简化评分系统

指标	评分	指标	评分
1. 药物治疗与临床症状出现的时间关系		5. 除外其他非药物因素	
（1）初次治疗 5~90 天；后续治疗 1~15 天	+2	6 个主要因素：甲型、乙型或丙型病毒性肝炎；胆管阻塞；酒精性肝病，近期有高血压病或心脏病发作史	
（2）初次治疗 <5 天或 >90 天；后续治疗 >15 天	+1		
（3）停药时间≤15 天	+1	其他因素：潜在其他疾病；CMV、EBV 或 HSV 感染	
2. 病程特点		（1）除外以上所有因素	+2
（1）停药后 8 天内 ALT 从峰值下降≥50%	+3	（2）可除外 4~5 个因素	+1
（2）停药后 30 天内 ALT 从峰值下降≥50%	+2	（3）可除外 1~3 个因素	-2
（3）持续用药 ALT 下降水平不确定	0	（4）高度可能为非药物因素	-3
3. 危险因素		6. 药物肝毒性的已知情况	
饮酒或妊娠	+1	（1）在说明书中已注明	+2
无饮酒或妊娠	0	（2）曾有报道但未在说明书中注明	+1
年龄≥55 岁	+1	（3）无相关报告	0
年龄 <55 岁	0	7. 再用药反应	
4. 伴随用药		（1）阳性（单纯用药后 ALT 升高 >2 倍正常值）	+2
伴随用药与发病时间符合	-1	（2）可疑阳性（ALT 升高 >2 倍正常值，但同时伴有其他因素）	+1
已知伴随用药的肝毒性且与发病时间符合	-2	（3）阴性（ALT 升高 <2 倍正常值）	-2
有伴随用药导致肝损伤的证据（如再用药反应等）	-3	（4）未再用药	0

2. 药物性肝损伤诊断评分　1997 年，Maria 等提出了一个评价药物性肝损伤因果关系的药物性肝损伤诊断评分（clinical diagnostic scale，CDS）（表 7-7），在用药与肝损伤的时间关系，除外其他病因、肝外症状（皮疹、发热、白细胞减少、嗜酸性粒细胞增多）、再用药反应以及所用药物是否有肝损伤报道五个方面各自量化评分，以期提高临床诊断的可操作性。同样按照累计分数大小，将药物性肝损伤的关联性评价分为极有可能（>17 分）、很可能（14~17 分）、可能（10~13 分）、不大可能（6~9 分）和无关（<6 分）五个等级，见表 7-7。CDS 积分方法虽然简单易行，但对长潜伏期药物反应、胆汁淤积型肝损伤，以及停药后演变为慢性或死亡病例的关联性评价尚嫌不足。诊断效能低于 RUCAM 诊断方法。

表 7-7 药物性肝损伤的诊断标准（1997 年，Maria）

评价指标	计分
Ⅰ. 用药与临床症状出现的时间关系	
A. 初次用药至出现临床症状或化验异常的时间	
4 天~8 周（再用药时 <4 天）	3
4 天以内或 8 周以后	1
B. 从停药至临床症状出现时间（除胺碘酮等体内长期滞留药物）	
0~7 天	3
8~15 天	0
>16 天	-3
C. 停药至生化检查恢复正常的时间（下降至正常值上限 2 倍以下者视为正常）	
胆汁淤积或混合型肝损伤 <6 个月，肝细胞损伤 <2 个月	3
胆汁淤积或混合型肝损伤 >6 个月，肝细胞损伤 >2 个月	0

续 表

评价指标	计分
Ⅱ. 除外其他原因［病毒性肝炎（HAV、HBV、HCV、GMV 和 EVB）、酒精性肝病、胆管梗死、既往有肝病、妊娠、急性低血压］	
完全除外	3
部分除外	0
怀疑为其他原因	-1
很可能是其他原因	-3
Ⅲ. 肝外表现［皮疹、发热、关节病、嗜酸性粒细胞增多（>6%）、白细胞减少］	
阳性项目≥4 个	3
阳性项目 2~3 个	2
阳性项目 1 个	1
没有	0
Ⅳ. 有意或无意再用药	
再激发试验阳性	3
再激发试验阴性	0
Ⅴ. 所用药物是否有肝损伤报道	
有	2
无（上市 5 年内）	0
无（上市 5 年内）	-3

3. 专家会诊评价方法　2003 年，美国成立了药物性肝损伤网络（drug - induced liver injury network，DILIN），并专门成立了因果关系判定委员会，制定了一系列特殊设计的临床研究表格。将用药后特殊的信息记录在这些表格中，然后递交给一个 3 人因果关系判定委员会。诊断由 3 位专家独立判定，存在分歧时再安排远程电信会议协调，如果不能达成一致意见，评价专家可增加到 5 人并遵循多数专家的意见。用 5 点量表来评价病例诊断的有效性，这种诊断方法是提炼专家意见的过程，与前述可用于非专业者的 RUCAM 和 CDS 评价性能比较，它的敏感性、特异性、阳性和阴性预测值均明显升高，被认为是诊断药物性肝损伤的“金标准”，但难以普遍推广应用。

分析上述国外诊断方法，我们认为应该制定符合我国临床医生习惯的采用条文式分析诊断方法，提出需要在综合分析上述临床线索和考察资料完整性的基础上，对临床诊断药物相关性肝损伤病例作出下列三种关联性评价：

（1）诊断标准：①有与药物性肝损伤发病规律相一致的潜伏期：初次用药后出现肝损伤的潜伏期在 5~90 天内，有特异质反应者潜伏期可 <5 天，慢代谢药物（如胺碘酮）导致肝损伤的潜伏期可 >90 天。停药后出现肝细胞损伤的潜伏期≤15 天，出现胆汁淤积型肝损伤的潜伏期≤30 天。②有停药后异常肝脏生化指标迅速恢复的临床过程：肝细胞损伤型的血清 ALT 峰值水平在 8 天内下降 >50%（高度提示），或 30 天内下降≥50%（提示）；胆汁淤积型的血清 ALP 或 TB 峰值水平在 180 天内下降≥50%。③必须排除其他病因或疾病所致的肝损伤。④重复用药反应阳性：再次用药后，迅速激发肝损伤，肝酶活性水平至少升高至正常范围上限的 2 倍以上。

符合以上诊断标准的① + ② + ③，或前 3 项中有 2 项符合，加上第④项，均可确诊为药物性肝损伤。

（2）排除标准：①不符合药物性肝损伤的常见潜伏期：即服药前已出现肝损伤，或停药后发生肝损伤的间期 >15 天，发生胆汁淤积型或混合型肝损伤 >30 天（除慢代谢药物外）。②停药后肝脏生化异常升高的指标不能迅速恢复：在肝细胞损伤型中，血清 ALT 峰值水平在 30 天内下降 <50%；在胆汁淤积型中，血清 ALP 或 TB 峰值水平在 180 天内下降 <50%。③有导致肝损伤的其他病因或疾病的临床

证据。

如果具备第③项，且具备①②两项中的任何1项，则认为药物与肝损伤无相关性，可临床排除药物性肝损伤。

（3）疑似病例：主要包括下列两种状况：①用药与肝损伤之间存在合理的时间关系，但同时存在可能导致肝损伤的其他病因或疾病状态；②用药与发生肝损伤的时间关系评价没有达到相关性评价的提示水平，但也没有导致肝损伤的其他病因或疾病的临床证据。对于疑似病例，建议采用国际共识意见的RUCAM评分系统进行量化评估（表7－6）。

4. 药物性肝损伤慢性化　不仅长期使用肝毒性可疑药物治疗可以进展为肝纤维化和肝硬化，而且药物性肝损伤急性发作后停用可疑药物后很长时间内，仍有部分患者肝损伤趋于慢性化。目前共识意见认为，如果停药后随访肝细胞型和混合型超过3个月以及胆汁淤积型随访超过6个月仍然有肝损伤证据，则定义为持续肝损伤，如果肝损伤病程超过12个月则定义为慢性药物性肝损伤。

包括RUCAM评分等常用的因果关系评估方法不适合用于药物相关的慢性肝病的情况。诊断的依据主要是在明确上述慢性肝病证据的基础上，有导致慢性肝病的用药史，同时排除其他慢性肝病病因。

慢性病毒性肝炎等慢性肝病患者亦可以发生急性药物性肝损伤。在这种情况下，通常采用标准的因果关系评估程序进行评估，同时需要检测病毒滴度或艾滋病患者的CD4细胞计数等参数进行综合判断。慢性药物性肝损伤诊断流程见图7－4。

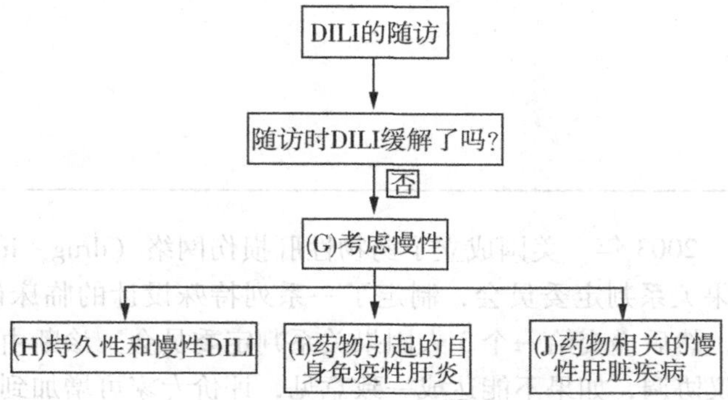

图7－4　慢性药物性肝损伤诊断流程图

八、治疗

急性药物性肝损伤迄今仍缺乏特异的治疗。轻者在停药后或经一般对症处理后可很快好转，重者则需住院治疗。对于有明显临床表现或出现中毒症状的患者，宜严密监护病情的发展，并采取以下措施。

（一）治疗关键

治疗的关键是停用和防止再使用引起肝损伤的药物，而且也应尽可能避免使用生化结构和（或）药物作用属于同一类的药物（如具有肝毒性的抗结核药，与发生肝损伤属于同一类型的抗生素、非甾体类抗炎药或抗肿瘤药等）。

（二）误服处理

误服大量肝毒性药物的患者，宜早期洗胃、导泻，并加用吸附剂，以清除胃内残留的药物。可用血液透析、利尿等措施，以促进其排泄和清除。

（三）支持疗法

加强支持疗法，维持内环境稳定，维护重要器官功能，促进肝细胞再生。可酌情补充血浆、白蛋白、支链氨基酸等。无肝性脑病时可给予高热量高蛋白饮食，补充维生素，注意维持水电解质和酸碱平衡。

（四）特殊解毒剂

目前认为，早期应用 N－乙酰半胱氨酸可有效治疗乙酰氨基酚中毒性肝损伤，它可作为谷胱甘肽的前体或通过增加硫酸盐结合解毒已形成的反应性代谢物，并且还具有一定促进肝内微循环的作用。治疗应尽早进行，初次口服（或灌胃）140mg/kg，以后每 4 小时口服 70mg/kg，共 72 小时；或首次静脉滴注 150mg/kg（加于 5% 葡萄糖液 200ml 内静滴 15 分钟），以后为 50mg/kg（加于 5% 葡萄糖液 500ml 中静滴 4 小时），最后为 100mg/kg（1 000ml/16h）。L－肉碱在丙戊酸盐引起的肝损伤中可能有效。

（五）应用保护肝细胞药物

保肝药物种类繁多，但多数药物的治疗效果尚需进行循证医学研究评价。

（六）复方甘草酸制剂（甘草酸二胺或异甘草酸镁）

具有较强的抗炎、保护肝细胞及改善肝功能的药理作用。适用于有转氨酶升高的肝损伤患者。甘草酸二胺口服，每次 150mg，每日 3 次；静脉滴注，150mg 加入 10% 葡萄糖液 250ml 稀释后缓慢滴注，每日一次。异甘草酸镁 0.1～0.2g，以 10% 葡萄糖注射液 250ml 稀释后静脉滴注，每日一次。

（七）还原型谷胱甘肽

可通过转甲基及转丙氨基反应，保护肝脏的合成、解毒灭活激素等功能，具有保护预防药物肝毒性作用。用法为 1 200～1 800mg 还原型谷胱甘肽加入 250ml 葡萄糖液中静脉滴注，每日 1 次。

（八）促进黄疸消退药物

1. 熊去氧胆酸　剂量为 12～15mg/kg，一天口服 2～3 次。
2. 腺苷蛋氨酸　每天使用 500～1 000mg 加入 250ml 葡萄糖液中静脉滴注。

（九）糖皮质激素应用问题

对于有明显过敏特异征象（如发热、皮疹、球蛋白升高、嗜酸性粒细胞增多等），在 8～12 周内没有改善的患者，或肝内胆汁淤积、肉芽肿肝炎和肝紫癜病等者，可谨慎使用糖皮质激素。在肝衰竭的早期，若病情发展迅速且无严重感染、出血等并发症者，亦可酌情使用糖皮质激素作为应急对策。但在使用的同时应注意其可能导致的不良反应，不宜大剂量长时间应用。

（十）人工肝支持疗法

重症患者出现肝功能衰竭时，除积极监测和纠正其并发症外，建议采用人工肝支持疗法，人工肝支持疗法适应证为：①以肝衰竭早、中期，凝血酶原活动 20%～40% 和血小板计数超过 50×10^9/L 的患者为宜；②晚期肝衰竭患者也可进行治疗，但并发症多见，应慎重；③未达到肝衰竭诊断标准，但有肝衰竭倾向者，也可考虑早期干预；④晚期肝衰竭肝移植术前等待供体、肝移植术后排斥反应、移植肝无功能期的患者；⑤对于预期有可能发生死亡的高度危险性患者，应考虑紧急肝移植治疗。

九、预防与预后

（一）提高安全用药意识

贯彻少而精的合理用药原则和早期识别药物肝毒性，是防治急性药物性肝损伤重要对策。除了慎重使用和严密监测具有肝毒性药物外，尚应注意与急性药物性肝损伤有关的危险因素。如同时使用多种药物，体内代谢过程中的相互作用会形成新的肝毒性物质；嗜酒者或饮酒后服药可能改变一些药物的代谢，会加重其肝毒性；患者处于长期营养不良状态下服药，可增加机体对药物肝毒性的易感性。对妊娠妇女、老年人及儿童用药，尤应注意药物的肝毒性。如果在用药过程中患者出现肝损伤症状和（或）肝脏血清生化检测异常时，继续用药有可能导致急性重症药物性肝损伤。早期发现疑似病例，及时停用疑似药物，可以阻断急性药物性肝损伤的进一步发展，将发生急性重症药物性肝损伤危险性降至最低限度。

（二）加强药物肝毒性监测

肝脏血清生化指标是临床监测药物肝毒性的重要方法，需要在用药过程中酌情确定临床生化监测方案。对于未曾报道过有明显肝毒性的药物，一般不需要监测；对于有肝毒性可能的药物，需要在用药过程中密切监测。在可疑的药物性肝损伤治疗过程中出现以下任何一项者，需立即停用可疑药物：①ALT 或 AST >8×ULN；②ALT 或 AST >5×ULN，持续 2 周以上；③ALT 或 AST >3×ULN，并且 TBL >2×ULN 或 INR >1.5；④ALT 或 AST >3×ULN，并有进行性加重的乏力、恶心、呕吐、右上腹痛征象，或发热、皮疹、嗜酸性粒细胞增多。对于血清氨基转移酶升高达到 ULN 2~5 倍的无症状者，建议 48~72 小时复查 ALT、AST、ALP、TBL，以确定是否异常；初始每周复查 2~3 次，如果异常肝脏血清生化指标稳定或下降，则可改为 1 次/1~2 周，直至恢复正常。

（三）预后

药物性肝损害的大部分患者预后较好，及时停药后病情可迅速改善，肝细胞损伤型患者常在治疗 1~3 个月内彻底恢复，部分伴黄疸的肝细胞损伤型患者则可表现为急性或亚急性肝衰竭，病死率超过 10%。因此，临床医生需充分认识到药物肝毒性的危险性，及时适当地作出相应的预防、监测和治疗措施。

（贺照霞）

第四节　自身免疫性肝炎

自身免疫性肝炎（Auto immune hepatitis，AIH）是由于自身免疫所引起的一组慢性肝炎综合征，呈慢性活动性肝炎表现，检查可见高球蛋白血症和肝脏相关自身抗体出现，可以发展为肝硬化。该病是一类以自身免疫反应为基础，以高丙种球蛋白血症、高血清自身抗体为特征的肝脏炎症性病变。汇管区大量浆细胞浸润并向周围肝实质侵入形成界板炎症是其典型病理组织学特征。此病最早于 1950 年由 Waldenstren 提出，由于本病与系统性红斑狼疮存在某些相似的临床表现和自身抗体，最初被称为“狼疮样肝炎”。以后发现本病与系统性红斑狼疮患者在临床表现和自身抗体上有明显差别。1992 年，国际会议将“自身免疫性肝病”和“自身免疫性慢性活动性肝炎”统称为“自身免疫性肝炎”，并取消了病程 6 个月以上的限制，确定本病为非病毒感染性的自身免疫性疾病。

自身免疫性肝炎分 3 型：Ⅰ型（经典自身免疫性肝炎）以女性多见，有抗核抗体及抗平滑肌抗体（抗肌动蛋白）；Ⅱ型则以儿童多见，以存在抗肝、肾微粒体型抗原的抗体为特征；Ⅲ型以存在抗肝脏可溶性抗原的抗体为特征。Ⅱ、Ⅲ型较少见。

AIH 的流行率约为 170/10 万左右，本病女性多见，男性与女性比例为 1∶3.6。年龄一般在 15~40 岁，青少年期是发病高峰期，女性绝经期为另一小高峰。该病有明显的种族倾向和遗传背景，在北欧、英格兰、爱尔兰和犹太等白种民族中发病率高，而在亚洲黄种民族中相对少见。该病任何年龄均可发病。如不治疗易发展为肝硬化，AIH 的病死率很高，超过 50% 的严重 AIH 患者 5 年左右死亡，自行缓解比例很低。

一、病因和发病机制

本病为遗传倾向疾病，具备易患基因的人群可在环境、药物、感染等因素激发下起病。患者由于免疫调控功能缺陷，导致机体对自身肝细胞抗原产生反应，表现为以细胞介导的细胞毒性作用和肝细胞表面特异性抗原与自身抗体结合而产生的免疫反应，并以后者为主。自身免疫性肝炎反映了诱发因素、自身抗原、基因易感性和免疫调节网络之间的综合作用结果。

AIH 的病因和发病机制至今尚未完全清楚，可能涉及遗传、病毒感染、药物和毒素、免疫等多种因素。

（一）病毒感染

所有主要的嗜肝病毒都可能引起 AIH，包括麻疹病毒、甲型肝炎病毒（HAV）、乙型肝炎病毒（HBV）、丙型肝炎病毒（HCV）、丁型肝炎病毒（HDV）、单纯疱疹病毒Ⅰ型和 EB 病毒。一些观察提示，甲型肝炎后可能发展为 AIH，也有报道乙型肝炎有类似现象。HCV 感染不引起 AIH，但常伴有 AIH 时可见的自身免疫标记阳性。HDV 感染也可伴有大量的自身免疫反应，特别是出现一些自身抗体，然而，尚无证据说明 HDV 感染可以引起 AIH。AIH 患者中有 9% ~15% 的根据血清学检查可见庚型肝炎病毒 RNA（HGV RNA），但此比例也见于隐源性慢性肝炎，并低于其他肝脏疾病，如慢性病毒性肝炎。

（二）遗传学机制

抗原必须由抗原呈递细胞（APC）呈递给 T 细胞。在此过程中，抗原首先与表达在 APC 表面的 MHC Ⅱ类分子的抗原结合区结合，形成抗原复合物，APC 再将此复合物呈递给 CD_4^+ T 辅助细胞。MHC Ⅱ类分子的抗原结合区由 DRβ 链构成，该区域内的氨基酸种类、空间结构影响 APC 呈递抗原的能力。β 链的序列有多态性，这种多态性影响了抗原的结合、影响了 CD_4^+ T 细胞的激活。人类的 MHC 分子（即 HLA），目前已基本明确 HLA－DRB130301，－DRB130401 是北欧白人Ⅰ型 AIH 的易感基因。上述等位基因 β 链的 67272 短肽氨基酸组成相同，均为 LLEQKR，其中 DRβ71 位的赖氨酸（K）是影响抗原结合和呈递的关键氨基酸残基。赖氨酸位于 HLA Ⅱ类分子抗原结合区边缘上，能够影响 HLA Ⅱ类分子－抗原复合物的空间构型，从而影响免疫细胞的激活。日本、阿根廷、比利时及墨西哥人Ⅰ型 AIH 的易感基因与北欧白人不同（－DRB130404，－DRB130405），原因是不同人种 HLA Ⅱ类分子结合区内的氨基酸序列略有差异。日本和墨西哥人的 HLA－DRβ71 位赖氨酸由精氨酸（R）替代。由于赖氨酸与精氨酸均为极性氨基酸，因而这种多态性对 APC 的抗原结合和呈递功能影响不大。但是如果 DRβ71 位被一个中性氨基酸取代，将大大降低其抗原结合和呈递能力，因而北欧白种人 HLA－DRB131501 等位基因是抗Ⅰ型 AIH 的基因。HLA－DRB130301 及 30401 位点还与疾病的严重程度相关。其影响机制尚未阐明，推测可能在 HLA－DR3 或 DR4 区内还存在另一个影响病情的相关基因和/或在 HLA2DR 分子中存在其他的决定免疫反应的关键氨基酸。

（三）免疫学机制

目前有关机体对自身抗原免疫耐受丧失的机制尚未阐明，相关的假设、理论较多，其中最令人感兴趣的机制是分子模拟机制，即病原体感染机体后，由于病原体上的某些抗原表位与人体组织蛋白的抗原表位相同或相似，导致病原体刺激机体产生的激活淋巴细胞或抗体与组织抗原发生交叉反应，导致组织器官的损伤。如病毒（HCV、麻疹病毒等）和药物（酚酊、呋喃妥因、苯妥英钠、肼苯达嗪等）等通过分子模拟机制导致肝脏自身免疫性损伤。

其他辅助因素女性激素和环境因子，它们可以上调或下调免疫系统的递质或成分，甚或自身抗原。环境因素，例如尼古丁、酒精和营养，可以上调或下调药物代谢酶而后变成自身抗原。

二、临床表现

AIH 约有 30% 的患者的表现是急性的。AIH 也可以表现为暴发性肝衰竭。其余的患者发病隐匿，直到疾病进展到肝脏严重受损时才被确诊。相当比例的患者会出现黄疸、纳减、乏力，女性患者月经紊乱常见。约 10% ~40% 的患者由于肝脏胀痛而引起腹痛，超过 20% 的患者有发热，大多数患者有肝脏肿大，约半数患者可触及脾脏，患者常出现蜘蛛痣，30% ~80% 的患者在发病时已出现肝硬化，10% ~20% 的患者已经出现失代偿性肝硬化，伴有腹腔积液、甚至肝性脑病。约 20% 的患者出现食管静脉曲张。

AIH 的肝外表现很常见，约 63% 的患者至少有肝脏以外的一个脏器疾病证据。6% ~36% 的患者有关节病变和关节肿胀，影响到双侧的大、小关节，这些通常是短暂的，但可反映病变活动，偶尔也会发生侵蚀性关节炎。约 20% 的患者出现皮疹，表现为多形性、丘疹样或痤疮样皮疹，常见过敏性毛细血管炎、扁平苔藓和下肢溃疡。

AIH 还可伴有其他疾病，特别是溃疡性结肠炎，甚至严重的原发性硬化性胆管炎。特别是儿童，原发性硬化性胆管炎最初可表现为慢性肝炎。AIH 患者也有其他自身免疫性疾病和其他疾病发病率的增高，包括自身免疫性甲状腺炎、干燥综合征、肾小管性酸中毒、纤维化性齿槽炎、周围神经炎和肾小球肾炎。

自身免疫性肝炎大多数隐匿或缓慢起病，起先可有关节酸痛、低热、乏力、皮疹、闭经等。易被误诊为关节炎、结缔组织病或月经不调，直到出现黄疸时才被诊断是自身免疫性肝炎。20%～25%患者的起病类似急性病毒性肝炎，常表现为乏力、恶心、食欲不振、腹胀、黄疸、肝脾肿大、皮肤瘙痒和体重下降不明显等症状，体格检查时常发现患者肝脏呈进行性肿大，有肝掌、黄疸、脾肿大，面、颈、前胸可见蜘蛛痣。病情发展至肝硬化后，可出现腹腔积液、肝性脑病、食管静脉曲张出血。血清 ALT 和 AST 增高，伴 AKP 和 γ－GT 正常或轻度增高。有些患者表现为轻度的肝功异常，有些表现为严重的肝功异常。

自身免疫性肝炎的肝外表现：

（1）对称性、游走性关节炎，多侵犯大关节，可反复发作，伴疼痛及僵直，无关节畸形。

（2）低热、皮疹、皮肤血管炎和皮下出血。

（3）内分泌失调，有类柯氏面容，紫纹，痤疮，多毛，女性闭经；男性乳房发育，桥本甲状腺炎，甲状腺功能亢进，糖尿病等。

（4）肾小管酸性中毒，肾小球肾炎（常为轻型），肾活检示肾小管有结节状免疫球蛋白淤积。

（5）胸膜炎，间质性肺炎、肺不张、纤维性肺泡炎和肺间质纤维化。偶有肺动－静脉瘘形成、肺动脉高压症。

（6）血液学改变有轻度贫血，白细胞和血小板减少，后两者由于脾功能亢进或免疫性自身抗白细胞或抗血小板抗体所致。

（7）偶见溃疡性结肠炎，干燥综合征可见于半数病例。

三、实验室检查

（1）肝功能试验：转氨酶持续或反复增高，常为正常的 3～5 倍以上，一般为 ALT > AST，有时 AST > ALT；γ－GT 和腺苷脱氨酶常增高，白蛋白多正常，γ－球蛋白增高更为突出，以 IgG 增高最明显，其次为 IgM 和 IgA，血清胆红素常明显升高。

（2）免疫血清学检查：多种自身抗体阳性为本病特征。

1）抗核抗体阳性，见 60%～80%患者，滴度一般低于 1 ∶ 160。

2）平滑肌抗体，约 30%病例阳性，且为高滴度。

3）线粒体抗体，约 30%病例阳性，一般为低或中等滴度。

4）肝细胞膜抗体（LSP 抗体和 LMA），对诊断本病有相对特异性，但亦可见于其他肝病。

四、诊断与分型

（一）AIH 的临床诊断

AIH 患者可能表现为与肝炎、慢性肝病和暴发性肝衰竭（偶然情况下）等有关的非特异性症状。其生化特点为慢性肝酶水平升高，而缺乏诸如乙型肝炎、丙型肝炎、血色病、酒精性肝炎、药物性肝炎、脂肪肝、肝豆状核变性以及 α_2 胰蛋白酶缺乏性肝病等的证据。

对 AIH 的诊断而言，排除包括丙型肝炎等在内的常见病毒性肝炎是十分重要的。对非典型肝病或具有 HCV 感染危险因素的患者而言，为排除可能相伴的 HCV 感染，有必要应用聚合酶链反应（PCR）进行有关 HCV RNA 的检测。另外，应用干扰素 2α 进行治疗的 HCV 感染者和具有 HCV 感染的原发性胆汁性肝硬化（PBC）也可能具有 AIH 的某些特点。

（二）分型和亚型的血清学诊断

AIH 的分型主要依靠自身抗体的检测来进行。随着血清学试验研究的进展，一些新的自身抗体得到证实，AIH 分型取得发展。

经典（Ⅰ型）AIH 的诊断包括血清免疫球蛋白水平升高，ANA 或抗平滑肌抗体（SMA）阳性以及肝活检显示门脉区内浆细胞浸润。针对细胞色素 P450 – D6 的抗肝肾微粒体（LKM）抗体的发现可以确诊Ⅱ型 AIH。当存在高滴度 LKM 抗体而不伴有病毒性肝病时，则可诊断为Ⅱa 型 AIH。慢性 HCV 感染也可能产生低滴度 LKM 抗体，此谓之Ⅱb 型 AIH，但此类 AIH 不应视为典型的 AIH，其一线治疗应为抗病毒治疗；丁型肝炎也可能产生 LKM 抗体；LKM 阳性的其他罕见疾病包括苯妥英钠、肼苯达嗪等引起的慢性肝病。

可溶性肝抗原（SLA）抗体阳性为Ⅲ型 AIH。其他较新发现的自身抗体还有肝膜脂蛋白抗体、抗中性粒细胞胞质蛋白抗体（ANCA）、无唾液酸糖蛋白受体抗体和肝胰抗体等。虽然这些自身抗体在 AIH 分型中的意义尚不清楚，但其存在（一种或多种）有助于判断预后。当SMA 和 ANA 阴性而肝活检强烈提示 AIH 时，上述自身抗体进行检测甚至有助于 AIH 的诊断。由于大约三分之二的Ⅰ型 AIH 和原发性硬化性胆管炎（PSC）患者 ANCA 可能阳性，部分 PBC 患者也可能阳性，因而其对 AIH 不具特异性。

AIH 主要发生于青年女性，常导致严重的肝炎表现，并可快速进展至肝硬化。血清转氨酶水平升高、界面性肝炎伴或不伴小叶性肝炎或中央 – 汇管区桥接样坏死以及存在自身抗体是主要的诊断依据。

任何年轻的肝病患者，尤其是没有酒精、药物、病毒病原学的变化的危险因素的患者，都应考虑是否是自身免疫性肝炎。血清蛋白电泳和自身抗体的检测对自身免疫性肝炎的诊断是非常重要的。一部分自身免疫性肝炎的患者血清丙种球蛋白是正常值的两倍，且有抗核抗体或抗平滑肌（抗肌动蛋白）抗体。

交界性肝炎和门脉浆细胞浸润是本病的组织学特征，然而，上述组织学发现并非 AIH 必须具备的，没有门脉浆细胞浸润并不能除外 AIH 的诊断。所有拟诊 AIH 的患者必须彻底除外遗传性疾病（wilson 病、α_1 – 胰蛋白酶缺乏症和遗传性血色病）、感染性疾病（甲型肝炎、乙型肝炎及丙型肝炎等）和药物性肝脏损害（米诺霉素、呋喃坦啶、异烟肼、丙硫氧嘧啶和 α 甲基多巴等所致）。这些疾病中有些会伴有自身免疫现象，最易与 AIH 相混淆，如 Wilson 病、药物性肝脏损害和慢性病毒性肝炎特别是慢性丙型肝炎，自身免疫性肝炎的病毒性肝炎血清学标志阴性，而有多种自身抗体存在。肝活检能够较好地予以确诊。

五、治疗

自身免疫性肝炎的治疗原则主要是抑制异常的自身免疫反应，治疗指征主要根据炎症活动程度，而非肝功能受损程度。

（一）一般治疗

活动期要求卧床休息，限制体力活动，禁酒，进食富含维生素饮食。寻找和去除感染灶，忌用对肝脏有损害的药物。

（二）药物治疗

一般治疗同慢性肝炎，肾上腺皮质激素、硫唑嘌呤可使病情缓解，但这些免疫抑制剂长期服用不良反应大，常常影响治疗能否进行下去，如若患者出现症状明显，病情进展快或 γ 球蛋白≥正常值的 2 倍，以及谷草转氨酶≥正常值 5 倍、谷丙转氨酶≥正常值 10 倍等情况时，可考虑使用皮质类固醇治疗。经使用免疫抑制剂治疗后，65% 的患者可获得临床、生化和组织学缓解。有肝硬化和无肝硬化患者 10 年生存率分别为 89% 和 90%，因此，有必要严格规范用药。其他新药疗法包括环孢霉素、FK506，也取得一定成效。中医中药辨证施治也有一定疗效。

1. 免疫抑制剂　AIH 的首选治疗方法是免疫抑制剂。标准的治疗方法是单用强的松龙或合用硫唑嘌呤，两种疗法均可起到缓解症状的作用。单用强的松龙适用于儿童和有白细胞减少、恶病质、妊娠、准备妊娠的年轻妇女，以及硫唑嘌呤不能耐受者。如果没有应用硫唑嘌呤的禁忌证，成年人均应合用硫唑嘌呤，绝经妇女、骨痛、肥胖、脆性糖尿病、不稳定性高血压、情绪不稳和痤疮患者，应该使用强的松龙和硫唑嘌呤联合治疗。联合治疗比单用强的松龙的药物相关性不良反应要少得多。强的松和强的松龙均可使用，但强的松在体内要经肝脏转化为泼尼松龙，肝脏功能损害严重的患者不应使用。标准的治疗剂量已在全世界广泛应用多年，免疫抑制剂能够提高严重 AIH 患者的存活率。轻到中度炎症活动的患者无须治疗，临床缓解在生化和组织学缓解后出现。大概有 65% 的患者可在治疗后有 18 个月的临床、生化和组织学缓解，从治疗开始到缓解的时间约为 22 个月（6 个月 ~ 4 年）。20 年存活率超过 80%，预期寿命与年龄、性别无关。如果治疗 24 个月未得完全缓解，继续治疗似无必要。超过 80% 的治疗有反应者会在 2 年治疗期结束后复发，如果这样，长程、小剂量的免疫抑制剂维持治疗直到缓解。

超过 10% 的 AIH 患者经用常规免疫抑制剂治疗失败，这些患者再用大剂量的强的松并不能导致组织学缓解，反而会引起严重的药物不良反应。

2. 其他免疫抑制剂　如单用泼尼松龙或联合应用硫唑嘌呤治疗失败，则可试用其他免疫抑制剂，包括环孢素 A、FK506、霉酚酸和环磷酰胺，然而，这些对泼尼松龙和/或硫唑嘌呤无效的患者仅有一小部分对此治疗有较好反应。

3. 局部类固醇治疗　丁地去炎松是一种具有糖皮质激素受体的高效亲和力的第二代皮质类固醇药物（比泼尼松龙强 15 倍），代谢产物无糖皮质激素活性，药物在被代谢前到达相应的淋巴细胞。肝脏代谢可出现严重的副反应，如骨病等。丁地去炎松可以降低 AIH 患者的 ALT 水平至正常。

4. 辅助性治疗　患 AIH 的中年妇女，维生素 D（50 000U/d）和钙制剂（1 000mg/d）应与免疫抑制剂联合应用以预防或治疗骨病。

5. 肝移植　肝移植被确定作为伴有肝硬化的终末期 AIH 的非常有效的治疗方法。虽经长程免疫抑制剂治疗获得完全的生化指标缓解，AIH 患者仍会进展到肝硬化。AIH 是肝移植最好的适应证之一，5 年长期存活率比例超过 90%。有报道肝移植后 AIH 会复发，因此，肝移植后立即应用免疫抑制剂既可以预防排异，又能预防或治疗 AIH 的复发。

6. 中医药治疗　自身免疫性肝炎属中医学黄疸范畴。黄疸的发病，主要是湿浊之邪为患。故《金匮要略·黄疸病脉证并治》有“黄疸所得，从湿得之”的论断。外表湿浊，湿热疫毒等时邪自口而入，蕴结中焦，脾胃运化失常，湿热熏蒸于脾胃，累及肝胆，以致肝失疏泄，胆液不循肠道，随血泛溢，外溢肌肤，上注于目，下流膀胱，使身目小便俱黄，而成黄疸。茵陈蒿汤加减方中茵陈清热利湿，疏肝利胆退黄；大黄通腑化瘀、泄热解毒；虎杖、栀子清泄三焦湿热，利胆退黄；郁金、金钱草、牡丹皮、白芍药疏肝利胆化瘀；砂仁、苍术、木香化湿柔肝利胆；泽泻、猪苓、茯苓渗利湿邪，使湿热分消，从二便而去。中西药物相互配合，中药则清热利湿退黄，西药则消炎、利胆、保肝，两者协同作用，故取得良好的疗效。

六、预后

自身免疫性肝炎的预后与炎症活动严重程度及宿主遗传因素有关，重型病型可突然起病，发热，黄疸持续不消失或反复出现，肝脏功能有明显损伤，严重时可出现肝性腹腔积液、肝性昏迷。因是慢性经过，病情可时好时坏，反复发作，每发作一次，病情就加重一次，最后可发展成肝硬化或肝功能衰竭而死亡。重症患者不经治疗 10 年后死亡率为 90%。

自身免疫性肝病的病因尚未十分明确，主要是积极预防肝炎病毒（甲、乙、丙型）的感染，以及避免化学物品或某些药物（替尼酸、双肼屈嗪、氟烷、米诺环素、呋喃妥因）的诱发因素。

点特异性干预能对自身免疫反应的关键环节起作用，但尚处于研究阶段。用合成的多肽与自身抗原竞争结合 MHC Ⅱ类分子的位点可阻断免疫细胞激活的一级信号途径，已被用于风湿性关节炎的治疗，在相关抗原特征明确后可用于 AIH。细胞毒性 T 淋巴细胞抗原 24（CTLA24）可干扰二级共刺激信号途径，可溶性 CTLA24 已被用于错配的骨髓受体的免疫抑制。口服自身抗原以产生免疫耐受的疗法已被用于多发性硬化症和风湿性关节炎等。此种疗法可能对 AIH 特别有效，因为摄入的抗原首先经过门脉循环直接释放入肝脏。动物实验表明，通过 T 细胞疫苗可能对激活的细胞毒 T 细胞行克隆性摧毁，在人类运用的关键是找到靶向的 T 细胞克隆。其他有药物破坏细胞内的信号传导途径或调控细胞因子表达，以及基因疗法抗衡调节性细胞因子的过度表达等。

（贺照霞）

第五节　酒精性肝病

酒精性肝病（alcoholic liver disease，ALD）是由乙醇及其代谢产物对肝细胞的破坏与毒性作用所引的，以肝脏代谢紊乱为基础的急、慢性肝损伤。临床上表现为脂肪肝、酒精性肝炎和肝硬化。这三类病变可以代表酒精性肝损伤的三个不同发展阶段，但是经常前后二种甚至三种病变并发存在，也可以单独出现一种。病变不仅与饮酒量、时间及频度有关，还常与性别、遗传因素、免疫机制及营养状况等有密切的关系。此病多见于欧美，然而近年来，随着我国酒精消耗量的增多，其发病率有逐年增多的趋势，已成为常见多发病。ALD 的预后直接与戒酒密切相关，与其他原因引起的肝病相比预后较好，但如不戒酒，上消化道出血、黄疸、腹腔积液的发生率亦高，从而增加病死率。

一、酒精对肝脏的损害与毒性作用

肝脏是酒精代谢的主要器官。然而，乙醇本身对肝细胞有直接损伤作用，且其衍生物乙醛的毒不良反应导致肝脏的代谢紊乱，分述如下。

（一）乙醇的肝损害作用

ALD 患者的肝细胞线粒体常有肿胀和嵴的异常改变，并且这些线粒体内含有颗粒样沉积及包涵体等，以致肝细胞结构及功能异常。酒精可改变微细胞器浆膜理化性质，同时影响糖蛋白的装配，致使细胞表面无涎酸糖蛋白与胰高血糖素受体数目减少。乙醇可通过增强羟自由基的损坏作用或降低氧自由基的正常保护机制，使两者之间失去平衡。长期饮酒者肝细胞谷胱甘肽水平降低，产生线粒体过氧化变化。ALD 患者的小叶中央区肝细胞氧含量很低，大量饮酒增加氧的消耗可使中央肝细胞缺氧，造成肝细胞坏死，亦可发生星群样透明样细胞坏死。乙醇抑制中链脂肪酸的氧化，改变乙酰辅酶 A 的氧化功能，从而抑制多种三羧酸循环酶的活性。另外，乙醇促使脂肪酸的合成，并增加脂肪的储存。乙醇还可以增加脂肪酸的分解率，从而来自不同组织的脂肪酸又被肝脏摄取，肝内三酰甘油的合成率增加并堆积，又因缺乏极低密度脂蛋白而载脂蛋白减少，导致脂肪分泌障碍造成脂肪肝。由于乙醇的氧化作用抑制葡萄糖合成的谷氨酸盐脱氢酶使三羧酸循环运转发生障碍，可减少肝内葡萄糖的合成。酒精诱导 P450 生物转换系统，这一系统对多种致癌前体有激活作用，这是酒精中毒患者肿瘤发病率增高的原因。长期饮酒也增加部分药物的肝毒性作用，微粒体内 P450 系统影响肝微粒体的药物转化酶，使某些药物作用增强，但另一些药物的清除率增加而减低其作用。乙醇还可改变巨噬细胞功能，正常人给予试验剂量的乙醇，血清中出现细胞毒因子。

（二）乙醛的肝毒性作用

80% 的乙醛脱氢酶活性位于线粒体，乙醇所造成线粒体结构与功能的改变，降低乙醛的清除率，血内乙醛水平增高又进一步降低线粒体转运与呼吸功能，抑制其氧化磷酸化及脂肪酸的氧化。乙醛与肝微粒体蛋白共价结合，可选择性的与某种 P450 结合形成稳定的复合物，还与半胱氨酸和谷胱甘肽结合，影响氧自由基的清除，造成膜的过氧化损伤。还可取代奥古蛋白内的磷酸吡哆醛，限制维生素 B_6 的活性。乙醛蛋白复合物作为一种新抗原，在人体可引起免疫应答反应而加重肝损伤。乙醛显著降低肝内聚合的微管蛋白含量，使微管减少，影响细胞间蛋白质的转运及分泌。乙醛可增加胶原合成及 mRNA 的合成，促进肝纤维化的形成。乙醛诱导姐妹染色体互换，降低 DNA 的修复，亦有利于癌症的发生。

二、酒精在肝脏的代谢转化

乙醇 80% ~95% 在人体内转化为乙醛，再转化为乙酸，5% ~10% 不变从肺、肾、皮肤排出。肝脏是酒精代谢的主要器官，小量在肾脏、肌肉、肠道及肺组织内氧化。在肝脏其氧化位于肝细胞的胞质液及光面内质网，从被氧化量的角度来看，前者更为主要。人类乙醇脱氢酶（ALDH）有 20 种同工酶，从分子生物学的催化性能可分为Ⅰ、Ⅱ、Ⅲ型，不同型酶的作用底物不同，其生物学功能也异。亚洲人有半数缺乏活动性 ALDH2，其肝内存在一种针对 ALDH2 的抗体。致使血内乙醛浓度较高，饮酒后易致面红，因此，酒精中毒频率较欧美人为高。微粒体乙醇氧化系统（MEOS）主要依赖细胞色素 P450 系，乙醇与 P450 结合干扰经 P450 的药物转化。MEOS 仅占肝内乙醇氧化的 10%，大部分仍经可溶性乙醇脱氢酶途径，但当后者达到饱和时，由 MEOS 发挥更大作用。

乙醛在肝脏被乙醛脱氢酶氧化为乙酸，主要发生于线粒体。肝线粒体的乙醛氧化与呼吸链上 NAD^+ 依赖的脱氢酶密切相关。肝病患者饮酒后，乙醛水平为正常人数倍高。饮酒后外周静脉血可测出的乙醛浓度为 2μmol，正常人乙醛 99% 在肝内氧化，另外红细胞也能氧化乙醛，这两个因素构成外周血乙醛的低水平，但酒精性肝病及无肝病的饮酒者血内乙醛的浓度仍高，可能是肝和红细胞内乙醛脱氢酶浓度较低之故。

三、发病机制

乙醇经过肝细胞质内的乙醇脱氢酶的催化，氧化为乙醛，再经乙醛脱氢酶催化转化为乙酸，最终形成二氧化碳。在乙醇氧化过程中脱下的大量氢离子与辅酶Ⅰ结合。辅酶Ⅰ被还原成还原型辅酶Ⅰ，则使其与辅酶Ⅰ的比值上升，以致细胞的氧化、还原反应发生变化，成为代谢紊乱和致病的基础。乙醛为高活性化合物，能干扰肝细胞多方面的功能，如影响线粒体对 ATP 的产生、蛋白质的生物合成和排泌、损害微管使蛋白、脂肪排泌障碍而在肝细胞内蓄积，引起细胞渗透性膨胀乃至崩溃。由于酒精被氧化时，产生大量的还原型辅酶Ⅰ，而成为合成脂肪酸的原料，从而促进脂肪的合成。乙醛和大量还原型辅酶Ⅰ可以抑制线粒体的功能使脂肪酸氧化发生障碍，导致脂肪肝的形成。

酒精引起高乳酸血症，通过刺激脯氨酸羟化酶的活性和抑制脯氨酸的氧化，而使脯氨酸增加，从而使肝内胶原形成增加，加速肝硬化过程。并认为高乳酸血症和高脯氨酸血症，可作为酒精性肝病肝纤维化生成的标志。

近年证明酒精性脂肪肝与以下有关：游离脂酸进入血中过多；肝内脂肪酸的新合成增加；肝内脂肪酸的氧化减少；三酰甘油合成过多；肝细胞内脂蛋白释出障碍。目前认为酒精对肝细胞的直接毒性作用是脂肪肝的主要原因。

酒精性肝炎有免疫因素的参与，且有重要意义。目前认为肿大的肝细胞不能排出微丝且在肝细胞内聚积形成酒精性透明小体，并引起透明小体的抗体产生。自身肝抗原和分离的酒精性透明小体可以刺激患者淋巴细胞转化和抑制游走移动因子的活力。在酒精性肝硬化可查出自身免疫性特征的天然 DNA 抗体，和肝细胞膜产生 IgG 和 IgA 抗体。这些抗体能被肝浸液吸附。酒精和乙醛还可以改变肝细胞的膜抗原。

四、病理解剖

（一）酒精性脂肪肝

脂肪肝在酒精性肝病中最为常见，它可表现为部分肝细胞脂肪浸润或波及所有肝细胞，受累的肝细胞约 20% ~75% 时，使肝重量增加了 2 ~3 倍，肝细胞内有三酰甘油呈泡状，迫使细胞核偏边呈“印戒状”。充满脂肪的细胞可破裂、融合而形成“脂囊”，但很少引起炎症反应。戒酒后，病变可消失。

（二）酒精性肝炎

可有脂肪浸润、肝细胞变性坏死，常伴有透明小体，可见多核粒细胞浸润，小叶内结缔组织增加。透明小体在伊红染色时，细胞内可见嗜酸性丝状聚集的致密蛋白质物质，直径 2 ~3μm，PAS 阴性。急性酒精性肝炎发作数周至数月，透明小体渐丢失。脂肪变性及气球样变性、炎症的消失早于透明小体，透明小体起初分布于中央区，随其他变化退失转而分布于汇管区。小叶内中性粒细胞浸润为急性酒精性肝炎典型特点，它包围在貌似健康与脂肪变性及气球样变性的肝细胞、甚至在坏死的肝细胞或含透明小体的肝细胞周围。酒精性肝炎反复急性发作可导致小叶结构变形，网状纤维和胶原使肝窦闭塞并包围肝细胞群，进行性病变导致小叶内纤维化，中央区和汇管区的纤维分隔伸展并相互连接。

（三）酒精性肝硬化

是 ALD 终末期病变，酒精性肝硬化初起时常为小结节性肝硬化，但由于酒精性肝炎的反复发作，门脉高压并发胃肠道出血及低血压，肝窦血流量的减少，可转变为混合结节性肝硬化，最后也有发展为大结节性肝硬化，其肝小叶结节可大至 5cm。

五、临床表现

ALD 的发生与饮酒时间长短、饮酒量多少及营养状态呈正相关。遗传因素对酒精有不同的敏感性，酒精性肝炎和肝硬化，以 HLA－B8、B40 者多见。

（一）脂肪肝

酒精性脂肪肝常无临床症状或生化变化，症状隐袭，有轻度上腹不适、肝区痛，偶见黄疸、水肿及维生素缺乏。肝、脾肿大不常见。重者有门脉高压表现，常有腹腔积液，但无硬化，甚至可因低血糖、脂肪栓塞而死亡。

（二）酒精性肝炎

消化道症状较重，可有恶心、呕吐、食欲减退、乏力、消瘦、肝区疼痛等。严重者可呈爆发性肝炎或急性肝功衰竭。

（三）肝硬化

除一般肝硬化症状外，营养不良、贫血、蜘蛛痣、肝掌、男乳女性化、神经炎、肌萎缩等症状比肝炎肝硬化多见。白指甲、Dupuytren 掌挛缩、腮腺增大也可见到。肝大常见，伴有压痛，表明酒精性肝炎并存，但也可不肿大反见萎缩。脾肿大常见，腹腔积液及侧支静脉明显，表明有门脉高压。继发性营养不良及反复的内毒素血症患者，可导致恶病质及高丙种球蛋白血症。

六、诊断

（1）有饮酒病史，严重的肝硬化可伴大细胞性贫血。

（2）丙氨酸氨基转移酶（ALT）及天门冬氨酸氨基转移酶（AST）：是检测 ALD 的最敏感的检查方法。43%～100%患者的 AST 增高，但增高的程度并不明确提示病变严重程度。在酒精性肝病，ALT 水平多低于 AST，AST/ALT 应 >1。ALT 若超过 30.0KarmenU，则可认为肝病非酒精引起。酒精性肝损害时 ALT 为何正常而 AST 却增高的机制尚不明了，可能与乙醇中毒影响吡哆醇的代谢使其缺乏有关。

（3）γ－谷氨酰胺转肽酶（GGT）：血清 γ－谷氨酰胺转肽酶是诊断酒精中毒与酒精性肝损害的敏感指标，但缺乏特异性。目前认为，慢性酒精饮入过量者多有增高，但增高程度不反映酒精消耗量。其活性变化是一种很敏感的酶学变化，在各种肝病都可增高，但此酶活性恢复也快，有些酒精中毒患者含量正常可能与此有关。

（4）谷氨酸脱氢酶（Glutamate dehydrogenase）：是 ALD 小叶损伤最严重的 Rappaport 第三区带肝细胞线粒体酶。血清谷氨酸脱氢酶含量与肝细胞坏死量呈比例，比天门冬氨酸转移酶更能提示组织损伤程度。

（5）血浆 α－氨基 N－丁酸与亮氨酸比例：在酒精中毒时敏感而有特异性，但此种比例改变是肝细胞功能异常的非特异表现，因此仅供参考。

（6）线粒体天冬氨酸氨基转移酶（mAST）：正常人及病毒性肝炎患者线粒体天冬氨酸氨基转移酶仅占血清中总天冬氨酸氨基转移酶活性的 3%，而酒精中毒时，线粒体天冬氨酸氨基转移酶活性可高达 11%～13%。线粒体天冬氨酸氨基转移酶是比血清总天冬氨酸氨基转移酶、γ－谷氨酰胺转肽酶、谷氨酸脱氢酶更为敏感的检查项目。

（7）碱性磷酸酶（AKP）：ALD 患者碱性磷酸酶常增高 1～2.5 倍，个别者可达 5 倍。对此酶异常增高同时伴有胆红素增高时，需与其他病因引起的黄疸鉴别。

（8）血清胆红素含量与凝血酶原时间测定：能预测 ALD 预后，根据酒精性肝炎的临床表现可分为轻、中、重组。凡胆红素少于85.5μmol/L为轻病组，胆红素大于85.5μmol/L且凝血酶原时间延长达4秒为中度严重组，胆红素超过85.5μmol/L且凝血酶原时间延长超过4秒者为重病组。此二项检查有参考价值。

（9）血尿素氮及肌酐含量：血清尿素氮及肌酐含量可随酒精性肝炎严重程度不同而呈相应地增高。轻病组血尿素氮为3.57mmol/L，肌酐为88μmol/L。重病组血尿素氮为10.4mmol/L，肌酐为202μmol/L。死亡组患者血尿素氮为13.5mmol/L，肌酐238μmol/L。

（10）糖分子缺少转铁蛋白（carbohydrate deficient transferrin，CDT）：酒精中毒特异的标志物。转铁蛋白为具有微异质性的糖蛋白，其中有末端缺少三糖分子的一种同类物。末端缺少糖分子转铁蛋白是乙醛有抑制糖基转移酶活性所致。敏感性达80%，特异性97%，假阳性少。

（11）血液葡萄糖及三酰甘油水平：酒精中毒者葡萄糖及脂质代谢异常，有些酒精性脂肪肝患者血液葡萄糖及三酰甘油水平增高。

（12）血液胰岛素样生长因子-1（IGF-1）：酒精性肝硬化患者血液IGF-1含量降低，低至3.1nmol/L者预后不佳。

（13）肝活检对诊断具有重要的意义，然而20%的酗酒者可有其他疾病。

（14）超声、CT检查可见脂肪肝或明亮肝。

（15）血清IgA及IgG等免疫球蛋白含量均增高，尤其是IgA增高更为明显。抗核抗体或平滑肌抗体部分患者呈阳性。抗肝特异蛋白（liver-specific protein）抗体阳性。酒精性透明小体（alcoholic hyaline）抗原抗体重症时均阳性，恢复期抗原阴性，抗体仍在短时间内呈阳性。若抗原抗体持续阳性表明病情正在处于进展阶段。

七、治疗

治疗的主要目的为减轻酒精性肝炎的严重程度和防止与逆转肝纤维化，并改善已存在的继发性营养不良。

（一）戒酒

及时戒酒可使病死率明显下降，戒酒后几周或几月内临床和病理表现可以改善，伴有凝血酶原活动度降低和腹腔积液时，病程可有反复，但最终可取得缓解。脂肪肝可望于数周至数月内消退，同时补充蛋白质或氨基酸对肝细胞恢复也很重要。

（二）去脂药

腺苷酸可减少肝内三酰甘油的增加，刺激线粒体氧化脂肪酸的作用。ATP有同样的作用。氯贝丁酯可减少三酰甘油的合成，诱导氧化长链脂肪酸。卵磷脂亦有效。

（三）抗纤维化

秋水仙碱和青霉胺能抑制胶原与前胶原合成，并增加胶原酶的产生。但因疗程长，药物可影响肝细胞的正常生理功能。抑制肝纤维化的中药桃仁、丹参、当归、川芎、赤勺、粉防已碱等，分别有改善肝脏微循环，防止肝细胞变性坏死，减少胶原纤维的产生或增强胶原酶的活性等作用，有助于酒精性肝炎纤维化的治疗。最近还发现多烯非饱和性磷脂酰胆碱可防止乙醛介导的肝胶原堆积，并能刺激胶原酶活性增加，对酒精性肝纤维化有用。

（四）氧自由基清除剂

谷胱甘肽、超氧化物歧化酶、丹参，均有清除引起炎症的氧自由基的作用，对酒精性肝炎还可减轻甚至避免激活肝内巨噬细胞、库普弗细胞及贮脂细胞所致病变。

（五）辅酶I

可使γ-GT升高已半年者，经1~2周治疗明显下降或恢复正常，改善肝细胞氧化还原作用。

（六）丙基硫尿嘧啶

基于酒精性肝炎代谢率高及肝细胞相对缺氧的情况，用药后发现可改善酒精性肝病的临床症状，但不延长生存期，同时有严重的药物副反应。

（七）胰岛素与胰高血糖素

每日静滴胰岛素及胰高血糖素 12h，治疗 3 周，肝功能可有改善，但需防低血糖反应。如先给予上皮生长因子，然后再给胰岛素及胰高血糖素，效果可望更好。

（八）营养支持

酒精性肝炎的患者可有继发性蛋白质热量不足性营养不良，与疾病的严重度和病死率有关。可改善患者的营养状态，免疫功能，可加速病情恢复。

至于酒精性肝硬化后期伴有的并发症如：肝性脑病、肝肾综合征、大量腹腔积液、门脉高压、食管静脉曲张破裂出血，其治疗与肝硬化类同。

八、预后

戒酒后脂肪肝可完全恢复，急性酒精性肝炎约 50% 转为非活动性肝炎，少部分可发展为肝硬化。肝硬化者约 25% 可完全恢复，比其他原因的肝硬化预后好。但不戒酒急性酒精性肝炎、酒精性肝硬化的死亡率分别占 50% 和 70%。值得注意的是戒酒者的肝癌发生率增高，其原因认为为戒酒后患者的生命得到延长外，酒精对肝细胞再生抑制被解除，肝细胞再生过程中细胞凋亡发生异常所致。

（贺照霞）

第八章

胆囊疾病

第一节　急性胆囊炎

急性胆囊炎起病多与饱食、吃油腻食物、劳累及精神因素等有关，常突然发病，一开始就出现右上腹绞痛，呈阵发性加剧，并向右肩或胸背部放射，伴有恶心及呕吐。在发病早期可以没有发冷及发热，当胆囊有化脓感染时，则可出现寒战及发热。有些患者还可以出现双眼巩膜黄染。当炎症波及胆囊周围时，病情日益严重，腹痛加重，范围也比原来扩大。这时右上腹部不能触碰，稍加用力按压更感疼痛难忍。

一、病因病理

（一）单纯性胆囊炎

常常多见于炎症发生的早期，此时胆囊充血、水肿、炎性细胞浸入胆囊黏膜。

（二）急性化脓性胆囊炎

胆囊黏膜高度水肿，细菌感染及胆囊积脓瘀血。

（三）坏疽性胆囊炎

除了急性炎症外，主要由于胆囊的循环障碍引起出血及胆囊组织坏死。

（四）胆囊穿孔

由于胆囊坏死，囊壁穿孔，常见穿孔在胆囊底部血管分开较少的部位，穿孔后的脓性胆汁污染整个胆管而引起胆汁性腹膜炎及肝内、外胆管炎等。

急性结石性胆囊炎的起病是由于结石阻塞胆囊管，造成胆囊内胆汁滞留，继发细菌感染而引起急性炎症。如仅在胆囊黏膜层产生炎症、充血和水肿，称为急性单纯性胆囊炎。如炎症波及胆囊全层，胆囊内充满脓液，浆膜面亦有脓性纤维素性渗出，则称为急性化脓性胆囊炎。胆囊因积脓极度膨胀，引起胆囊壁缺血和坏疽，即为急性坏疽性胆囊炎。坏死的胆囊壁可发生穿孔，导致胆囊性腹膜炎。胆囊穿孔部位多发生于胆囊底部或结石嵌顿的胆囊壶腹部或者颈部。如胆囊穿孔至邻近脏器中，如十二指肠、结肠和胃等，可造成胆内瘘。此时胆囊内的急性炎症可经内瘘口得到引流，炎症可很快消失，症状得到缓解。如胆囊内脓液排入胆总管可引起急性胆管炎，少数患者还可发生急性胰腺炎。致病菌多数为大肠埃希菌、肺炎克雷白杆菌和粪链球菌，厌氧菌占10%～15%，但有时可高达45%。

1. 结石　在胆囊管嵌顿引起梗阻、胆囊内胆汁滞积，浓缩的胆盐损害胆囊黏膜引起炎症。

2. 细菌感染　常见的致病菌为大肠埃希菌、产气杆菌、绿脓杆菌等，大多从胆管逆行而来。

3. 化学刺激　如胰液经“共同通路”反流入胆管内引起胰酶性胆囊炎。近年来，随着国人的饮食习惯的改变，城市人的胆囊结石发病率明显升高，故急性胆囊炎以城市居民为多，成年人发病率高，尤其是肥胖女性，据统计女：男为2：1。本病急性症状反复发作可转为慢性胆囊炎。目前本病外科治疗治愈率高。病情轻的单纯性胆囊炎可选用药物治疗；对于化脓性或坏疽性胆囊炎应及时手术治疗，避免并发症发生。

二、临床表现

有以下临床表现：①突发性右上腹持续性绞痛，伴向右肩胛下区放射，伴有恶心、呕吐。②发冷、发热、食欲缺乏、腹胀。③10%的患者可有轻度黄疸。④过去曾有类似病史，脂餐饮食易诱发。胆囊结石引起者，夜间发病为一特点。⑤右上腹肌紧张，压痛或反跳痛，Murphy 征阳性。30% ~50% 的患者可触及肿大胆囊有压痛。

三、辅助检查

（一）口服法胆囊造影

口服法胆囊造影可见：①胆囊不显影（20%的正常人也可因其他原因而不显影）；②胆囊显影浅淡、延迟，胆囊缩小或增大，是诊断慢性胆囊炎较为可靠的征象；③胆囊收缩功能不良，对诊断价值有限。静脉法胆系造影如胆管显影良好而胆囊不显影或胆囊显影延迟、密度浅淡而轮廓模糊，可诊断有胆囊疾病存在。

口服法胆囊造影，根据胆囊不显影而作胆囊炎的诊断时，必须排除引起胆囊不显影的其他因素，包括造影剂剂量不足（过分肥胖或体重超过 80kg）；服造影剂后呕吐、腹泻；幽门梗阻；造影剂崩解不良或停留于食管或十二指肠憩室内；肝功能明显受损；小肠吸收不良；妊娠期或哺乳期的妇女；胆管与肠管间有异常通道或 Oddi 括约肌松弛，使含碘胆汁不进入胆囊；严重的糖尿病；胆囊位置异常胆囊先天性缺如；照片太小未能将胆囊包括在内；胆囊已切除等。

（二）实验室检查

当医生检查患者的腹部时，可以发现右上腹部有压痛，并有腹肌紧张，大约在 1/3 的患者中还能摸到肿大的胆囊。化验患者的血液，会发现多数人血中的白细胞计数及中性粒细胞增多。

（三）B 超

B 超检查可发现胆囊肿大、囊壁增厚，并可见结石堵在胆囊的颈部。

四、诊断

（一）B 超

急性结石性胆囊炎主要依靠临床表现和 B 超检查即可得到确诊。B 超检查能显示胆囊体积增大，胆囊壁增厚，厚度常超过 3mm，在 85% ~90% 的患者中能显示结石影。在诊断有疑问时，可应用同位素^{99m}Tc－IDA 做胆系扫描和照相，在造影片上常显示胆管，胆囊因胆囊管阻塞而不显示，从而确定急性胆囊炎的诊断。此法正确率可达 95% 以上。急性非结石性胆囊炎的诊断比较困难。诊断的关键在于创伤或腹部手术后出现上述急性胆囊炎的临床表现时，要想到该病的可能性，对少数由产气杆菌引起的急性气肿性胆囊炎中，摄胆囊区平片，可发现胆囊壁和腔内均有气体存在。

①有典型的阵发性腹绞痛发作及右上腹压痛、肌紧张征象。②血白细胞总数剧增，中性粒细胞比例增高。③B 型超声检查，胆囊增大，囊壁增厚，可能看到结石的影像。

（二）诊断依据

急性胆囊炎是一种临床常见病，多发生于有结石的胆囊，也可继发于胆管结石和胆管蛔虫等疾病。多由化学性刺激和细菌感染等因素引发此病。

诊断依据：①白细胞总数 $>10\times10^9$/L，核左移。②腹部 X 线摄片胆囊区可见阳性结石。③B 超检查示胆囊增大，壁厚 >3.5mm，内有强光团伴声影。④静脉胆管造影胆囊不显影。⑤CT 或 MRI 显示胆囊结石。

（三）临床表现

急性胆囊炎的症状主要有右上腹疼、恶心、呕吐和发热等。急性胆囊炎会引起右上腹疼痛，一开始疼痛与胆绞痛非常相似，但急性胆囊炎引起的腹痛其持续的时间往往较长，做呼吸和改变体位常常能使疼痛加重，因此患者多喜欢向右侧静卧，以减轻腹疼。有些患者会有恶心和呕吐，但呕吐一般并不剧烈。大多数患者还伴有发热，体温通常在38.0～38.5℃，高热和寒战并不多见。少数患者还有眼白和皮肤轻度发黄。

（四）体格检查

急性结石性胆囊炎患者体检时，常表现为急性病容、痛苦表情和呼吸短浅以及虚脱现象。此与急性胆囊炎相同，但尚可出现以下特点：①胆绞痛发作后1～2d内，可见轻度眼巩膜黄染和尿色变深，很快自然消退；如黄疸较深或持久不退，须考虑伴有胆总管结石的存在。②患者取平卧位，检查者用右手指触压患者的右上腹部时，患者诉腹痛或有痛苦的表情，同时右上腹肌呈局限性轻度紧张感。③患者取直立位深吸气时，检查者用右手食、中及无名指深压胆囊区，患者诉说疼痛。④患者取平卧位，检查者用右手指深压右上腹部时，患者有轻痛感。⑤患者取右侧卧位或俯卧位时感有上腹部疼痛。⑥检查者用左手掌置于患者的右季肋部，右手握拳用中度力叩击左手背时，患者诉说疼痛。

根据以上的症状、体格检查和各种辅助检查，医生一般能及时作出急性胆囊炎的诊断。

五、鉴别诊断

本病多见于40岁以上的肥胖女性。根据典型症状、体征、B型超声波、X线，急性胆囊炎的诊断大多都能明确。但需与以下疾病进行鉴别：如急性病毒性肝炎、急性胰腺炎、急性阑尾炎、消化性溃疡急性穿孔和右心衰竭等疾病，一般经过有关的辅助检查，结合病史及体格检查，均能作出正确的诊断。

青年女性患者应与 Fitz－Hugh－Curtis 综合征相鉴别，这是由于急性输卵管炎所伴发的肝周围炎，可有右上腹部疼痛，易误诊为急性胆囊炎：如妇科检查发现附件有压痛，宫颈涂片可见淋球菌或沙眼包涵体可资鉴别。如鉴别有困难则可进行腹腔镜检查，本病可见肝包膜表面有特殊的琴弦状粘连带。

六、治疗

（一）急性胆囊炎的治疗措施

1. 卧床休息、禁食　严重呕吐者可行胃肠减压。应静脉补充营养，维持水、电解质平衡，供给足够的葡萄糖和维生素以保护肝脏。

2. 解痉、镇痛　可使用阿托品、硝酸甘油、哌替啶、盐酸美沙酮等，以维持正常心血管功能和保护肾脏等功能。

3. 抗菌治疗　抗生素使用是为了预防菌血症和化脓性并发症，通常选用氨苄青霉素、氯林可霉素和氨基糖苷类联合应用，或选用第二代头孢霉素治疗，抗生素的更换应根据血培养及药敏试验结果而定。

在进行上述治疗的同时，应做好外科手术的准备，在药物治疗不能控制病情发展时，应及时改用手术疗法切除胆囊。

（二）急性胆囊炎的治疗方法

1. 非手术治疗　妊娠合并急性胆囊炎，绝大多数合并胆石症，主张非手术疗法。多数经非手术治疗有效。

（1）饮食控制：应禁食，必要时胃肠减压，缓解期给予低脂肪、低胆固醇饮食。

（2）支持疗法：纠正水、电解质紊乱和酸碱失衡。

（3）抗感染：需选用对胎儿无害的广谱抗生素，如氨苄西林以及头孢唑林钠、头孢噻肟钠等药物。

（4）对症治疗：发生胆绞痛时给予解痉镇痛药，如阿托品、哌替啶肌内注射。缓解期给予利胆药物，如苯丙醇、非布丙醇等。

非手术疗法对大多数（80%～85%）早期急性胆囊炎的患者有效。此法包括解痉镇痛，抗生素的应用，纠正水电解质和酸碱平衡失调，以及全身的支持疗法。在非手术疗法治疗期间，必须密切观察病情变化，如症状和体征有发展，应及时改为手术治疗。特别是老年人和糖尿病患者，病情变化较快，更应注意。据统计约1/4的急性胆囊炎患者将发展成胆囊坏疽或穿孔。

2. 手术治疗　目前对于手术时机的选择还存在着争论，一般认为应采用早期手术。早期手术不等于急诊手术，而是患者在入院后经过一段时期的非手术治疗和术前准备，并同时应用B超和同位素检查进一步确定诊断后，在发病时间不超过72h的前提下进行手术。早期手术并不增加手术的死亡率和并发症的发生率。对非手术治疗有效的患者可采用延期手术（或称晚期手术），一般在6周之后进行。

手术方法有2种，一种为胆囊切除术，在急性期胆囊周围组织水肿，解剖关系常不清楚，操作必须细心，此免误伤胆管和邻近重要组织。有条件时，应用术中胆管造影以发现胆管结石和可能存在的胆管畸形。另一种手术为胆囊造口术，主要应用于一些老年患者，一般情况较差或伴有严重的心肺疾病，估计不能耐受胆囊切除手术者，有时在急性期胆囊周围解剖不清而致手术操作困难者，也可先做胆囊造口术。胆囊造口手术可在局部麻醉下进行，其目的是采用简单的方法引流胆囊炎症，使患者度过危险期，待其情况稳定后，一般于胆囊造口术后3个月，再做胆囊切除以根治病灶。对胆囊炎并发急性胆管炎者，除做胆囊切除术外，还须同时做胆总管切开探查和T管引流。

对症状较轻微的急性单纯性胆囊炎，可考虑先用非手术疗法控制炎症，待进一步查明病情后进行择期手术。对较重的急性化脓性或坏疽性胆囊炎或胆囊穿孔，应及时进行手术治疗，但必须做好术前准备，包括纠正水电解质和酸碱平衡的失调，以及应用抗生素等。

对于急性非结石性胆囊炎患者，由于病情发展较快，一般不采用非手术疗法，宜在做好术前准备后及时进行手术治疗。关于急性胆囊炎应用抗生素的问题，由于胆囊管已阻塞，抗生素不能随胆汁进入胆囊，对胆囊内的感染不能起到预期的控制作用，胆囊炎症的发展和并发症的发生与否，并不受抗生素应用的影响。但是抗生素的应用可在血中达到一定的药物治疗浓度，可减少胆囊炎所造成的全身性感染，以及能有效地减少手术后感染性并发症的发生。对发热和白细胞计数较高者，特别是对一些老年人，或伴有糖尿病和长期应用免疫抑制剂等有高度感染易感性的患者，全身抗生素的应用仍非常必要。一般应用于广谱抗生素，如庆大霉素、氯霉素、先锋霉素或氨苄青霉素等，并常联合应用。

3. 针灸治疗　急性胆囊炎的针灸治疗，始见于20世纪50年代末。60年代初，已有人就针刺治疗胆囊炎的机制做了初步探讨。但有关资料还不太多。近三十年来，在方法上有较大发展，电针、穴位注射、耳针、光针、腕踝针等法竞相应用，使治疗效果有所提高。从目前情况看，针灸及其各种变革之法对急性单纯性胆囊炎疗效确切，如属急性化脓型、急性坏疽型胆囊炎或伴中毒性休克的胆囊感染则宜采用中西医综合治疗，甚或手术处理。

（三）慢性胆囊炎的治疗方法

1. 内科治疗　内科治疗主要是消炎利胆的方法，如消炎利胆片、利胆醇、舒胆通、胆通、去氢胆酸以及熊脱氧胆酸等药物，有些患者有效，但难根治。

2. 外科治疗　反复发作胆绞痛、胆囊无功能、有急性发作，尤其是伴有结石者，应手术治疗。80%的胆囊癌并有慢性胆囊炎胆石症，手术可起到预防胆囊癌的作用。

经常保持愉快的心情，注意劳逸结合，寒温适宜。劳累、气候突变、悲观忧虑均可诱发此病急性发作。常服用利胆药物及食物，保持大便通畅。

（四）其他措施

其他措施有以下几点：①急性发作时应卧床休息、禁食。静脉输液以纠正脱水和酸中毒。在右上腹热敷等。待急性发作缓解后，酌情给予流质或半流质饮食。②严重病例，应配合中西药物抗感染治疗。③针灸效果不显时，须即改用其他有效疗法（包括手术疗法）。

七、并发症

（一）气肿性胆囊炎

是急性胆囊炎的变型，应及时进行外科手术治疗。

（二）开放性穿孔

是少见的并发症，死亡率可高达25%，应及时手术治疗，同时应用抗生素治疗感染。

（三）局限性穿孔

多数可施行胆囊切除术，严重者也可进行胆囊造瘘和脓肿引流术治疗。

（四）胆石性肠梗阻

该病极易延误诊断，故死亡率可达15%~20%，一般给予手术治疗。

八、预防

（一）注意饮食

食品以平淡为宜，少食油腻和炸、烤食品。

（二）保持大便畅通

六腑以通为用，肝胆湿热，大便秘结时，症状加重，保持大便畅通很重要。

（三）要改变静坐生活方式

多走动，多运动。

（四）要养性

长期家庭不睦，心情不畅的人可引发或加重此病，要做到心胸宽广，心情愉快。

（贺照霞）

第二节　慢性胆囊炎

慢性胆囊炎（chronic cholecystitis）系指胆囊慢性炎症性病变，大多为慢性结石性胆囊炎，占85%~95%，少数为非结石性胆囊炎，如伤寒带菌者。本病可由急性胆囊炎反复发作迁延而来，也可慢性起病。临床表现无特异性，常见的是右上腹部或心窝部隐痛，食后饱胀不适，嗳气，进食油腻食物后可有恶心，偶有呕吐。在老年人，可无临床症状，称无症状性胆囊炎。

一、流行病学

本病分成慢性结石性胆囊炎与慢性非结石胆囊炎。临床上最为多见的是结石性胆囊炎，其发病率高达95%，胆囊急性炎症消退后遗留下来的病理状态，是慢性胆囊炎最常见的类型。

二、病因病理

（一）慢性结石性胆囊炎

与急性胆囊炎一样，因为胆囊结石引起急性胆囊炎反复小发作而成，即慢性胆囊炎和急性胆囊炎是同一疾病不同阶段的表现。

（二）慢性非结石性胆囊炎

在尸检或手术时，此型病例占所有胆囊病变患者的2%~10%。

（三）伴有结石的慢性萎缩性胆囊炎

该症又称瓷瓶样胆囊。结石引起的炎症与刺激，导致胆囊壁钙化所形成，钙化可局限于黏膜、肌层或两者皆有。以 65 岁以上的女性患者多见。

（四）黄色肉芽肿样胆囊炎

比较少见，占胆囊炎性疾病的 0.7% ~1.8%。系由于胆汁脂质进入胆囊腔的结缔组织致炎性反应形成。

三、临床表现

在不同患者可有甚大区别，且与实际的病理变化也常不一致；大多数患者合并有胆囊结石，过去多有胆绞痛发作史。患者症状可以明显地继急性胆囊炎首次发作后即不断出现，也有发病隐匿，症状轻微，甚至诊断确定后才注意有症状存在。

主要症状为：①消化不良：表现为上腹饱闷、不适、饱食后上腹不适。②对脂肪性食物不耐受。③右上腹痛：患者还常感右肩胛骨下或右腰部隐痛，有时和胆绞痛相仿。④体检除右上腹轻度触痛外，常无阳性体征。偶可扪及肿大的胆囊，亦可在第 8 ~10 胸椎右侧有压痛。

四、辅助检查

十二指肠引流收集胆汁进行检查，可发现胆汁内有脓细胞、胆固醇结晶、胆红素钙沉淀、寄生虫卵等。胆汁培养可发现致病菌。

（一）B 超检查

B 超检查最有诊断价值，可显示胆囊大小、囊壁厚度、囊内结石和胆囊收缩情况。

（二）放射学检查

腹部 X 线平片可显示阳性结石、胆囊钙化及胆囊膨胀的征象；胆囊造影可显示结石、胆囊大小、形状、胆囊收缩和浓缩等征象。

（三）造影

口服、静脉胆管造影除可显示结石、胆囊大小、胆囊钙化、胆囊膨胀的征象外，还可观察胆总管形态及胆总管内结石、蛔虫、肿瘤等征象，对本病有很大诊断价值。有条件时以逆行胰胆管造影为好，不仅结果可靠，并可行十二指肠镜下治疗。

五、诊断

本病的诊断主依据：临床症状及体征；实验室及其他辅助检查。

六、鉴别诊断

慢性胆囊炎应与以下疾病相鉴别。

（一）反流性食管炎

因有胃 - 食管酸性或碱性液体的反流，故胸骨后烧灼感或疼痛是主要症状，部分患者同时伴上腹部隐痛或不适，故易与慢性胆囊炎相混淆。胃镜检查及 24h 食管内 pH 动态监测对反流性食管炎有重要诊断价值。如系碱性反流，则测定食管内胆汁酸含量对诊断有帮助（Bilitec -2000 胆汁监测仪）。而 B 超检查可确定慢性胆囊炎的诊断。

（二）慢性胃炎及消化性溃疡

多为上腹部的隐痛与饱胀等，常无慢性胆囊炎急性发作时的右上腹绞痛。消化性溃疡的上腹部疼痛常具有节律性，疼痛与饮食关系更加密切。十二指肠溃疡除有饥饿痛外，还常有夜间痛，同时常伴有反酸症状。胃镜检查对慢性胃炎及消化性溃疡的诊断有重要帮助。必须指出，少数患者慢性胆囊炎可与慢性胃炎或消化性溃疡并存。

（三）慢性胰腺炎

慢性胰腺炎的上腹部疼痛等症状常与慢性胆囊炎、胆石症相类似（但需注意，慢性胆囊炎患者有时可并存有慢性胰腺炎）。慢性胰腺炎还常有左侧腰背部的疼痛，疼痛常与体位有关，即平卧位时疼痛加重，躯体前倾时疼痛可减轻。B 超、CT 或 MRI、ERCP 及胰腺外分泌功能检查等，均有利于慢性胰腺炎与慢性胆囊炎的鉴别。

（四）右侧结肠病变

升结肠或肝曲部癌可引起右上腹疼痛不适，易误诊为慢性胆囊炎（有时两者也可并存）。但升结肠或肝曲癌多有大便习惯的改变。钡剂灌肠或结肠镜检查可发现肿瘤。B 超检查对结肠癌的诊断也有重要的辅助价值。

（五）心绞痛

有少数心绞痛患者的疼痛可位于剑突下，与慢性胆囊炎的疼痛部位与性质相类似。但前者的疼痛持续时间比胆绞痛要短，多数患者休息后疼痛可缓解。心电图、血清肌酸磷酸激酶等测定有利于心绞痛的诊断。少数慢性结石性胆囊炎患者可出现期前收缩等心脏病症状，但其心脏本身并无病变，在行胆囊切除术后，期前收缩等心脏症状也随之消失。这种因胆囊病变而引起的心脏症状，称之为“胆心综合征”。

七、治疗

（一）内科治疗

1. 一般治疗　低脂饮食，可减少发病机会。

2. 解痉、镇痛　一般情况下可给予 33% 硫酸镁 10～30ml，口服利胆，或单用抗胆碱能药物，如阿托品 0.5mg，或山莨菪碱 10mg 肌内注射，解除 Oddi 括约肌痉挛。

3. 驱虫治疗　如十二指肠引流物发现有梨形鞭毛虫或华支睾吸虫感染者，应进行驱虫治疗。

4. 溶石疗法　口服熊去氧胆酸、鹅去氧胆酸溶石，但疗效不肯定。近年来，通过逆行胰胆管造影放置鼻胆管，鼻胆管内直接将溶石药物注入胆管及胆囊内，可提高疗效，但疗程较长，费用也较昂贵。

5. 抗菌治疗　对于感染性胆囊炎或其他类型胆囊炎合并细菌感染者，应给予抗生素抗感染治疗，抗生素应用方案与急性胆囊炎基本相同。

（二）外科治疗

一些非结石的慢性胆囊炎可通过饮食控制及内科治疗而维持不发病，但疗效不可靠。对伴有结石者，由于其反复急性发作的可能性大，且可引发一系列并发症，因而目前普遍认为手术仍是慢性胆囊炎的最佳治疗方案。

1. 有症状的患者　尤其是反复发作伴有胆囊结石的慢性胆囊炎患者，手术切除胆囊，根本去除感染病灶，防止一切并发症，是首选的治疗方案。

2. 对临床症状　轻微、不典型或诊断不确定的患者手术切除胆囊疗效可能较差，所以手术时应注意适应证的选择。

3. 对于全身情况　较差而不利于手术的患者应先给予积极的内科治疗，待全身情况好转后再行手术治疗。

（三）内镜治疗

1. 腹腔镜下胆囊切除术　对于与周围组织无明显粘连的慢性胆囊炎或合并胆囊结石的胆囊炎，尤其是全身一般情况不宜实施普通外科手术者，可通过该方案切除胆囊。

2. 十二指肠镜下 Oddi 括约肌切开术　对于伴有胆管结石的慢性胆囊炎患者，有条件的情况下必须在手术前做 ERCP 及乳头括约肌切开取石术，再根据情况决定是否手术切除胆囊。

八、并发症

（一）胆囊积水

慢性胆囊炎时，胆囊黏膜上皮分泌黏液过多。当胆石阻塞于胆囊管时不断增加的黏液使胆囊缓慢地无痛地逐渐扩张（如迅速地扩张会引起疼痛）。若无急性炎症发生，则胆汁为无菌。此时右上腹可扪及一无痛性肿大的胆囊。胆囊积水应与因胆总管缓慢阻塞引起胆囊扩张相鉴别。后者的扩张不是因为黏液分泌引起，并伴有黄疸，而胆囊积水不伴有黄疸。

（二）白胆汁

当胆囊积水持续数周，胆色素被分解、吸收后，胆汁变成无色透明。

（三）石灰乳胆汁

糊状或乳状，胶状石灰石沉积于胆囊内称之为石灰乳胆汁。1.3% ~3.4% 的胆石症手术患者可见有石灰乳胆汁。男女之比为 1 ： 2.7。1911 年 Churchman 报道首例石灰乳胆汁以来，目前对此病已有深入了解。

（四）瓷器样胆囊

所谓瓷器样胆囊是胆囊壁钙化，似瓷器样硬而易碎。瓷器样胆囊见于 0.06% ~0.80% 的胆囊摘除术，男女之比为 1 ： 3，平均发病年龄为 54 岁，癌变率大于 25%。

九、预防

注意饮食卫生防止感染发生；当炎症出现时及时应用有效的抗生素。合理调配食谱不宜过多食用含动物脂肪类食物，如肥肉和动物油等；当有肠虫（主要为蛔虫）时及时重点应用驱虫药物，用量要足，以防用药不足，虫活跃易钻入胆管造成阻塞，引起胆管蛔虫症。

（贺照霞）

第九章

内镜检查技术

第一节　食管镜检查

食管镜能清晰地观察食管至贲门的黏膜形态和病灶，并可在直视下刷取病灶表面脱落细胞，钳取多块活组织做病理学检查等，对食管黏膜的病变和异常改变等都能做出诊断。此外，还可通过食管镜行食管静脉曲张的多项治疗及食管贲门狭窄的扩张治疗等。食管镜检查安全性高，绝大多数患者都能接受，但目前胃镜基本取代了食管镜来进行食管内镜检查与治疗。

一、适应证与禁忌证

（一）适应证

（1）临床怀疑食管炎、食管溃疡患者。

（2）有哽噎感或吞咽困难等食管癌症状者。

（3）食管 X 线钡餐摄片阴性或可疑，但有食管癌的相关临床症状者。

（4）食管拉网细胞学检查阳性需明确病变范围者。

（5）食管摄片发现癌灶需进一步明确病变范围者。

（6）食管黏膜癌前病变的随访。

（7）食管静脉曲张。

（8）食管狭窄。

（9）食管异物。

（10）其他食管疾病需内镜明确诊断者。

（二）禁忌证

食管内镜检查禁忌证多数是相对的，下列情况属绝对禁忌证。

（1）急性重症上呼吸道感染。

（2）严重脊柱畸形。

（3）严重心脏、肺部器质性疾病患者。

（4）高血压患者未能有效控制者。

（5）食管穿孔的急性期。

（6）腐蚀性食管炎的急性期。

（7）精神病患者或不能配合检查者。

二、术前准备

术前准备分为器械准备和患者准备，其方法基本同胃镜检查。

三、操作方法

持镜和进镜操作同胃镜检查。左手控制上下旋钮，配合右手左右旋转镜身可顺利进镜与观察。

食管镜头端进入食管后适量注气，边观察边进镜，避免盲目进镜，观察四壁黏膜的形状、色泽、蠕动、扩张度等。左侧卧位食管镜检查时，视野的上、下、左、右分别在食管的右侧壁、左侧壁、前壁和后壁。门齿至食管入口约长15cm，门齿至贲门长38～40cm，食管全长约25cm。食管有3个生理狭窄部，内镜插入时应予以注意。第1生理狭窄部为咽与食管连接处，距门齿约15cm，此处因进入时瞬时即过，常需于退镜时进行观察。第2生理狭窄部为主动脉弓水平和左主支气管跨越食管前左方处，在距门齿25cm处从前面压向食管。距门齿约35cm食管前壁可见心脏搏动。此处发生穿孔可直入胸腔。第3生理狭窄部为食管穿越横膈食管裂孔的部位。这些狭窄区是异物容易滞留的部位，也是肿瘤的好发部位。

一般进镜40cm左右至食管黏膜与胃黏膜交界处，食管上段黏膜进镜时不易观察，退镜时应仔细观察。

发现病灶时直视下进行活检．活检前仔细观察病变，于病变最明显的部位取材，首块活检一定要准，否则因活检后出血，病灶被血液覆盖可影响以后活检的正确性。

四、内镜诊断

1. 正常食管　25%的正常人食管黏膜有白色结节或小斑，直径由数毫米至1cm，有时可融合成片，为上皮的棘细胞层增厚，细胞内充满糖原，称糖原棘皮症（glycogenic acanthosis），是一种正常状态。然而，也有人提出是胃食物反流所致。其表现有时类似念珠菌病、黏膜白斑或早期食管癌，应予以鉴别。有时在食管黏膜上可见到岛状橘红色黏膜，为胃黏膜异位（heterotopia）。

食管黏膜与胃黏膜交界处，粉白色的食管黏膜与橘红色的胃黏膜分界明显，形成形状不规则的齿状线。正常时，齿状线就在膈肌裂孔处或其水平下。齿状线高于膈肌裂孔2cm以上即为不正常。

2. 反流性食管炎　反流性食管炎是胃、十二指肠内容物反流入食管，引起反酸、胃灼热和胸骨后疼痛等症状。当反流物造成食管黏膜组织损伤时，称为反流性食管炎（reflux esophagitis）。

患者常有胃灼热、反胃、胸骨后疼痛等症状，也可有食物反流、吞咽疼痛，少数患者可伴有口咽部和呼吸道症状，表现为慢性咽喉炎、哮喘和支气管炎等。反流性食管炎内镜表现：黏膜充血、糜烂、溃疡且多为带状，齿状线不清，还可出现出血现象，严重时可并发穿孔、食管狭窄和Barrett食管等并发症。

我国反流性食管炎（病）内镜诊断及分级标准如下。

(1) 0级：正常。

(2) Ⅰ级（轻度）：点状或条状发红、糜烂、无融合现象。

(3) Ⅱ级（中度）：条状发红、糜烂、有融合现象。

(4) Ⅲ极（重度）：病变广泛、发红、糜烂融合呈全周，或溃疡。

3. 真菌性食管炎　真菌性食管炎主要是由白色念珠菌引起，其他少见的真菌感染有曲菌、组织胞浆菌、隐球菌和芽生菌。多见于应用广谱抗生素、免疫抑制药或强酸抑制药治疗的患者，或糖尿病、肾上腺皮质功能不全、营养不良患者和老年人等情况，真菌可过度生长而致病。

临床症状主要为吞咽疼痛、吞咽困难、胸骨后疼痛及食管出血。念珠菌性食管炎内镜下表现程度不一。从红斑脆性黏膜到乳白色假膜斑块，大小形状不等，稍高处表面，不易剥去，其下为红斑状质脆性黏膜。严重者斑块融合。常在食管下2/3处密集，近食管－胃连接处很少侵犯。完全剥脱的食管呈现光滑、灰色、质脆表现。乳白色伪膜斑块具有特征性。

Wilcox等把内镜下念珠菌性食管炎表现依其严重程度分为以下四级。①一级：散在的斑块累及食管黏膜小于50%。②二级：散在的斑块累及食管黏膜大于50%。③三级：融合的斑块物质附着在食管四壁至少50%。④四级：三级的表现再加斑块物质侵犯到食管腔内。

4. 腐蚀性食管炎　因服入腐蚀性化学制剂（如强酸、强碱等）引起食管损伤称为腐蚀性食管炎。

服入腐蚀性制剂后可立即引起吞咽疼痛、吞咽困难、流涎、恶心、呕吐，损伤呼吸道则有呼吸困难。严重者有血压下降、休克或食管穿孔表现。目前多主张早期（损伤后24h内）进行食管镜检查。通过静脉给予镇静剂的情况下，使用外径较小的内镜，检查过程中尽可能少注气。

根据内镜表现可以将食管损伤分为3度。①Ⅰ度：黏膜充血、水肿，但未见渗出或溃疡。②Ⅱ度：黏膜有糜烂、渗出、质脆易出血，更严重的可有溃疡、坏死或黏膜脱落。③Ⅲ度：大面积黏膜组织坏死、剥脱、出血、蠕动消失，其他检查提示纵隔炎、胸膜炎、肺炎等。内镜下有时很难区分重Ⅱ度和Ⅲ度。

5. 放射性食管炎　胸部肿瘤（如胸腺瘤、淋巴瘤、乳腺癌转移、肺癌等）患者接受放射性治疗后可以导致食管的损伤而形成放射性食管炎。食管的损伤与接受的放射量、放疗的频率，以及是否同时应用化学治疗有关。主要临床表现为吞咽疼痛、胸骨后疼痛、吞咽困难、上腹部有烧灼感等。内镜表现为黏膜充血、水肿、质脆、渗出或溃疡形成，严重者还可以形成瘘管，逐渐出现蠕动减弱，食管狭窄。

6. Barrett 食管　Barrett 食管（Barrett esophagus，BE）是指食管下段（EGJ 以上）正常的鳞状上皮被类似胃肠的柱状上皮所取代，并经黏膜活检证实食管正常复层鳞状上皮被含有杯状细胞的特殊肠化生上皮所取代的一种病变。其是食管腺癌的癌前病变。

BE 本身并不产生症状，症状的出现多由于食管炎症、溃疡和狭窄所致，40～50 岁的患者表现较明显。吞咽困难、胃灼热和疼痛为主要症状，但并非特异性；少数患者，由于吃肉食突然发生嵌塞，不能下咽作为 Barrett 食管的首发症状。胃灼热与反酸也是常见症状，多数出现在吞咽困难前很长时间。

诊断 BE 必须采用内镜下检查及活检标本病理检查，内镜下取材的部位和深度非常重要，取材部位必须是齿状线 2cm 以上的病灶。若取材病灶无法确定，可镜下喷洒卢戈液染色，碘使鳞状上皮染成暗色，而柱状上皮不变色，然后再作活检。

内镜下 Barrett 食管上皮是一种红色柔软特征性的胃黏膜，或以环状食管内壁的形式伸展，或呈无规则的指状突起和岛状。病变处与全面光滑的鳞状上皮有鲜明对比。Barrett 食管的内镜下表现有以下特点。

（1）齿状线上移，不规则。

（2）Barrett 食管内的黏膜色调比胃黏膜浅而粗糙，常呈细沙颗粒状，用放大内镜观察可以看到胃小凹。

（3）可以观察到残存的食管上皮黏膜岛，用碘染色可以清楚地显示出它们的形状和范围。

（4）在炎症消退期常可观察到栅状食管毛细血管网。

内镜下所见 Barrett 食管上皮可分为全周型、岛型和舌型。

（1）全周型：红色黏膜向食管延伸累及全周，与胃黏膜无界限，其游离缘越过 LES（LES 位于齿状线上 2cm）。

（2）岛型：在齿状线以上的食管下端可见稍突起斑状红色黏膜，与粉红色的鳞状上皮区形成明显界限，可单发或多发。

（3）舌型：红色黏膜与齿状线连接，呈舌形伸向食管较长，该型是否会发展成全周型或岛型尚待探讨。

以上各型在病灶区还可见充血、水肿、糜烂或溃疡。溃疡较深，底部有黄白色苔垢，周围充血、糜烂明显，反复溃疡不愈者可因瘢痕化而致食管狭窄。

近年来，随着染色内镜、放大内镜、超声内镜、荧光分光镜及弹性散射分光镜等内镜技术的发展，内镜诊断 Barrett 食管水平有了很大提高。

7. 食管静脉曲张　食管静脉曲张可发生于任何一种引起门静脉高压的疾病。内镜下定义为少量充气使食管松弛，消除正常黏膜皱襞后，仍见显著的静脉。临床上多表现为上消化道出血。

8. 食管憩室　食管憩室（Zenker's 憩室，oesophageal diverticulum）是食管壁一层或全层局部向腔外突出形成的一囊袋。

内镜下食管憩室分为三型。

（1）Ⅰ型：食管憩室与食管腔之间有明显间隔。

（2）Ⅱ型：食管部分膨出，形成浅憩室，间隔不明显。

（3）Ⅲ型：食管憩室与食管分界不明显。

内镜检查食管憩室有一定危险性，不作为常规检查，只在怀疑恶变或合并其他畸形，如食管蹼或食管狭窄时进行。内镜检查前，嘱患者吞下一根黑丝线作为内镜的导引线，可增加检查的安全性，检查时镜端见不到丝线或见到成团丝线均说明镜端已进入憩室。

9. 贲门失弛缓症　贲门失弛缓症（esophageal achalasia）又称贲门痉挛、巨食管，是由食管神经肌肉功能障碍所致的疾病，其主要特征是食管缺乏蠕动，食管下端括约肌（LES）高压和对吞咽动作的松弛反应减弱。临床表现为咽下困难、食物反流和下端胸骨后不适或疼痛。

内镜下见食管下端黏膜皱襞纠集形成玫瑰花结，内镜通过困难或无法通过，食管巨大，内镜下可见到有食管炎及其造成的黏膜溃疡，溃疡可发生出血，少数发生自发性穿孔、食管-气管瘘。

10. 食管裂孔疝　食管裂孔疝（hiatus hernia）是指腹腔内脏器（主要是胃）通过膈食管裂孔进入胸腔所致的疾病。食管裂孔疝是膈疝中最常见者，达90%以上，食管裂孔疝患者可以无症状或症状轻微，其症状轻重与疝囊大小、食管炎症的严重程度无关。

食管裂孔疝在形态上分为以下4种。

（1）滑动型食管裂孔疝（可复性裂孔疝）：最常见。

（2）食管旁疝：较少见，仅占食管裂孔疝的5%~20%，表现为胃的一部分（胃体或胃窦）在食管左前方通过增宽松弛的裂孔进入胸腔。

（3）混合型食管裂孔疝：此型最少见，约占5%，是指滑动型食管裂孔疝与食管旁疝共同存在，常为膈食管裂孔过大的结果。

（4）短食管型食管裂孔疝：主要由于食管缩短所致。

内镜检查对食管裂孔疝的诊断率较前提高，可与X线检查相互补充协助诊断。食管裂孔疝可有如下表现。

（1）食管下段齿状线升高。

（2）食管腔内有潴留液。

（3）贲门口扩大和（或）松弛。

（4）His角变钝。

（5）胃底变线。

（6）膈食管裂孔宽大而松弛。

11. 食管贲门黏膜撕裂征　食管贲门黏膜撕裂征（Mallory-Weiss综合征）是指剧烈干呕、呕吐或其他原因致腹内压骤然增加，造成胃贲门、食管远端的黏膜和黏膜下层撕裂，并发大量出血为主要表现。

典型病史为干呕或呕吐之后发生呕血，多为无痛性，严重者可导致休克或死亡。对有呕血史的患者问诊时应注意询问在呕血前有无饱餐、饮酒、服药、乘车等原因所致剧烈干呕或非血性呕吐史及呕血的特征，有无其他消化病史。

24h内可行急诊胃镜检查，注意有无食管贲门处的线状黏膜撕裂或具有红色边缘的灰白色瘢痕。

12. 食管癌　食管癌是我国最常见的恶性肿瘤之一，占男性所有恶性肿瘤死亡率的24.5%，在女性中占18.1%。其发生率男性高于女性，男女比例为（1.3~2.7）：1。食管癌好发于食管中部（约占65%），其次为食管下段（占25%左右），上段最少（占10%）。

早期症状一般短暂轻微，常表现为哽噎感，一般不影响进食。其次为食物滞留感和异物感，一般饮食结束时消失。此外，可有胸骨后不适、疼痛、嗳气等症状。中晚期食管癌除有上述症状外，还有吞咽困难、消瘦等症状。吞咽困难一般呈进行性发展，随着病情的发展，可由不能吞咽固体食物发展至液体食物也不能咽下。肿瘤部位有阻塞感。晚期病例反流物带有腐败味。肿瘤压迫气管或支气管出现干咳、气急；吞咽液体时呼吸困难或呛咳，提示并发食管－气管瘘或支气管瘘。

（1）早期食管癌的内镜表现：内镜观察早期食管癌黏膜改变有以下三种特征性表现。

1）黏膜局部颜色改变：有红区和白区之分。红区：食管黏膜呈局限性边界清楚的红色区域，也有少数边界不甚清楚的大片红区，红区底部多呈光滑平坦，稍显粗糙混浊状，一般见不到黏膜下血管网。黏膜红区不一定全是癌灶，其中5%～10%经碘染和活检证实为癌前病变或早期食管癌。白区（亦称白斑）：形态表现比较复杂，白斑是内镜检查常见的食管黏膜病变。其中暗白色，边界清楚，无光泽，较粗糙，微隆起的斑块或薄膜状病灶，碘染色后不着色呈淡黄色改变，组织学报告常为不同程度的不典型增生，偶有癌变，此种状态在早期食管癌中占2%～4%。

2）黏膜增厚、混浊和血管结构紊乱：食管癌源于食管黏膜上皮层，经上皮细胞增生、癌变，使黏膜上皮层增厚。正常食管黏膜上皮呈半透明，内镜下可清楚地观察到黏膜下血管网，血管纹理分布均匀且有一定结构。当黏膜上皮增厚癌变，失去透明变成混浊，遮盖血管网时，这种黏膜上皮与周围正常黏膜上皮在内镜观察下，清楚可辨。如果病灶影响到深层，可发现血管网结构紊乱现象。这类病灶在内镜下呈灰白色片状斑块，黏膜混浊增厚，周边可见正常黏膜血管网或进入病灶的血管中断现象，碘染色时不着色，呈边界清楚的黄色区。这种病灶属很早期表现，是食管癌发生发展过程中，始发时期的一个过渡阶段，临床观察到的机会不多，在高发区集中普查时可以发现一些典型病灶。

3）黏膜形态改变：鳞状上皮癌变病灶继续发展则出现黏膜形态改变，形成不同形态变化的早期癌灶，如糜烂、斑块、结节和黏膜粗糙不规则等。

a. 糜烂：糜烂病灶是早期食管癌常见形态，约占60%。它的特点是食管黏膜呈局限性或大片状，失去正常黏膜结构的红色糜烂灶，通常与正常黏膜分界清楚，病灶区平坦或稍下陷，病灶底部见不到黏膜下血管网，黏膜混浊、增厚、粗糙、颗粒状，组织易脆出血等。有时与其他形态的病灶共存。糜烂不是早期癌的专有病灶，有相当一部分的病灶是癌前病变或炎症。碘染色时糜烂灶往往呈深黄色表现，与周围着棕黑色的正常黏膜对比十分鲜明，应在病灶区内准确地多点活检以取得组织学诊断。

b. 斑块：为局限性灰白色的稍隆起于黏膜的斑块。小的为直径1cm左右的单个斑块，大的则融合成片，范围不等。此类斑块特点多为表面不光滑，呈现粗糙、微小颗粒或点状糜烂，与表面光滑有光泽的纯白色稍隆起于黏膜的白斑不同。碘染色后前者不着色呈黄色，后者过染呈棕黑色。早期癌呈斑块状者占20%左右。

c. 结节：结节状病灶指直径在1cm左右，单个孤立病灶，表明粗糙呈颗粒状或糜烂，质脆，易出血，碘染时，结节呈黄色区，有时周围黏膜有癌变，也呈黄色。但在大片糜烂或斑块等早期癌野内出现单个或多个结节，这是癌发展过程中的一种生长方式．不属此型。有时癌旁或远处出现单个或多个黏膜结节，即所谓卫星病灶，常为多点起源现象。早期癌表现为孤立结节者占3%～4%。

d. 黏膜粗糙：部分或一段食管黏膜粗糙，增厚，不规则或砂纸似的颗粒状形态，失去正常食管黏膜组织形态。这种改变当内镜在食管腔内较快地进退移动时易被忽略，不像斑块，结节和有颜色改变的糜烂灶易被发现。检查时注意在食管收缩和舒张两种状态下对比观察较易发现。在高发区这种改变很常见，内镜医师常称之为高发区人群的“食管黏膜背景状态”。碘染色可确定诊断。黏膜粗糙型的早期癌占10%左右。

（2）进展期食管癌的内镜表现：进展期食管癌内镜观察可见，轻者表现为食管黏膜有局限或大片糜烂灶或斑块状病灶，其间有大颗粒或乳头状突起病灶，但不影响管腔的扩张和食物通过。重者则表现为癌组织向管壁或管腔发展，形成中晚期癌的一些特征性表现。

中晚期食管癌内镜下可分为五种类型。

1）肿块型：肿块突出食管腔内，与正常黏膜形成坡状，表面有浅或深溃疡，管腔变窄。

2）蕈伞型：肿块呈圆形或卵圆形，边缘外翻，中央溃疡，常侵及管腔的一侧。

3）溃疡型：病灶呈深溃疡，边缘呈切入状或略隆起，底部侵入肌层，累及管壁一侧。

4）缩窄型：无明显肿块，管腔高度狭窄。有时内镜不能通过，需事先扩张再下内镜。狭窄下方为糜烂溃疡状态。

5）息肉型：小者如指头，大者充满食管腔。部分有窄细蒂连于食管壁。另有部分为宽阔蒂与管壁相连。

13. 食管异物　食管异物是由误吞或故意吞入食管的各种物体，以及进食的某种食物或药物等引起。常见的异物有硬币、纽扣、发夹、缝衣针、别针、食物团等。近年来随着纤维（电子）内镜技术的发展，多数食管异物可经内镜取出。内镜取异物方法简便，患者痛苦小，并发症少，且成功率高。

食管异物多发生在环咽肌及其下方，此处食管腔狭窄，收缩力弱，约3/4异物停留于此。食管中段发生率次之，再其次为食管下段。误吞食物后，常见症状是感到停留部位的不适或疼痛，尤其在吞咽动作时明显，有持续性异物感。

食管内镜诊断异物一般不难。食管异物处理原则上应经内镜取出，但对部分疑有食管穿孔者不宜经内镜治疗。

五、并发症及其处理

食管内镜检查安全性好，但也会出现一些并发症。一般并发症包括喉头痉挛、腮腺肿大、咽喉部感染及下颌关节脱位等，经有关对症处理症状常可缓解或自行消失。食管镜检查如指征掌握不严，操作粗暴或患者不合作可出现严重并发症，主要有食管贲门撕裂、穿孔和心脏意外，但极为罕见。

食管贲门撕裂的发生与内镜检查时患者剧烈地呕吐，或操作者在进镜、退镜时未松开固定角旋钮等原因有关，重者可致穿孔。食管穿孔常见部位是咽部梨状窝和食管下段。其原因是患者不合作，操作者动作粗暴，盲目插镜引起损伤。穿孔的主要症状是立即出现剧烈的胸背部疼痛、纵隔气肿和颈部皮下气肿，可继发胸膜炎和纵隔炎，X线检查可确诊。尽管食管穿孔发生率很低，但一旦发生穿孔，后果严重。患者需立即行外科修补手术，如未及时发现而延误诊断，死亡率很高。此外，极少数有心血管疾病的患者，食管镜检查可发生心律失常、心绞痛、心肌梗死甚至心脏停搏。为预防这些并发症的发生，操作者应熟练掌握操作技术，动作轻柔，顺腔进镜，掌握内镜检查的适应证和禁忌证，努力做好患者的解释工作，必要时做心电监护。如出现并发症，应作及时诊断和处理。此外，内镜室应配有急救药物和设施。

（赵松峰）

第二节　胃镜检查

一、适应证

随着科学技术的不断进步，胃镜的功能不断得到完善和拓展，医师的操作技术也随之不断提高，加上检查前准备及检查操作的逐步规范化，胃镜诊治过程更加安全和方便，诊断结果更加可靠，胃镜检查的适应证比过去也明显增宽，越来越多的患者和医师选择内镜检查。

胃镜可直接清晰观察食管、胃、十二指肠球部甚至降部的病变情况，并可通过放大、染色、活检和超声波检查使诊断结果更加可靠。一般情况下，凡是怀疑上述消化道病变而无法确诊者均可进行胃镜检查。

（1）非特异性的上腹部症状，如腹痛、腹胀等，怀疑食管、胃、十二指肠球部或降部病变，而临床无法明确诊断者。

（2）X线钡餐或CT检查发现病变但无法进一步明确病变性质者。

（3）不明原因的贫血、黑便或急性上消化道出血。

（4）患者随访：①对癌前疾病的随访，如慢性萎缩性胃炎、残胃炎、反流性食管炎、Barrett食管等；②药物对某些疾病疗效的随访，如溃疡病、幽门螺杆菌感染、真菌性食管炎等；③上消化道疾病内镜下微创治疗或手术治疗后的随访，如ESD或EMR术后、恶性肿瘤根治性切除术后。

（5）上消化道异物患者。

(6) 需要胃镜下治疗的患者。

二、禁忌证

随着医疗器械的改良、诊治技术的进步，多数情况下胃镜检查的禁忌证是相对的。如精神紧张不能自控、精神失常、神志不清、心律失常、心肺功能不全等。对于精神紧张者可在术前对其充分解释检查的安全性和必要性，必要时可给予应用镇静药物。精神失常或精神病患者若必须行胃镜检查，可在麻醉医师及专科医师协助下完成。心律失常或心肺功能不全患者可在专科医师术前充分的病情评估及药物准备、术中良好的心电监护下由经验丰富的内镜医师完成检查。甚至对于脑卒中无法进食的患者仍可在良好的麻醉和监护条件下完成胃造瘘（PEG）或胃镜检查。

但若出现以下情况则应视为胃镜检查的绝对禁忌证。

(1) 严重的心脏疾病：危及生命的心律失常、心肌梗死急性期、心功能Ⅳ级。

(2) 危及生命的肺部疾病：哮喘发作、呼吸衰竭不能平卧者。

(3) 重症咽喉部疾病或畸形致使胃镜无法插入者。

(4) 腐蚀性食管、胃损伤的急性期。

(5) 食管、胃、十二指肠穿孔的急性期。

三、并发症

在患者积极配合及检查医师严格掌握内镜检查的适应证和禁忌证，熟练、轻柔操作的情况下，胃镜检查是安全的。但是胃镜检查严格意义上来讲，毕竟是一种侵入性检查，可能出现各种各样的并发症，严重者甚至危及生命。目前国内外所报道的并发症发生率为0.012%～0.090%。

（一）一般并发症

1. 颞下颌关节脱位　颞下颌关节脱位常因安放口器时张口过大，或因张口过久引起，有脱位病史者更易发生。多表现为胃镜检查完后出现开口状态而不能闭合、语言不清、唾液外流等。原则上应尽快行手法复位。

2. 咽喉部损伤　咽喉部损伤多由进镜时损伤了咽部组织或梨状窝引起，严重者可并发局部出血或血肿形成，并发感染时可形成脓肿，出现发热、咽部疼痛、声音嘶哑等，梨状窝黏膜破裂时可出现颈部皮下气肿。检查前应嘱患者全身放松，颈部勿过度后仰或前屈。操作者应熟悉咽喉部解剖结构，沿舌根及咽后壁滑下，忌用力盲插。插镜抵达咽部或梨状窝时可嘱患者吞咽，在食管口开启时顺势进入食管。

3. 气管或喉头痉挛　盲目进镜或进镜时适逢患者咳嗽易将胃镜误插入气管，镜内残留水滴或镜头附着的唾液进入气管，均会引起患者气管或喉头痉挛，使患者出现剧烈呛咳、喘鸣、呼吸困难、憋气、发绀。此时应立即退出胃镜，待症状解除后再进行检查。

4. 贲门黏膜撕裂　贲门黏膜撕裂主要原因为检查过程中患者剧烈恶心或呕吐，胃内压升高，使食管下端至贲门的黏膜撕裂。未开固定钮时进镜、退镜，盲目进镜或暴力进镜等也可导致贲门黏膜撕裂的发生。胃镜下可见贲门处纵向或三角形裂痕，伴渗血或出血。可适当给予黏膜保护剂和抑酸剂，出血多可自行停止。

5. 唾液腺肿胀　唾液腺包括腮腺、颌下腺和舌下腺。多因检查过程中唾液分泌增加或腺管痉挛、腺管开口阻塞引起。唾液肿胀常可自愈，必要时可给予抗生素治疗。

（二）严重并发症

1. 严重的心脏相关并发症　心脏意外主要包括心搏骤停、心绞痛和心肌梗死，其中心搏骤停是最严重的并发症，多出现在检查开始后的几十秒内，死亡率极高。心脏意外的原因主要有迷走神经受刺激或检查时并发低氧血症。在严格掌握适应证和禁忌证的情况下进行胃镜检查无须心电监护，但检查室内应常规准备心电监护仪、心肺复苏的设备和药品。对有心律失常、心绞痛、非急性期心肌梗死病史者，术前可给予吸氧、应用抗心律失常及冠状动脉扩张药。一旦发生心脏意外应立即停止检查，并进行积极抢救。

2. 消化道穿孔　消化道穿孔是内镜检查时出现的最严重的并发症之一，如处理不当常危及生命。最常见的部位为咽喉梨状窝和食管下端，还可见于胃和十二指肠。常见的原因有如下几个方面：①检查时患者不合作、检查者盲目粗暴进镜，往往导致咽喉梨状窝穿孔，出现颈部皮下气肿；②食管 Zenker's 憩室、贲门失弛缓症易发生食管穿孔，可表现为颈胸部皮下气肿、胸痛、呼吸困难；③瀑布形胃者或通过十二指肠球降结合部时，因医师技术不熟练或粗暴操作发生穿孔，穿孔瞬间常有剧烈疼痛，立位腹部 X 线检查见膈下游离气体可确诊。十二指肠腹膜后部穿孔可出现上腹痛向背部放射，CT 检查可见十二指肠周围积液和后腹膜积气；④因溃疡处的胃壁较薄，加之注气过多并在溃疡中央处多次活检可诱发穿孔。

穿孔较小者可在内镜下行处理，出现气胸或胸腔积液者给予胸腔闭式引流；胃或十二指肠穿孔者应给予胃肠减压。内镜处理失败可选择经胸腔镜或腹腔镜修补。

3. 出血　一般情况下进行胃镜检查很少出现需要处理的大出血，但在以下情况下要警惕出血的发生。①食管或胃底静脉曲张患者，内镜损伤或误做活检导致破裂出血。②Dieulafoy 病患者，此病的病理特点为动脉分支由浆膜面垂直贯入黏膜下时，管径不减小，保持恒径，恒径动脉是先天性发育异常。病理特点一般为 2 ~ 5mm 伴轻度炎症的胃黏膜缺损，缺损不侵犯肌层，缺损黏膜下有一异常的动脉。在胃镜检查活检时可引起出血。③出血性疾病或长期服用抗凝血或抗血小板药物者。

4. 肺部并发症　胃镜检查时常见的肺部并发症为吸入性肺炎，多发生于无痛内镜检查的过程中、胃潴留或大量出血患者，胃潴留同时行无痛内镜检查更易在胃镜检查时发生反流、误吸，从而引起吸入性肺炎的发生。此外因患者紧张憋气或胃镜部分压迫气道可能会引起轻度通气障碍，出现一过性的低氧血症。

5. 感染　据美国胃肠内镜学会统计，内镜检查时受检者间传播感染的总发生率非常低，为 1/1 800 000。但免疫力低下（如服用大剂量免疫抑制剂）或重症糖尿病患者，行胃镜检查并活检后可出现菌血症，甚至发生感染性心内膜炎。心脏病学和内镜学专家对于此类患者检查前是否常规预防性应用抗生素还未达成共识。胃镜检查可引起沙门菌、绿脓杆菌、幽门螺杆菌、HBV 和 HCV 在受检者间的传播。为防止乙型肝炎或丙型肝炎的传播，内镜检查前应常规检查乙型肝炎病毒和丙型肝炎病毒血清学标志物，对检查阳性者应用专门胃镜检查，并在检查后进行严格地消毒。此外，内镜医师及护士应注意防护，国外曾有幽门螺杆菌由患者向医师和护士传播的报道。目前还没有胃镜检查会传播 HIV 的报道。

6. 胃镜嵌顿　胃镜嵌顿的原因是镜身柔软易弯曲，镜身在狭窄的腔内出现弯曲反转或在反转观察胃底时因注气不足、视野不清而进入食管引起 U 形嵌顿。常见于食管、食管裂孔疝处、变形狭窄的胃腔、瀑布形胃的胃底部位，而以食管内反转最易出现，也最难处理。碰到此种情况，可在良好的心电监护条件下给予静脉麻醉，并在 X 线透视下通过调整旋钮和进镜尝试解除嵌顿；若条件允许也可进入另一胃镜将嵌顿胃镜推回胃腔。若上述措施仍不能解除，手术是唯一的选择。

（三）麻醉相关并发症

在有经验的麻醉师的配合下，静脉应用丙泊酚来减轻患者在行内镜检查时的痛苦，已经是一种非常安全有效的方法。但麻醉过深，患者可出现不同程度的呼吸、心跳抑制；麻醉过浅会因刺激出现反流、误吸。麻醉前应认真询问并评价患者的心肺功能。在行无痛内镜检查时，应密切监测被检者的呼吸和心率、血氧饱和度，必要时进行二氧化碳描记术（capnography），检查室内应常规准备加压面罩及气管插管的器械和药物。当出现心率减慢时，可适当给予阿托品；血氧饱和度降低时，可给予增加吸入氧浓度。颈部过度肥胖伴舌后坠者可给予抬举下颌，若仍无效，可行鼻咽通气道通气。

四、胃镜检查前的准备

（1）向患者认真说明胃镜检查的必要性和安全性，解除其恐惧心理，取得患者的信任和配合，并签署检查知情同意书。

（2）一般情况下胃镜检查前禁食 5h，静脉麻醉行无痛检查前应禁食 12h，禁饮 4h。幽门梗阻者需禁食 2～3d，必要时洗胃。

(3) 口服咽部麻醉剂和去泡剂。

(4) 镇静药：对精神紧张的患者可在检查前 15min 给予地西泮 10mg 肌内注射。

(5) 解痉剂：为了减少胃蠕动和痉挛，方便观察，可在检查前 10min 给予山莨菪碱 10mg 肌内注射，此方法多用于内镜下治疗时减少胃肠的蠕动。

(6) 嘱患者松开衣领口及腰带，摘下义齿，左侧卧位于检查床，双腿屈曲，颈部放松，含上口垫，颈部衣领处铺上消毒巾，并在其上置弯盘以承接唾液或呕吐物。

(7) 医师和护士仔细核对患者姓名、病史、既往胃镜检查结果。

(8) 医师仔细检查内镜角度控制钮、吸引、注气是否有故障，内镜视野是否清晰。

(9) 进行静脉麻醉无痛检查时应进行麻醉前签字。

五、胃镜检查方法

胃镜可分为前视型、侧视型和斜视型，以下将按照不同的类型并结合检查部位进行介绍。

(一) 进入口咽部

1. 前视型内镜　左手握操纵部，右手握离镜端 20cm 处，操纵镜前端沿舌面进入口腔，同时嘱患者将舌放松，不要舔镜端。右手逆时针旋转 90°，控制旋钮，保持镜前端与患者身体纵轴平行，沿舌根进镜至咽喉部，此处可见会厌、声带及食管入口。食管入口一般情况下呈关闭状态，在患者恶心或做吞咽动作时开启，此时使角度控制旋钮处于自由状态，对准食管开口，轻轻推进即顺势进入食管。若进镜时，镜端没有对向食管开口而偏向梨状窝，可稍顺时针或逆时针旋转镜身，使其滑入食管上端。

2. 侧视型内镜　侧视型内镜的特点在于，物镜与内镜的主轴成 90°角，无法直视。沿舌面进镜，操纵钮处于自然状态，在患者恶心或做吞咽动作时，顺势进镜至食管上段。

3. 斜视型内镜　进镜方法与侧视型内镜相同。

(二) 观察食管

食管全长约 25cm，门齿至食管入口处约 15cm，门齿至贲门长 38～40cm，食管的 3 个生理狭窄部分别为食管入口处、主动脉弓和左支气管与食管交叉处、贲门。食管入口处进镜时瞬间即过，较难窥清有无病变，常需在缓慢退镜时观察。第 1 生理狭窄部食管入口处后壁为一处缺乏外层纵行肌的三角形薄弱部，为 Laimer 三角，为胃镜检查时易发生穿孔部位。第 2 生理狭窄部位于距门齿 26～27cm 处，主动脉弓和左支气管从前面压向食管。另距门齿约 35cm 处食管前方，可见心脏搏动。贲门为第 3 生理狭窄部，是食管通过横膈食管裂孔的部位，此处外壁与胸膜紧密结合，发生穿孔可直接进入胸腔。

食管黏膜和胃黏膜的交界处可见一不规则波浪状略呈灰白色的交界线，称为齿状线，又称胃食管结合部。齿线近端的黏膜富含扁平的鳞状上皮，颜色稍白；而远端的黏膜富含柱状的腺上皮，呈橘红色或红色。齿状线距门齿的距离一般情况下应不小于 38cm，若小于该值，则应考虑食管裂孔疝的可能。齿状线常在食管炎时因食管下段充血、糜烂和溃疡变得模糊不清。

食管的定位是以患者的前、后、左、右定为 4 个侧壁，另加上距门齿的距离来描述的。

(三) 观察胃

1. 胃的分区　内镜通过齿状线，即进入胃的贲门部。贲门部为距齿状线 2～3cm 以内的胃内部分。贲门部左侧向大弯侧做一水平连线，连线上方即为胃底部。胃底至胃角切迹同大弯侧对应部分的连线间的部分为胃体。胃角切迹同大弯侧对应部的连线至幽门间的部分为胃窦部。胃的内侧较短，为胃小弯；外侧较长，为胃大弯。胃小弯侧在胃体、胃窦交界处曲折成角，称为胃角。左侧卧位检查时，靠近床的部位为胃大弯，胃的腹侧为前壁，背侧为后壁。胃窦与十二指肠交界处的圆形开口为幽门。幽门近侧 2～3cm 的胃窦为幽门前区，收缩时因在 X 线钡剂造影时形成管状，故又称幽门管。胃体较大，可人为地将小弯及大弯三等分，各分点的连线将胃体分为上部、中部和下部。

2. 胃各不同部位的特点　如下所述。

（1）胃底及胃体：胃底及胃体交界处的黏膜皱襞呈弯曲迂回的脑回状，胃大弯侧黏膜皱襞纵行，胃小弯侧少而细，注气后皱襞展开。左侧卧位时，胃底及胃体上部大弯侧可见黏液积聚，称为黏液池或黏液湖。胃体的皱襞到达胃窦时消失，两者交界处即为胃角切迹。由胃体部向胃窦部观察，可见胃角呈拱门状。

（2）胃窦：胃窦部黏膜平坦，可见环形蠕动向幽门推进，并可在幽门前区形成收缩环，貌似幽门，故称假幽门。幽门前区可有一至数条短纵形皱襞向幽门延伸，若皱襞进入幽门口，则称为黏膜流入。较粗的黏膜进入幽门后，在X线钡剂造影时，可见皱襞突入球部，称为胃黏膜脱垂。

（3）幽门：幽门正常情况下为一圆形孔，伴有节律的开闭。幽门闭合时完全封闭，若关闭不紧则称幽门关闭不全。若长时间处于开放状态，则称幽门开放。含有胆汁的肠液可经开放的幽门反流至胃内。

3. 胃各不同部位的内镜观察方法　如下所述。

（1）观察贲门胃底：进镜时可以观察贲门部，但当胃镜由贲门进入扩大的胃腔后，前视型内镜便无法观察贲门内口和胃底穹隆，此时需运用U形反转技术（又称高位倒转）或J形反转技术（又称低位倒转）来进行观察。U形反转是将内镜送入胃体中部，在看到胃腔弯向后壁侧时，将胃镜角度旋钮向上旋转90°~180°，同时边观察后壁黏膜边将内镜向前推进，此时胃镜紧贴贲门口处反转为U形。左右旋转镜身并同时进镜或退镜便可窥及贲门口和胃底全貌。J形反转是在胃镜前进至胃窦部，看到幽门时将胃镜角度旋钮向上旋转，推进内镜继续前进至可见反抛物线形的角切迹，继续推进胃镜便可远远窥及贲门，保持旋钮角度，右手缓缓回拉胃镜至贲门处，即可观察胃底和贲门。反转胃镜时，看到的镜身为小弯侧，对侧为大弯，左侧为胃前壁，右侧为胃后壁。侧视镜需镜角向上90°~100°，斜视镜需镜角向上150°，则可以达到前视镜的效果，旋转和进镜与前视型内镜相同。

（2）胃角观察法：胃角为胃腔内足量注气后胃窦、胃体交界处的胃小弯折叠而成。胃角观察需要运用J形反转技术。胃镜从贲门向幽门方向推进时，可见一拱门形角切迹，此即角切迹体侧。继续进镜，看到幽门时调节角度钮向上，可窥及反抛物线状的角切迹，即胃角窦侧。运用J形反转在看到反抛物线形的角切迹后，将胃镜缓缓回拉，目镜即对向角切迹正面，其左侧为胃体腔，右侧为胃窦腔，胃角切迹两侧分别为前后壁。侧视镜需镜角向上90°~100°，斜视镜需镜角向上150°，则可以达到前视镜的效果，旋转和进镜与前视型内镜相同。

（3）进入并观察幽门：当幽门张开时，可将内镜推入幽门，如幽门不开，需等开启后进镜，前视型内镜边观察边进镜即可进入，但侧视型内镜则需将镜角向下，物镜才能对向幽门，视野中才能看见幽门，此时内镜的前端几乎横向幽门不能进入，需在看到幽门后，将镜角恢复伸直，前端才能对向幽门，此时物镜所观察的是胃窦小弯的黏膜，从看到幽门，将镜角向上抬的过程，可见幽门随镜角上抬而下降，在视野中有如太阳落山样落下和消失，此时前端正好对准幽门，向前推进，即可进入幽门。斜视型内镜的镜角向下30°时可看到幽门，此时将镜角上抬30°，即可推进入幽门。有时胃窦呈环形收缩，形成假幽门，待蠕动过后胃窦舒张即可看到幽门。

（四）观察十二指肠

胃镜可观察十二指肠球部及降部，而水平部及升部不易到达。内镜进入幽门首先展现在视野中的即为十二指肠球部前壁，位于视野左侧，视野上方为小弯，下方为大弯，后壁位于视野右侧，需缓慢进镜或退镜加以调节角度钮才易看清。前视型内镜不易看到近幽门的球基底部，超细型前视型内镜在球部可行J形反转，可看到基底部。侧视型内镜将镜角向下，可观察球小弯，顺时针旋转90°~180°，观察后壁及大弯侧，逆时针旋转90°观察前壁，基底部不易观察。

从球部至降部有一个向右后并向下的曲折，需将内镜旋转90°~180°，并将镜角向上，同时注气，看到肠腔后将胃镜顺势推进即可进入，此后借助小弯侧的阻力，在拉镜取直过程中，内镜前端可向前滑入降部远端，作ERCP检查时可利用此手法将十二指肠镜前端送达乳头部位。降部为筒状肠腔，有环形皱襞（Kerckring皱襞）。有的患者从球部可以看到转向降部的肠腔，则可循腔进入。在十二指肠上角部位因转弯较急，常不易看清，此部位需在缓慢退镜时观察。降部内侧壁有十二指肠乳头和副乳头，乳头在成人一般位于距门齿 80cm 处。前视型内镜常不能窥及乳头全貌，侧视型内镜则可满意地观察乳头部及开口。

六、胃和十二指肠正常内镜下表现

(一) 胃的正常内镜下表现

1. 胃的黏膜和皱襞　正常胃黏膜被覆柱状上皮，呈浅红色或橘红色，黏膜表面光滑、柔软。胃黏膜表面附有一层透明的黏液，有光泽，紧贴胃表面，具有黏滞性和弹性。胃黏膜形成很多折皱，称为皱襞。胃底穹隆和贲门口黏膜光滑无皱襞，胃体胃底交界处皱襞弯曲迂回呈脑回状，自胃体上部至下部，皱襞互相平行靠拢，达胃窦部时变细并消失。胃体大弯处皱襞最明显，前后壁较少，小弯处则很少见到。当注气后，胃腔扩张，黏膜伸展，皱襞变浅。胃窦一般无皱襞出现。

2. 胃壁血管　胃壁黏膜下层具有丰富网络血管丛。由血管丛再发出许多小血管进入黏膜层，形成毛细血管床，黏膜呈现红色。除胃底可见细血管外，其他部位在内镜下正常见不到血管。但在胃腔过度充气时，黏膜变薄，可见到黏膜血管网。

3. 胃的蠕动　胃的蠕动运动起自于胃体中部大弯侧，渐向胃窦推进，消失于幽门。由于蠕动起步点可移动，随胃腔内注气增加、胃张力增高，蠕动起步点可向胃体下部及胃窦部移动。一般每分钟蠕动 3 ~4 次。胃窦部的蠕动收缩较体部强，强力的蠕动波形成明显的收缩环，使胃窦形成环形，形成假幽门。当收缩环继续向幽门方向推进时，幽门前区可出现杂乱的菊花样黏膜皱襞翻向窦腔并伴有幽门的关闭。蠕动过去后黏膜皱襞即消失。胃体上部及胃底部也有收缩和舒张，但没有蠕动出现。

4. 胃黏液池　常规左侧卧位行胃镜检查时，胃底及胃体大弯侧为最低处。在胃镜下可见液体存留于此，称黏液池。液体主要成分是胃黏液细胞分泌的黏液，其稀薄、透明、清亮。此外，有的液体内有白色泡沫状液，是咽下的唾液或呼吸道分泌物。胆汁反流时可见反流入胃的黄色胆汁及颗粒样食糜。

(二) 十二指肠的正常内镜下表现

十二指肠球腔呈球形，黏膜光整无皱襞，球部黏膜因由高柱状微绒毛组成而呈现天鹅绒样的镜下表现，色较胃黏膜略淡或呈暗红色，偶因胆汁残留呈黄色或淡黄色。球部一般无食糜残留。球部远端后壁有一较急的转弯，为十二指肠上角。

十二指肠降部注气后呈管状，黏膜皱襞呈环形（Kerckring 皱襞），黏膜也呈绒状，色泽较球部红，较细较密。内侧壁可见到十二指肠乳头及副乳头，乳头下有 2 ~3 条纵形皱襞。乳头形态可分为 3 种，常见的为半球状隆起，其次为小丘状隆起和扁平形隆起。乳头开口可呈圆形或裂隙形或糜烂样，有时开口处可见胆汁涌出。副乳头多位于乳头的近端，呈半球状隆起，附近无纵行皱襞，易被误诊为息肉或黏膜下隆起。

七、胃炎

胃炎可分为急性胃炎和慢性胃炎两种。

(一) 急性胃炎

Schindler 将急性胃炎分为 4 型，即急性单纯性胃炎、急性腐蚀性胃炎、急性感染性胃炎和急性化脓性胃炎。前二者是外因性胃炎，后二者为内因性胃炎。急性胃炎常突然发病，各种不同类型的急性胃炎常在突然发作后出现，轻的可能无临床症状，在去除病因后的短期内恢复，而只有在临床症状很重时患者才来就诊，但就诊的患者中，仅很少人愿意接受胃镜检查。而急性胃炎的确诊有赖于胃镜检查加病理活检。

1. 急性单纯性胃炎　急性单纯性胃炎的病因有化学性（NSAID、烈酒等）、物理性（过烫或粗糙食物）和生物性（细菌和细菌毒素）因素。沙门菌、嗜盐菌、幽门螺杆菌进入胃，经短暂潜伏期 1 ~12h 后便可引起胃急性黏膜炎症，出现腹痛、恶心、呕吐或腹泻。

内镜下表现：胃黏膜明显充血、水肿，可伴有糜烂及胃黏膜出血点，黏膜表面覆盖稠厚的玻璃样炎性渗出物。

活检病理改变：表层上皮细胞脱落、固有膜血管受损引起的出血和血浆外渗，伴大量中性粒细胞浸润，并有淋巴细胞、浆细胞和少量嗜酸性粒细胞浸润。严重者黏膜下层也有充血水肿。

2. 急性腐蚀性胃炎　急性腐蚀性胃炎是由于各种原因吞服了强酸、强碱或其他腐蚀剂所引起，如盐酸、硝酸、硫酸、氢氧化钾或钠、氯化汞等。吞服后可立即导致口腔、食管及胃黏膜腐蚀性灼伤，甚至穿孔。患者立即出现口腔、咽喉、胸骨后及上腹部剧痛、恶心、呕吐、呕血或休克，并发胸膜炎或弥漫性腹膜炎。急性期后导致食管、贲门、幽门的瘢痕性狭窄。

在吞服了腐蚀剂后 1 ~4d 为急性期，5 ~14d 为亚急性期，15 ~90d 为瘢痕形成期。急性期为急性炎症改变，亚急性期为肉芽组织增生，瘢痕期为胶原组织形成，组织收缩，管腔狭窄。

急性期禁忌做胃镜及 X 线检查，因为注气和操作等刺激可能诱发食管和胃穿孔。急性期后行内镜检查常因食管明显狭窄而不能通过，只见食管环形狭窄，黏膜明显充血，表面不平，可有糜烂和溃疡。

3. 急性感染性胃炎　急性感染性胃炎是各种病原微生物的全身感染如伤寒、白喉、猩红热、严重脓毒血症等，细菌或毒素经血液循环到达胃黏膜引起的急性胃黏膜炎症。内镜下可见全胃黏膜弥漫性充血、水肿，广泛出血、糜烂，大量脓性分泌物。若因感染性血管栓塞，可引起黏膜出现黄色斑点，伴周围红晕。

4. 急性化脓性胃炎　急性化脓性胃炎又称为胃蜂窝组织炎，临床罕见，常由葡萄球菌、肺炎双球菌或大肠杆菌等浸入胃壁造成化脓性炎症，多继发于全身其他部位的感染病灶，起病急，高热、恶心、频繁呕吐，甚至呕吐脓样物。上腹痛、腹肌紧张，酷似急腹症，可有中毒性休克表现，甚至并发胃穿孔。此时是内镜检查的相对禁忌证。病理改变是黏膜下层的严重化脓性炎症，大量中性粒细胞浸润，胃壁切开时有脓液流出。炎症可波及浆膜层。

（二）慢性胃炎

慢性胃炎是由酗酒、吸烟、胆汁反流、自身免疫、饮食等环境因素及幽门螺杆菌感染等各种不同原因所引起的胃黏膜病变。Stahl 于 1728 年首先提出了慢性胃炎的概念，但由于一直缺乏形态及病理资料，诊断一直都存在争论。直到内镜的出现以及大范围应用，慢性胃炎的内镜诊断及分型才开始被提及并进行深入的研究。

Schindler 于 1947 年根据内镜形态学表现又将慢性胃炎分为慢性浅表性、慢性萎缩性和肥厚性三型。1983 年全国慢性胃炎座谈会提出分类建议后，我国沿用了此分类方法，并主张必要时将病变的具体表现在慢性浅表性胃炎的诊断下加以具体描述，但自该方案出台后，内镜下胃炎的诊断过于广泛，以至于没有非胃炎者。1990 年世界消化病学会悉尼系统分类法将慢性胃炎分为以下 7 种：红斑/渗出性胃炎、平坦糜烂性胃炎、隆起糜烂性胃炎、胃炎伴萎缩、出血性胃炎、胃肠反流性胃炎和皱襞肥厚性胃炎。但是由于分类烦琐而在实际工作中未被广泛应用。2000 年中华消化学会井冈山分类，分为非萎缩性与萎缩性两大类，但未能突出内镜下表现的不同特征。2002 年日本胃炎研究会分类仍嫌烦琐，不适于实际的临床工作。2003 年于大连举行全国慢性胃炎专题讨论标准，本次会议综合分析了国内外关于慢性胃炎的诊断标准。结合国内外最新研究进展，消化内镜及有关专家进行了专题研究报告，并向与会代表进行慢性胃炎诊断标准问卷调查，建议将慢性胃炎的内镜下表现分型为浅表性胃炎、糜烂性胃炎、出血性胃炎和慢性萎缩性胃炎，并对各型胃炎的镜下表现特征和分级标准进行了规范性描述。

1. 浅表性胃炎　浅表性胃炎可见于胃的各个部位，在我国人群中以胃窦部多见。胃镜下浅表性胃炎表现为黏膜红斑。与周围正常黏膜相比，病变部位明显发红。根据病变程度可分为三级：Ⅰ级表现为分散状或间断线状红斑；Ⅱ级表现为密集斑点或连续线状；Ⅲ级表现为广泛融合的片状红斑。

2. 糜烂性胃炎　糜烂性胃炎多见于胃窦，也可见于其他部位。糜烂：黏膜上皮完整性受损，但未超过黏膜肌层。糜烂灶可大可小，大的成片，可达 1cm 左右，小的可如针尖，常附有白苔，白苔周围有红晕。糜烂可分为两型：①平坦型，糜烂面基本与黏膜相平，多见于胃窦部或幽门前区；②隆起型，指在黏膜上出现丘状隆起，隆起的顶部出现火山口样黏膜损伤，可附白苔或仅为红色糜烂面，也称痘疮样糜烂，也有人称为疣状糜烂。糜烂性胃炎可以分为三级：Ⅰ级表现为单发糜烂灶；Ⅱ级表现为局部散在糜烂灶，个数≤5个；Ⅲ级表现为广泛多发糜烂灶，个数≥6个。

3. 出血性胃炎　出血性胃炎多见于胃体和胃底，胃镜下可见散在黏膜内点状、条状、斑片状出血斑．伴有或不伴腔内渗血，出血可表现为陈旧性的暗红色、咖啡色出血斑或新鲜的出血点。根据病变范围可分为三级：Ⅰ级表现为局部病变；Ⅱ级表现为散在多发病变；Ⅲ级表现为弥漫性病变。

4. 慢性萎缩性胃炎　慢性萎缩性胃炎是以胃黏膜固有腺体的萎缩为基础的一系列的慢性炎症过程。其病理表现为黏膜固有层内有大量淋巴细胞、浆细胞浸润，腺体重度萎缩，并伴有不同程度的肠上皮化生。后期可出现异型增生甚至癌变，是癌前疾病之一。

慢性萎缩性胃炎的胃镜表现主要有以下几个方面。

（1）黏膜皱襞萎缩：主要表现在胃体部，皱襞萎缩变细，呈细颗粒状、皱襞变平。

（2）血管显露：正常胃黏膜只在胃底及胃体上部可以看到血管，其他部位看不到血管。慢性萎缩性胃炎因黏膜萎缩变薄、血管显露，在大量注气时由于黏膜扩展变薄也可看到，所以不能诊断为血管显露。只有在少量注气时，看到黏膜下血管才是血管显露。但有些慢性萎缩性胃炎在萎缩的同时伴有黏膜代偿性增生，增生的黏膜变厚，黏膜下血管则不易被看到。

（3）黏膜粗糙不平：由于萎缩、增生，加之肠上皮化生，黏膜常明显粗糙不平或呈结节状或鳞片状凹凸不平。

慢性萎缩性胃炎分为三级：Ⅰ级表现为黏膜呈细颗粒，血管部分透见，单发灰色肠上皮化生结节；Ⅱ级表现为黏膜呈中等颗粒，血管连续均匀透见，多发灰色肠上皮化生结节；Ⅲ级表现为黏膜呈粗大颗粒，皱襞消失，血管达表层，弥漫灰色肠上皮化生结节。

慢性萎缩性胃炎的诊断主要依靠病理学检查，病理组织学有腺体萎缩时才能确诊。内镜与病理学检查的符合率较低，为30%～50%。过去有人将黏膜红白相间以白为主作为慢性萎缩性胃炎的特征性改变是错误的。活检所取标本太少时（仅1～2块组织），即使有腺体减少，也只能代表所取标本部位的萎缩而不能因此武断地诊断为慢性萎缩性胃炎，否则以局部代替全体，必将使慢性萎缩性胃炎的诊断扩大化，给患者造成不必要的思想负担。因此，活检需多点进行，最好从胃窦、胃体的大小弯及前后壁、胃角各取1块（共9块），以帮助诊断。

八、十二指肠炎

十二指肠炎是指由各种原因所致的急性或慢性十二指肠黏膜的炎症变化。本病可单独存在，也可伴随其他疾病而存在。临床上分为原发性十二指肠炎与继发性十二指肠炎。原发性十二指肠炎最常见，原因不明；继发性十二指肠炎则是并发于肝、胆、胰等器官的疾病，包括应激或药物引起的十二指肠炎。

（一）病因

原发性十二指肠炎目前已作为一种独立的疾病为人们所接受，但病因尚不明了，可能和胃酸分泌增加、幽门螺杆菌感染，或饮酒、射线照射等多种因素相关。

继发性十二指肠炎病因明确，是由于邻近组织器官病变的直接影响或由于引起原发病的致病因素作用于肠黏膜致黏膜损害之故。多并发于肝、胆、胰、胃等邻近器官的慢性疾病，也可由全身性疾病（如休克、ARDS等）引起；可作为肠道炎性疾病（如克罗恩病）或溃疡性结肠炎的一部分；还可出现卓－艾综合征、肝硬化门静脉高压症、尿毒症等并发症。

（二）病理

十二指肠炎病理学可分为以下三型。

（1）浅表型：表现为上皮绒毛变性、缩短、间隙减少。上皮细胞核致密，胞质有空泡。间质内见较多慢性炎症细胞浸润及毛细血管扩张，腺体正常。

（2）间质型：表现为肠腺周围黏膜肌处有炎症细胞浸润，伴淋巴细胞增生及瘢痕纤维的增生。

（3）萎缩型：表现为黏膜层变薄，绒毛萎缩、变平、间隙消失。间质内有炎症细胞广泛浸润。肠腺减少，杯状细胞及黏液细胞增加。黏膜肌增生、断裂，部分或全部上皮胃化生。

（三）临床表现

十二指肠炎可常年发病，无明显季节性，其临床表现缺乏特异性，可有慢性胃炎的类似症状，如上腹部疼痛、胀满、反酸、嗳气，也可表现为类似消化性溃疡的症状，如周期性与规律性的上腹痛，进食及解痉药可缓解，但极少有呕血、黑便。

（四）内镜下的表现

十二指肠炎的内镜表现有多种，常见的有黏膜充血、水肿、皱襞增厚、糜烂、点状或斑片状出血、黏膜粗糙、绒毛模糊不清、颗粒状或有增生的小结节、球部黏膜下血管显露、球部变形等。并发布氏腺增生时，十二指肠黏膜上结节状或息肉样隆起与其他息肉不易鉴别，但较深的活组织检查可有助于诊断。因病变程度不同，内镜表现有很大差异。十二指肠炎的内镜分类比较混乱，目前还没有得到公认的分类方法。

有人将十二指肠炎分为糜烂型、萎缩型及增殖型3种；有人则将十二指肠炎分为萎缩型、颗粒型、糜烂型及正常型4种；有学者将十二指肠炎分为结节红斑型及糜烂型2种；还有学者将十二指肠炎分为浅表型、糜烂型及多发假息肉型3种。Faivre等人的分类比较复杂，共有5型，即红斑型、糜烂型、粗大皱襞型、多发假性息肉型和萎缩型。

许多学者认为，内镜直视下考虑为“十二指肠炎”，但往往与组织学变化不完全符合。造成内镜和组织学结果不一致的原因是多方面的，观察到充血而无组织学炎症变化，可能是与黏膜血流量或血管分布的个体差异有关，还有少数患者可能是由于内镜医师的操作，如内镜距肠壁太近或内镜检查时的吸引造成的。可见十二指肠伴有充血、红斑样改变并不都是炎性病变，对此内镜医师应慎重对待。

九、消化性溃疡

消化性溃疡又称溃疡病，是指在各种诱因下，胃肠道黏膜被胃酸或胃蛋白酶消化而造成的溃疡，胃溃疡和十二指肠溃疡最常见，也可发生于食管、胃空肠吻合口或含有胃黏膜的Meckel憩室内。在病理学上要注意区别糜烂和溃疡，溃疡的病变穿透黏膜肌层达黏膜下层或更深，而糜烂仅限于指黏膜上皮受损。

消化性溃疡常表现为不同程度的上腹部疼痛，后壁穿透性溃疡可伴有背部放射痛。典型的十二指肠溃疡疼痛常呈节律性和周期性，以秋末至春初常见，常出现在餐后3～4h，即“饥饿痛”，可被进食或服用抑酸剂所缓解。胃溃疡疼痛多发生在餐后0.5～1h，持续1～2h后缓解。十二指肠溃疡可出现夜间痛，而胃溃疡夜间痛较少见。

消化性溃疡在内镜下表现为被覆白苔的凹陷，伴周围组织充血、肿胀，边缘隆起，周围皱襞集中。内镜检查时应注意观察溃疡的部位、大小、形态、分期和溃疡周围黏膜蠕动情况。检查时应保持视野的清晰，注意清除黏膜上覆盖的黏液，以免漏诊。发现溃疡应常规行内镜下活检取材。

1. 胃溃疡　胃溃疡多发生于胃窦及胃角。随着年龄的增加，发生在胃体上部的溃疡比例增高。胃镜下可将溃疡分为活动期（active stage，A期）、愈合期（healing stage，H期）和瘢痕期（scarring stage，S期）。各期又可分为两个阶段：A_1期和A_2期，H_1期和H_2期，S_1期和S_2期。但内镜下对溃疡的分期难以确切判断，如当H_1期与H_2期难以区分时，则以H_1-H_2期表示；当H_2期与S_1期难以区分时，则以H_2-S_1表示。

（1）活动期（A期）：A_1期溃疡底覆白苔或黄白色厚苔，其上可有出血点或血痂，周围黏膜充血水肿，呈堤状隆起。A_2期较A_1期白苔清洁，边界鲜明，周围黏膜充血、水肿减轻或消退，开始出现再生上皮所形成的红晕。

（2）愈合期（H期）：H_1期溃疡缩小、变浅，白苔变薄。四周再生上皮明显，呈红色栅状，黏膜皱襞向溃疡集中。H_2期溃疡明显缩小、变浅，白苔变薄，再生上皮范围进一步增宽。

（3）瘢痕期（S期）：S_1期溃疡消失，黏膜缺损完全为再生的黏膜上皮覆盖，再生上皮呈红色栅状，向心性放射状排列，中心可见小的褪色斑。S_2期再生上皮红色消失，与周围黏膜体相同，皱襞集中不明显，为白色瘢痕。

2. 十二指肠溃疡　十二指肠溃疡多数发生在十二指肠球部前壁，可单发或多发，少数发生在球部远端，称为球后溃疡。球后溃疡可单独发生或与球部溃疡同时发生，表现为沿环形皱襞的黏膜损害。球部溃疡根据内镜所见也可分为活动期、愈合期及瘢痕期，但分期不如胃溃疡明显。少数可呈线状，多发生于隆起的嵴部。也有在充血、水肿的黏膜表面散在点状或小片状白苔而无凹陷，称为霜斑样溃疡。由于球部溃疡反复发作的特点，检查时可见球腔畸形、假憩室形成表现。

3. 特殊类型的溃疡　如下所述。

（1）应激性溃疡：多因药物、应激、饮酒、烧伤、外伤、手术等因素所致。症状包括上腹剧痛、胃灼热感、恶心、呕吐，常并发呕血及黑粪。病变可在胃窦、胃体，大多为多发性。内镜下表现为散在多发的溃疡、糜烂，伴或不伴黏膜出血。多数病变溃疡周围炎症不明显，溃疡表浅，很少穿过黏膜层。烧伤引起的应激性溃疡称 Curling 溃疡，颅脑损伤后发生的溃疡称 Cushing 溃疡。巨大带状溃疡，为发生于胃体的应激性溃疡的一种特殊表现形式，多发生于胃体的后壁。溃疡深大易发生出血，纵轴与胃轴平行。溃疡底有白苔、暴露的血管及凝血块附着。

（2）线状溃疡：一般将与胃的纵轴方向垂直呈线状、长度在 3cm 以上的溃疡称线状溃疡。引起胃小弯明显的短缩是线状溃疡最大的特征，具有这种特征时即使溃疡长度不满 3cm 也可称为线状溃疡。线状溃疡多发于胃角。线状溃疡多为难治性，不易愈合，反复发作引起胃小弯短缩，使胃呈蜗牛状或囊状变形，导致胃排空延迟，食物在胃内停滞时间延长，胃酸分泌增加，使溃疡迁延不愈。

（3）对吻溃疡：胃的对吻溃疡是指以胃小弯为中心同时发生于胃前后壁相对称位置上的溃疡。两个溃疡可形成连接前后壁的横行于胃小弯或胃大弯的隆起皱襞，导致胃的横向缩短或葫芦状变形。十二指肠的对吻溃疡为同时发生于十二指肠前后壁的溃疡。

（4）胼胝体溃疡：因溃疡反复发作，溃疡底和周围产生明显的纤维化，周围呈堤状，高而硬，其是典型的难治性溃疡，必要时需与胃癌的 Borrmann Ⅱ 或 Borrmann Ⅲ 进行鉴别。

（5）单纯性溃疡：又称 Dieulafoy 糜烂，溃疡浅小，直径小于 0.5cm，底部为暴露的血管，多发生于胃体部或居贲门 3cm 范围内，老年人多见，常造成大量反复出血。病变较小或因胃腔内残留血迹常易漏诊，必要时须采用胃镜复查。

（6）胃巨大溃疡：胃的良性溃疡直径一般在 2～2.5cm，大于 3cm 的溃疡称为巨大溃疡，往往需要与恶性溃疡鉴别。巨大溃疡往往不能为抑酸药完全缓解。部分难治者与血吸虫虫卵沉积、真菌感染有关。

（7）吻合口溃疡：多见于胃十二指肠或胃空肠吻合术后，多发生于吻合口的肠侧，可能与肠黏膜屏障功能差、不耐酸的侵蚀以及吻合口处组织血运较差有关。在 Billroth Ⅰ 式手术中，溃疡多发生于吻合口十二指肠肠侧的小弯前后壁。在 Billroth Ⅱ 式手术中，溃疡多发生于输入襻和输出襻之间的鞍状部黏膜，多在输出襻侧。吻合口溃疡的胃镜下表现同一般消化性溃疡分期。

（8）十二指肠线状溃疡：长度超过全周径的 1/4 的溃疡，较胃的线状溃疡多见，可横行或纵行。短的条状、线状溃疡的中心部多在小弯侧，可发生在隆起皱襞的嵴部，可能为数个溃疡合并而成。溃疡边缘多鲜明锐利，前后壁的线状溃疡可不整齐。

（9）十二指肠的巨大溃疡：直径在 2.0cm 以上或占十二指肠的一个侧壁的全部或更大的溃疡。这种溃疡病例常常病史长，有较严重的十二指肠变形。不少病例并发出血，并有露出的小血管。巨大的十二指肠溃疡常发生于后壁，周围有较大的炎性团块，且常常深侵入胰腺，疼痛较剧烈且顽固。出血、穿孔和梗阻等并发症多见。

4. 良恶性溃疡的内镜下鉴别　晚期胃癌镜下表现较典型，不难确诊。活动期及愈合期良性溃疡有时因炎症水肿及上皮再生等与胃癌在胃镜下不易鉴别。现总结鉴别要点如下。

（1）活动期胃溃疡与进展期胃癌 Borrmann Ⅱ 型的鉴别：活动期胃溃疡的底部低于黏膜面，底部深且平滑；白苔清洁、均匀一致；溃疡边缘平滑，周围黏膜水肿、平滑、均匀发红，不硬；溃疡环堤低，环堤坡度均匀。而进展期胃癌 Borrmann Ⅱ 型的溃疡底部凹凸不平，白苔不均匀，常有暗红色凝血块或血痂覆盖；溃疡边缘不规则隆起，周围黏膜呈结节状，质硬；环堤凹凸不平。

（2）活动期胃溃疡与早期胃癌Ⅲ型的鉴别：早期胃癌Ⅲ型（凹陷型早期胃癌）内镜下常不易与活动期良性溃疡鉴别。一般情况下良性溃疡的再生上皮呈均匀放射状或栅状，边缘光滑；而恶性溃疡的再生上皮则呈不均匀的发红或褪色，伴斑点状或凹凸不平的颗粒，边缘不规则呈虫蚀样。确诊还需结合溃疡边缘的组织切片病理活检。

（3）愈合期良性溃疡与早期胃癌Ⅲ+Ⅱc型或Ⅱc+Ⅲ型的鉴别：若早期胃癌有多种类型的混合表现，则记录时将主要类型放在前面，次要类型记在后面。如凹陷型溃疡伴溃疡边缘浅糜烂则记录为早期胃癌Ⅲ+Ⅱc型，若糜烂中央有深凹陷，则记录为Ⅱc+Ⅲ型。

愈合期良性溃疡底部白苔较少、清洁，均匀覆盖；溃疡边缘平滑；再生上皮呈栅状，放射状排列，和周围正常黏膜没有明显的分界线；周围黏膜皱襞粗细均匀、连续。而早期胃癌Ⅲ+Ⅱc型或Ⅱc+Ⅲ型的溃疡底部白苔分布不均，底部凹凸不平；溃疡边缘呈不规则锯齿状；再生上皮分布不均，颜色减退，与周围正常黏膜间有明显分界；周围黏膜皱襞中断、变细。

（4）再发性良性溃疡与早期胃癌Ⅱc型的鉴别：再发性良性溃疡有时会出现类似早期胃癌Ⅱc型的变化。Ⅱc型早期胃癌和周围黏膜的分界线虽不规则，但大致可找出其轮廓，良性溃疡的瘢痕分界线则不清楚。

5. 溃疡病的治疗　溃疡病的治疗可分为药物治疗、内镜下治疗和手术治疗。

（1）药物治疗：消化性溃疡明确诊断后，药物治疗方案的确定前首先要明确是否伴有幽门螺杆菌感染。伴有幽门螺杆菌感染的患者应首选根除幽门螺杆菌方案，抗幽门螺杆菌方案结束后再给予2～4周抗酸分泌治疗。根除幽门螺杆菌方案为一种PPI加上克拉霉素、阿莫西林（或四环素）、甲硝唑（或替硝唑）和呋喃唑酮等抗生素中的两种。药物应用剂量为：奥美拉唑（或埃索美拉唑），20mg bid；克拉霉素，250～500mg bid；阿莫西林（或四环素），500～1 000mg bid；甲硝唑，400mg bid；呋喃唑酮，100mg bid。疗程一般为7d。初次治疗失败者可用PPI、枸橼酸铋钾（240mg bid）合并两种抗生素组成四联疗法。

H. pylori阴性的溃疡患者可采取服用任何一种H_2－RA或PPI，十二指肠溃疡疗程为4～6周，胃溃疡疗程为6～8周。

（2）内镜下治疗：内镜下可进行溃疡创面治疗，如向创面局部喷洒黏膜保护剂，促进溃疡愈合。部分活动性出血可采用局部喷洒血管收缩药、止血药，也可用硬化剂注射治疗。

（3）手术治疗：随着对消化性溃疡认识的加深及药物治疗的疗效进展，绝大部分溃疡病可经内科治疗治愈。外科手术治疗仅限于有并发症者，如溃疡大出血、溃疡急性穿孔、瘢痕性幽门梗阻、溃疡癌变等。

十、胃癌

胃癌是世界上最常见的消化道恶性肿瘤之一。胃癌的发病存在地域和性别差异，日本、中国、韩国、俄罗斯、南美及东欧国家为胃癌高发区，而美国、新西兰、澳大利亚及西欧国家发病率则较低。在性别方面，男性发病率约为女性的2倍。在我国，从黄土高原至东北辽东半岛，以及沿海胶东半岛至江、浙、闽地区为高发，而广东及广西等省区的发病率较低。胃癌可发病于任何年龄，以中老年人居多。

（一）病因和发病机制

目前胃癌的病因虽尚未完全阐明，但从大量的流行病学研究结果来看，胃癌的发生是外界因素和机体内在因素相互作用的结果。外界因素包括H. pylori感染、吸烟、亚硝酸盐摄入，环境中硒、镍含量增加。内部因素包括E－cadherin基因突变、癌前病变及癌前状态（如肠上皮化生、萎缩性胃炎、残胃、慢性溃疡等）。

（二）胃癌病理

胃癌可发生于胃内任何一部分，以胃窦最常见。胃癌在组织学上分为腺癌、未分化型癌、腺鳞癌、鳞状细胞癌，其中腺癌最常见。腺癌又分为管状腺癌、乳头状腺癌、黏液腺癌、低分化腺癌和印戒细胞癌。Lauren 分型将胃癌分为肠型和弥漫型，前者分化、预后较好，后者分化、预后较差。

（三）胃癌的内镜检查

1. 早期胃癌　根据癌组织在胃壁的浸润深度，可将胃癌分为早期胃癌和进展期胃癌两大类。早期胃癌是指癌细胞浸润局限在胃壁的黏膜层及黏膜下层，而不论其浸润范围大小及是否有淋巴结转移。早期胃癌可分为三型，即Ⅰ型（隆起型）、Ⅱ型（表浅型）、Ⅲ型（凹陷型）。其中Ⅱ型又分成 3 个亚型，分别为Ⅱa（表浅隆起型）、Ⅱb 型（表浅平坦型）和Ⅱc 型（表浅凹陷型）。根据其内镜下的表现将其归结为 3 大类，即隆起型、凹陷型和平坦型。

（1）隆起型：主要包括Ⅰ型和Ⅱa 型早期胃癌。Ⅰ型在内镜下表现为病变隆起高度超过正常黏膜厚度的 2 倍。而Ⅱa 型病变隆起高度不到正常黏膜厚度的 2 倍。隆起型病变无蒂或亚蒂，隆起表面结构呈大小不等的结节状或颗粒状，隆起边缘不整，正面观呈虫咬状。

需要与该型早期胃癌鉴别的病变有良性息肉、糜烂性胃炎（隆起型）、异位胰腺、胃黏膜下隆起性病变（如平滑肌瘤和胃肠道间质瘤）等：良性息肉一般有蒂或亚蒂，呈分叶状，表面光滑，顶部光滑无凹陷。隆起型糜烂性胃炎表现为黏膜丘状隆起，顶部出现火山口样黏膜损伤，可附白苔或仅为红色糜烂。异位胰腺的隆起部与周围黏膜色泽相同，隆起顶部有凹陷。胃黏膜下隆起性病变多呈丘状或半球状，表面光滑，部分可在顶部伴有小溃疡形成。

（2）凹陷型：凹陷型早期胃癌包括Ⅱc 型、Ⅲ型、Ⅱc + Ⅲ型及Ⅲ + Ⅱc 型等混合型。Ⅱc 型早期胃癌凹陷糜烂深度一般不超过 3mm；Ⅲ型早期胃癌浸润深度较深。Ⅲ型早期胃癌多与Ⅱc 早期胃癌共存，这时内镜下的表现为溃疡边缘不整齐，或有浅糜烂，描述方式为病变面积大的类型写在前面，其他的写在后面，如Ⅱc + Ⅲ型或Ⅲ + Ⅱc 型。

Ⅱc 型早期胃癌凹陷呈阶梯状，边缘呈锯齿状隆起，边界清。凹陷中心部黏膜呈不规则颗粒状或结节状，表面凹凸不平，有时可见残留充血岛状黏膜，周围有白苔环绕，称 RC（red patch and circumscribed coating）征，此种镜下表现是早期胃癌存在的有力证据。凹陷周围黏膜皱襞中断现象，是凹陷型早期胃癌的另一重要特征。在凹陷病变的边缘，黏膜皱襞突然中断，或呈切割样或毛笔尖样、虫咬样中断，或皱襞急剧变细，或皱襞尖端呈杵状肥大均提示为早期胃癌的表现。最需与凹陷型胃癌进行镜下鉴别的是良性溃疡，良性溃疡一般边缘光滑，无黏膜皱襞中断现象及 RC 征。

（3）平坦型：平坦型早期胃癌是指Ⅱb 型早期胃癌，癌组织既不突出也不凹陷。大部分直径小于 1cm，属于小胃癌的范畴。胃镜下特点是黏膜表面褪色或发红伴粗糙不整的颗粒感。Ⅱb 型早期胃癌是胃镜下最难诊断的早期胃癌。在行胃镜检查时，遇有黏膜褪色或红斑状改变时，应注意活检，以免漏诊。

2. 进展期胃癌　进展期胃癌在组织学上表现为癌细胞已经突破黏膜下层，浸润至固有肌层或浆膜层。进展期胃癌病变明显，一般不易漏诊，按 Borrmann 分类法可分为以下 4 型。

（1）BorrmannⅠ型：息肉型癌。癌肿呈息肉样隆起，直径一般在 3cm 以上，表面高低不平，呈结节状，边界较清楚，肿块表面充血、糜烂或溃疡形成，可伴有污苔及分泌物，少数表面光滑，组织较脆，触之易出血。

（2）BorrmannⅡ型：溃疡局限型癌。溃疡往往发生在隆起肿瘤的表面，溃疡边缘不规则，底部凹凸不平，覆污秽苔。溃疡周边呈堤样隆起，高低不平，质僵硬，但与周围黏膜分界清楚。胃黏膜下隆起性病变如胃平滑肌瘤或胃肠道间质瘤也可伴溃疡形成，但黏膜下隆起性病变多呈半球形或丘状隆起，溃疡平滑，周围环堤光滑。

（3）BorrmannⅢ型：溃疡浸润型癌。该型胃癌具备Ⅱ型癌的溃疡特征，但其周围黏膜有癌浸润的表现，溃疡周围环堤部分或全部并非突然高起，而是渐向外倾斜。溃疡周围黏膜可有出血伴结节样改变。向溃疡集中的黏膜皱襞突然中断，或变细，或呈杵状。

（4）BorrmannⅣ型：弥漫浸润型癌。生长特性是癌组织沿胃壁各层组织的间隙向四周扩散，使胃壁僵硬增厚，胃腔变形变窄，充气后也不能扩张，蠕动消失，胃黏膜皱襞粗大，呈结节状，或出现巨型皱襞。病变可局限于胃壁的一部分或广泛累及胃大部。如累及全胃时则整个胃僵硬而呈皮革状，称为皮革胃。此型胃癌内镜诊断较难，消化道造影有助于诊断。BorrmannⅣ型胃癌应注意同胃淋巴瘤相鉴别。

十一、胃恶性淋巴瘤

胃淋巴瘤是胃癌以外最常见的胃部恶性肿瘤，也是最常见的结外淋巴瘤，占胃恶性肿瘤的2%～11%，占结外淋巴瘤的33%～60%，发病年龄以45～60岁居多，男女发病率之比为（1.2～3）∶1。胃淋巴瘤最常累及胃窦及胃体远端，但也可发生在胃的任何部位，病变可局限或弥散分布。胃淋巴瘤主要来源于黏膜相关淋巴组织，以非霍奇金淋巴瘤为多，细胞分型又以B淋巴细胞为主。

目前越来越多的研究支持，胃淋巴瘤同幽门螺杆菌（H. pylori）感染密切相关。90%胃淋巴瘤患者的胃黏膜中可找到H. pylori，根除H. pylori可引起胃淋巴瘤的肿瘤组织消退，早期低度恶性淋巴瘤可完全消退，甚至治愈。此外，尚有报道提示随访中发现H. pylori再感染，淋巴瘤复发，再根治又得以消退者。表明H. pylori感染与该肿瘤发生上的特殊关系。在约40%的胃淋巴瘤中检测到了遗传学异常，即t（11，18）染色体异位。研究表明，此染色体异常可引起淋巴细胞的恶性转化。

胃淋巴瘤的诊断沿用了Dawson的标准：①体表淋巴结无肿大；②血白细胞总数和分类在正常范围内；③无纵隔淋巴结肿大；④肝、脾正常；⑤手术时除见胃及其引流区域淋巴结肿大外，其他组织未受侵犯。

胃镜检查可见黏膜增厚，呈肿块或结节、糜烂、溃疡及浸润改变，难与癌肿区别，但肿块、结节广泛而多灶，溃疡浅表而多发，大小、形态均不规则。黏膜下浸润表现为鹅卵石样外观或弥漫增厚可似皮革胃。因胃淋巴瘤的病变源于黏膜下层，活检阳性诊断率不如胃癌高，故取材时应有一定深度，并多部位取材，必要时可行黏膜下切除活检。根据胃镜下大体形态将胃淋巴瘤分为肿块型、溃疡型、结节型及浸润型。

（1）肿块型：肿块常为扁平，也可呈息肉状，表面黏膜多光滑，巨大肿块可伴黏膜糜烂或浅表溃疡。

（2）溃疡型：溃疡常发生在浸润性肿瘤的表面，溃疡多发而不连续，地图样分布。也可表现为巨大的单一溃疡，边缘锐利，与正常组织界限清楚，常不能与胃溃疡作区别。

（3）结节型：表现为黏膜表面隆起的多发性或弥漫性的结节形成，表面可伴充血糜烂。

（4）浸润型：最常见。局部浸润时出现黏膜皱襞隆起、增厚，与正常胃黏膜分界不清。弥漫浸润时表现为胃腔狭窄，皱襞粗大，充气胃壁不能扩张，肥厚的组织质脆、易出血，类似皮革胃。病变可侵犯幽门及十二指肠球部。

十二、胃间质瘤和胃平滑肌瘤

（一）胃间质瘤

胃肠道间质瘤（gastrointestinal stromal tumor，GIST）是胃肠道最常见的间叶源性肿瘤。GIST一度同平滑肌瘤、神经鞘瘤，甚至平滑肌母细胞瘤混为一谈。目前GIST被定义为组织学上富于梭形细胞、上皮样细胞，偶尔为多形性细胞，呈束状、弥漫状排列，免疫表型上表达Kit基因蛋白质产物（CD117），由突变的Kit和PDGFRα基因驱动，具有广谱生物学行为，可能起源于幼稚间充质细胞向卡哈尔间质细胞分化的消化道的最常见的间叶源性肿瘤，不同于典型的平滑肌和神经源性肿瘤。

胃是GIST最常见的发病部位，胃间质瘤在GIST中的比例约为60%。胃间质瘤的临床表现变化多端，肿瘤较小时常无症状，往往在健康普查时行胃镜检查被发现。在肿瘤较大时，患者会出现腹部不适、腹痛或腹部肿块，部分患者会因肿瘤表面溃疡出血而出现黑便，甚至出现中、重度贫血。

胃间质瘤的生长方式可分为胃内型、壁内型、胃外型和混合型4种。内镜下以胃内型最具有黏膜下肿瘤的内镜特征，易被内镜诊断。胃外型则表现为胃外肿块压迫，需超声内镜或CT协助诊断。胃镜下的胃间质瘤表现为：①突入胃腔呈丘状、半球状或球状隆起，有时仅有细蒂与胃壁相连，活检钳触之肿块可在黏膜下滑动；②可见桥形皱襞，正常的黏膜皱襞被肿瘤顶起形成自肿块向周围正常黏膜延伸的桥形皱襞；③肿瘤表面黏膜紧张光滑，色泽与周围黏膜相同，顶部可有溃疡形成，表面覆污苔或血痂。像淋巴瘤和其他黏膜下肿瘤一样，胃镜下活检较难取到肿瘤组织。

胃间质瘤可根据肿瘤大小、核分裂象、有无远处转移及腹腔内种植、有无坏死等分为良性、交界性和恶性胃间质瘤。手术切除是治疗体积大的或恶性胃间质瘤的首选方法，较小的良性病变可行 ESD 治疗。伴有远处转移和复发的胃间质瘤可根据基因测序的结果选择是否口服格列卫进行靶向治疗。

（二）胃平滑肌瘤

在内镜下胃平滑肌瘤同胃间质瘤一样均表现为黏膜下肿瘤，很难将两者区分。但有文献报道，黏膜下肿块伴表面溃疡者应警惕胃间质瘤的可能。平滑肌瘤病理表现为圆形、梭形或多角形细胞，无核分裂象、无坏死浸润等恶性表现。肿瘤标志物 CD34 和 SMA 呈阳性，但 CD117 呈阴性。手术后一般无复发转移。

十三、胃类癌

胃类癌是发生于神经内分泌细胞的肿瘤，长期以来认为其为良性肿瘤。现已证明这类肿瘤可显示恶性肿瘤的临床过程，具有独特的生物学和临床特征。胃类癌属前肠类癌，占消化道类癌的 1.10% ~ 3.10%，占胃恶性肿瘤的 1.10% ~1.15%。

胃类癌内镜下表现的主要征象有：①息肉样病变，基底较广，顶部可见小溃疡；②黏膜下隆起样变，呈界限清楚的黏膜下病变，但活检钳触之肿瘤较固定；③癌样病变，常见的为边缘呈堤状隆起的癌性溃疡，同胃癌较难鉴别。

十四、胃其他病变

（一）胃静脉曲张

胃静脉曲张多由门静脉高压引起，也可由脾静脉血栓形成所致，胃静脉曲张不一定都伴有食管静脉曲张。胃静脉曲张常见于贲门附近，用内镜 U 形反转法观察，可表现为蚯蚓状或多发性息肉样隆起，蓝色、柔软、可被压缩。当疑有胃静脉曲张时，检查操作应轻柔，有时曲张静脉的蓝色不明显，被误诊为息肉而做活检，易导致大出血。

（二）胃黄色瘤

胃黄色瘤为黄色或黄白色稍高出黏膜的平坦小斑块，直径多小于 1cm，呈圆形或椭圆形，边缘常不整齐，多为单个。可发生于胃的任何部位，但以胃窦部多见。病变可长期存在，也可缩小或消失。组织学改变主要是黏膜固有层内有成堆泡沫细胞，脂质分析结果为游离胆固醇及三酰甘油。

（三）胃内异物

胃内异物多为吞入，如义齿、钱币、纽扣、发夹、别针和牙刷等。一般而言，凡经食管进入胃的异物多能经幽门和肠道排出，但有时可因其形态特殊而停留在胃内。内镜检查不但可确定异物的存在，而且某些异物可通过内镜附件取出。

十五、十二指肠肿瘤

（一）Brunner 腺瘤

Brunner 腺瘤（Brunner's gland adenomas，BGA）是一种少见的十二指肠肿瘤，国外文献多称之为布氏腺错构瘤，为十二指肠 Brunner 腺增生所致，迄今为止，文献中报道不超过 200 例，患者大多为 40 ~ 60 岁的中老年人，无性别和种族差异。Brunner 腺瘤多位于十二指肠球部。

Brunner 腺瘤内镜下表现为单个或多个圆形、半圆形小结节，直径 0.5 ~1.5cm，成堆或散在出现，结节表面光滑、顶端潮红伴糜烂。但由于 Brunner 腺瘤被厚而完整的黏膜覆盖，活检钳难以夹到位于黏膜下的瘤体组织，故肿瘤常规活检阴性者并不能排除诊断。

（二）十二指肠息肉

十二指肠息肉按照病理形态可分为四种：炎性息肉、增生性息肉、腺瘤性息肉和错构瘤性息肉。炎性息肉中含有大量炎细胞浸润；增生性息肉中富含大量的增生纤维组织；腺瘤性息肉又可分为管状腺瘤、绒毛状腺瘤和混合性腺瘤；错构瘤性息肉多见于 Peutz－Jeghers 综合征。十二指肠息肉可表现为单发或多发，在内镜下可表现为无蒂、亚蒂或有蒂，表面光滑或轻度充血糜烂。

（三）十二指肠癌

原发性十二指肠恶性肿瘤较少见，发病年龄以中老年人居多，早期多无临床症状，当发现时多已属晚期。最常见的发病部位为十二指肠乳头部，球部和水平部较少见。

十二指肠癌内镜下表现为病变局部的不规则隆起，病变通常呈结节状或息肉状，可伴有糜烂或溃疡形成，质脆、易出血。肿瘤和周围组织界限不清，肠腔内黏膜皱襞变粗、紊乱或消失。病灶也可表现为溃疡状，浸润至周围黏膜时，可致肠腔狭窄。

（四）十二指肠恶性淋巴瘤

十二指肠恶性淋巴瘤很少见，占结外淋巴瘤的5%，占小肠恶性淋巴瘤的10%～15%，绝大多数是非霍奇金淋巴瘤，组织学多数为 B 细胞型淋巴瘤。十二指肠恶性淋巴瘤中，B 细胞型淋巴瘤约占84%，T 细胞型和不确定型者各占8%。该病由于发病率低、病史和临床表现缺乏特殊性，易误诊为慢性炎症和腺癌而延误治疗，因此早期诊断和及时合理治疗非常关键。

胃镜下十二指肠淋巴瘤形态多样．可表现为浸润型、结节型、溃疡型与息肉型，与消化道癌表现相似，溃疡型常表现为表浅的溃疡，溃疡周围有环堤，与周围正常组织界限较腺癌清晰，且肠壁的柔韧性与腺癌相比较好。胃镜检查并取组织病理活检是确诊十二指肠恶性淋巴瘤的主要手段。若临床或内镜检查怀疑此病时，应采用多次、多点挖掘式深活检或圈套活检技术切取包括黏膜下层在内的大块黏膜。

（五）十二指肠脂肪瘤

十二指肠脂肪瘤罕见，其病因不明，早期多无明显临床表现，当肿瘤较大时可引起梗阻症状。绝大多数肿瘤位于黏膜下，向腔内生长。胃镜下以淡黄色球形肿块为其外观特征，肿块黏膜完整、表面光滑。

（六）十二指肠间质瘤和平滑肌瘤

十二指肠间质瘤和平滑肌瘤在胃镜下表现同胃间质瘤和平滑肌瘤。

（赵松峰）

第三节　小肠镜检查

小肠位于消化道中段，长 5～7m，由于小肠远离口腔和肛门，肠段较长，在腹腔内位置游离，常形成多个复杂的环状结构。幽门至 Treitz 韧带为十二指肠，Treitz 韧带与空肠相邻，上 2/5 为空肠，位于左上腹，下 3/5 为回肠，位于右下腹。空肠和回肠之间没有明显分界，依靠小肠 Kerckring 皱襞的形态及数量可粗略估计。因而小肠镜（enteroscopy）检查远较胃镜及肠镜困难。随着内镜技术的不断改进和发展，小肠镜已越来越多地运用于临床。

一、适应证和禁忌证

（一）适应证

（1）原因不明的腹痛、腹泻、呕吐，经 X 线钡餐、胃镜及肠镜检查未能确诊，或可疑为小肠疾病者。

（2）原因不明的消化道出血，经胃镜、肠镜检查尚未发现病灶，临床上怀疑有小肠疾病者。

（3）不明原因贫血、消瘦和发热等，疑有小肠良性或恶性肿瘤者。

（4）有吸收不良综合征者。

（5）肠结核或克罗恩病患者。

（6）手术时协助外科医生进行小肠检查并定位者。

（7）镜下进行小肠息肉摘除术、电凝止血和活组织检查者。

（8）小肠 X 线钡餐、CT 检查病变和部位不能确定，或症状与以上检查、诊断不符者。

（二）禁忌证

（1）不配合或精神病患者。

（2）消化道急性穿孔者。

（3）严重心肺功能不全者。

（4）急性胰腺炎、胆管炎，伴全身情况较差者。

（5）急性完全肠梗阻者。

（6）腹腔广泛粘连者。

（7）高热、感染、出血倾向和肝肾功能不全未控制者。

（8）脑出血、昏迷和严重高血压、心脏病未改善者。

（9）存在其他疾病可能影响检查完成或者风险较大危及生命安全者。

二、检查方法

（一）术前准备

（1）在小肠镜检查前，向患者说明检查的目的和过程，消除患者心理的恐惧，争取患者在检查中做好配合工作。检查医生必须详细了解病史及其他有关资料。

（2）经口进镜的术前准备同胃镜检查，但最好适当应用导泻药物；经肛进镜的术前准备同肠镜检查。但由于小肠镜检查的时间较长且对患者产生一定痛苦，建议进行静脉麻醉。

（3）做碘过敏试验，以便需要时做造影检查。

（4）所有患者进行全程心电监护及氧饱和度监测。

（5）根据患者症状及其他检查结果，决定经口或经肛进镜方式，采用双人操作法。

（二）操作步骤

小肠镜分为推进式小肠镜（push enteroscopy）、探条式小肠镜（sonde enteroscopy）和导丝式小肠镜（ropeway enteroscopy）。目前常用的为双气囊推进式小肠镜和单气囊推进式小肠镜。以下介绍以上两种气囊推进式小肠镜的操作方法。

气囊推进式小肠镜的内镜操作系统由主机部分、内镜、外套管和气泵 4 部分组成，它开创性地利用气囊固定肠壁的作用，并与外套管的取直作用相结合，来克服机械推进显像方法在小肠所遇到的结襻和成角等困难。双气囊推进式小肠镜的内镜和外套管前端各安装有一个可充气、放气的气囊，而单气囊推进式小肠镜仅外套管前端有一个气囊，气囊连接于根据气囊壁压力不同而自动调整充气量的专用气泵。

1. 双气囊推进式小肠镜　操作前先将外套管套在镜身上，当内镜前端部至十二指肠后，将镜前端气囊充气至（5.6 ±2.0）kPa 后气泵自动停止充气，使内镜头部固定且不易滑动，然后将未充气的外套管沿镜身滑至内镜 155cm 处，随后将外套管气囊充气至（5.6 ±2.0）kPa 后自动停止充气；此时，两个气囊均已充气，内镜、外套管与肠襻已相对固定，缓慢拉直内镜和外套管；将内镜头端气囊放气至（-6.7 ±2.0）kPa，将镜身缓慢向深部插入，再依次将镜前端部气囊充气，使其与肠壁间相对固定，并同时释放外套管气囊并沿镜身前滑。重复上述充气、放气、滑行外套管和钩拉等动作，即可使镜身缓慢、匀速地推进到小肠深部，完成整个操作过程。

双气囊推进式小肠镜通常需由 2 名医师（1 名负责插镜、控制旋钮，另 1 名负责托镜和插送外套管）和 1 名护士（负责给药、观察患者和进行气泵操作）协同操作。在操作过程中可根据需要从活检孔道内注入 30% 泛影葡胺，以了解内镜位置、肠腔狭窄扩张情况和内镜距末端回肠的距离等。操作时如遇内镜盘曲、进镜困难时，除采用拉直内镜和套管的方法外，还可使用变换患者体位、手掌按压腹壁等辅助手段。仅在少部分患者中需完成全小肠检查；不强调1次小肠镜检查完成全小肠观察。必须行全小肠检查的患者可分别通过经口、经肛联合方式，并在第1次检查的最远端小肠黏膜下注射标记物，第2次检查时发现此标志即可确认完成全小肠检查；经口进镜的深度以回肠中下段为宜，经肛进镜的深度以空肠和回肠交界区为宜。即使应用联合方式，全小肠检查的完成率也只有40%～86%。两次检查可间隔数天至数月不等。

2. 单气囊推进式小肠镜　单气囊推进式小肠镜是在双气囊推进式小肠镜的基础上加以改进，去掉镜端的气囊，仅保留外套管气囊，镜端的可曲度及视角范围明显增加。通过安装在外套管端气囊充气和镜端的钩拉交替固定肠腔，再反复推拉外套管和镜身，使其不断向前推进，完成对整个小肠的检查。单气囊推进式小肠镜与双气囊推进式小肠镜相比，其优势在于操作更加简便，仅一个气囊交替充放气，镜端灵活、视角大；操作人员可减少为2名，即1名医师控制旋钮和气泵遥控器，另一名医师插镜，明显提高了小肠镜的检查效率。

通过操作外套管前端的气囊以及控制内镜的前端角度，单气囊推进式小肠镜可顺利插入小肠深部。首先，将内镜插入管腔深部；外套管推进并向气囊充气；当气囊内部压力超过规定上限（8.2kPa）时会发出警告音，5s内强行放气。将内镜与外套管缓慢回拉，可将小肠缩短并将内镜插入至深部小肠。

结合X光透视判断检查进程，插入以同心圆方式进行，不同个体所形成的内镜行程是不同的。

三、临床应用

正常小肠黏膜在小肠镜下所见如天鹅绒的绒面，粉红色，有时可见数量不等的粟粒状淋巴滤泡。十二指肠、空肠黏膜表面突出大量密集绒毛，管径较大，环状皱襞粗而密集，局部血供丰富；回肠管径较小，黏膜环状皱襞细而稀疏，局部血供也相对较少。在病理情况下，绒毛出现异常是主要特征，绒毛不同程度的改变，对正常黏膜与异常黏膜、良性病变与恶性病变之间的鉴别诊断起到重要作用。

（一）小肠炎症性病变

小肠炎症性病变可分为感染性病变和非感染性病变，如某些细菌、病毒或真菌、寄生虫的感染，感染后吸收不良，或可见于克罗恩病、成人乳糜泻、嗜酸性胃肠炎、Whipple病等。

（1）非特异性小肠炎：凡不能用小肠先天性发育不良、特异性病原体感染、血管异常和良、恶性肿瘤等疾病解释的小肠炎症均称为非特异性小肠炎。内镜下表现：黏膜水肿，表面形成各种形态的糜烂灶，浅凹陷表面覆浅黄白苔；环形皱襞变粗；血管纹理模糊，黏液分泌亢进，光泽存在，绒毛变粗、变模糊。常见的原因包括服用非甾体消炎药物、病毒感染、不当饮食与应激等。也可形成非特异性溃疡，多发或单纯性，临床表现为小肠慢性出血、腹痛、腹泻等。回肠与空肠的比例为2∶1。

（2）克罗恩病：一种原因不明的慢性炎症性疾病，可发生于口腔至肛门的任何部位，病变常呈节段性分布在消化道内，以回肠和右半结肠多见。主要表现为纵行溃疡、裂隙样溃疡、隆起性改变（铺路石样）、炎性息肉、肠腔变形、假憩室、狭窄和瘘管形成等，表现多样，在病灶处活检，若病理提示为肉芽肿性炎性改变则为主要诊断依据。

（3）肠结核：小肠结核中，末端回肠发病较空肠和十二指肠多见，分为溃疡型、增生型和混合型。内镜下表现多样，如散在的、大小不一的多发溃疡，多发炎性息肉，多发炎性憩室，溃疡瘢痕以及肠管偏侧或对称性狭窄，最终可导致肠梗阻。

（4）小肠吸收不良综合征：包括乳糜泻、热带口炎性腹泻和Whipple病等，多为小肠炎症引起，故以小肠炎性表现多见；少数黏膜充血不明显，黏膜苍白、皱襞低平；结合病理组织学检查是确诊本病的主要手段，小肠绒毛有不同程度的萎缩、变短，甚至消失。

（二）小肠血管源性病变

不明原因的消化道出血往往是小肠出血造成的，国外报道小肠出血以血管病变多见（70%～80%），如小肠血管海绵样病变、血管瘤、毛细血管扩张症等，病灶小且平时多无症状，更无法被X线钡餐及血管造影等发现。小肠镜下小肠血管病变的表现与胃镜、肠镜下的表现基本一致，多见单发或多发的蓝紫色小隆起，或者黏膜毛细血管扩张伴血管畸形；偶尔发现病灶表面的新鲜渗血可确诊，检查同时可在内镜下予以金属夹夹闭以止血。

（三）小肠肿瘤

小肠肿瘤虽然仅占整个消化道肿瘤的一小部分，占胃肠道肿瘤的1% ~3%，其中60% ~70% 是良性肿瘤，但其临床诊断难度最大。这与小肠结构特殊、肿瘤临床表现特征性不强、临床医师对本病的认知度不高，以及各种针对小肠疾病检查的手段存在缺陷等诸多因素有关。带气囊小肠镜是近年开展的小肠诊治新技术，通过经口或与经肛方式相结合可完成全小肠无盲区的检查，由于小肠镜对小肠黏膜的观察更直观、清晰，对可疑部位能反复观察，对可疑病变通过活检可获得病理组织学诊断，从而使小肠镜成为小肠肿瘤定位、定性诊断的最佳方法。

1. 良性肿瘤　小肠良性肿瘤常见的有小肠息肉和黏膜下肿瘤，与胃、结肠肿瘤相似，增生性息肉较小而无蒂；管状腺瘤常有蒂，色红呈桑葚状；绒毛状腺瘤体积大，呈分叶状。小肠腺瘤以单发隆起为主，好发部位依次为空肠、回肠和十二指肠。如发现多发性隆起伴口唇黏膜黑色素沉积者，应警惕 P - J（Peutz - Jeghers）综合征。回肠腺瘤与息肉样淋巴滤泡性增生在鉴别上有困难时，可通过染色观察表面腺管开口状态或活检后确定息肉性质，有条件的可以行内镜下治疗。

小肠黏膜下肿瘤包括平滑肌瘤、脂肪瘤、神经纤维瘤、淋巴管瘤等，黏膜表面完整，色泽与黏膜一致，病变表浅或者表面有溃疡者可通过活检确定，一般超声小肠镜检查可确定病灶大小、来源及性质。

2. 恶性肿瘤　小肠恶性肿瘤发病率低的主要原因与小肠蠕动、肠道内容物吸收、黏膜与致癌物质接触时间、肠内细菌数量和肠内 IgA 免疫系统的免疫防御功能有直接关系。小肠恶性肿瘤中以小肠癌最多见，其次是恶性淋巴瘤和平滑肌肉瘤。

小肠癌的形态诊断参照大肠癌的分类法，可分为隆起型、非狭窄型、管外发育型和轮状狭窄型。病变好发于空肠，空肠与回肠的比例为2 ∶ 1。以分化型腺癌为主，肠壁可见菜花样隆起，表面溃疡以出血居多，有时可见非溃疡性肠腔环形狭窄；腺瘤癌变呈环堤状增生，中央溃疡，表面不规则隆起。十二指肠乳头癌较为多见，占小肠癌的45% ~50%，常与腺瘤并存。表现为乳头部明显肿大，开口处糜烂、溃疡和肿瘤形成。

平滑肌肉瘤是肠道最常见的恶性软组织肿瘤，好发于回肠和空肠，十二指肠少见。内镜下表现为较大的黏膜下肿块，常大于2cm，并有增大倾向，表面常有溃疡形成，与非肿瘤性炎症有时难以鉴别，确诊需靠病理检查。

恶性淋巴管瘤多发生于回肠末端，其中发生于十二指肠的占6.9%，以球部最多。内镜下分为隆起型、溃疡型和狭窄型。可表现为多发性溃疡及结节状隆起，狭窄呈偏侧性。

消化道类癌以直肠、回肠多见，依次为空肠和十二指肠。十二指肠类癌多发于十二指肠球部，降部少见。小肠类癌主要位于黏膜下层，病灶较小时不易发现，大的病变与黏膜下肿瘤难以鉴别，其生长缓慢，质硬。

四、并发症及其处理

小肠镜检查的并发症有以下几种。

（1）穿孔和出血。

（2）消化道黏膜擦伤。

（3）大量注气造成术后腹胀、腹痛。

（4）急性胰腺炎。

（5）继发于麻醉操作及其他药物的并发症，如呼吸窘迫、支气管痉挛、吸入性肺炎，其总体发生率较低。

小肠镜检查过程中时间较长，易成襻；进镜时必须在明视野状态下进行，遵循“循腔而入”的操作原则，尽量使内镜在保持拉直状态下进行操作。外套管的推进或外拉应注意掌握好力度，推进时注意保持内镜相对固定状态。插镜阻力过大，易造成黏膜撕裂而出现并发症，所以在检查过程中，插镜要轻柔，尽量少充气，避免肠腔过度伸展；通过变换体位、手掌压腹等方法拉直镜身；当管腔过度弯曲且无法辨别位置时，在内镜打角度前给气囊充气并轻轻回拉外套管，减少在肠管内的弯曲而使内镜容易插入；插入外套管时感觉阻力较大，可能是由于黏膜嵌入外套管与内镜之间所致，应避免强行推进；避免在乳头附近给气囊充气，防止损伤乏特壶腹而引起术后胰腺炎。退镜时采用放松外套管气囊而在内镜气囊充气状态下缓慢退镜，吸尽小肠内的气体，减少检查后患者腹胀情况。需要活检时，因小肠壁较薄，不可太深，以免发生穿孔；疑为血管性病变，禁做活检。

（赵松峰）

第十章

消化道内镜治疗

第一节 消化道狭窄扩张及支架置入术

消化道狭窄属于临床上的常见病、多发病。常因进食困难而出现营养不良，甚至恶病质而危及生命。大多数病例为食管、贲门狭窄，其次为幽门及结直肠狭窄。消化道狭窄扩张及支架置入术是目前治疗狭窄的有效而可靠的方法。本节按照解剖部位即上消化道和下消化道，分别对其狭窄的扩张及支架治疗进行阐述。

一、上消化道狭窄扩张

（一）适应证及禁忌证

1. 适应证　如下所述。

（1）良性病变：术后吻合口狭窄，消化性溃疡瘢痕狭窄，腐蚀性食管炎、胃炎所致食管、幽门狭窄，内镜下黏膜切除或剥离后形成的瘢痕狭窄，食管静脉曲张硬化治疗后狭窄，贲门失弛缓症，食管蹼、膜或环等先天性异常。

（2）恶性病变：食管癌、贲门癌、胃窦癌及十二指肠癌。

2. 禁忌证　如下所述。

（1）严重心肺疾病，如急性心肌缺血、严重心律失常、心肺功能不全。

（2）消化道急性穿孔。

（3）狭窄部位有活动性溃疡。

（4）严重凝血功能障碍及出血倾向。

（5）患者不能配合。

（二）术前准备

（1）常规检查血常规、凝血功能、胸部X线片及心电图。

（2）术前停用抗凝药物（如阿司匹林、波立维、华法林等）至少3天。

（3）术前行上消化道造影、胃镜检查并活组织检查，明确狭窄部位、长度及病因。

（4）术前要禁食禁水至少12小时，必要时需持续胃肠减压或胃镜清除食管或胃、十二指肠内潴留物。

（5）术前给予镇静并解除胃肠道痉挛，肌内注射地西泮10mg、山莨菪碱10mg。

（6）术前向患者及家属交代扩张术的必要性和安全性，以及术中可能出现的并发症，并签署知情同意书。

（7）器械准备：根据病变的部位、性质及狭窄程度选择所需内镜、扩张器械及导丝等，以及术中出血、穿孔等并发症发生所需治疗器械，如钛夹等。

（三）扩张器

1. 探条扩张器（Savary－Guiland 扩张器） 主要应用于食管、贲门狭窄扩张治疗。一套扩张器 7 根，由直径为 5～18mm 的 7 根探条和 1 根导丝组成，每根探条长 70cm，为头端圆锥形的中空性探条。

2. 水囊扩张器（Rigiflex TTS 水囊扩张器） 经内镜活检孔道插入，导管长度 180cm，可通过 2.8mm 的活检孔道。球囊长 8cm，有直径分别为 6、8、10、12、15 和 18mm 的导管与压力表相连。

3. 气囊扩张器（Rigiflex ABD 气囊扩张器） 用于贲门失弛缓症及胃、十二指肠狭窄的扩张治疗。循导丝插入导管长度 90cm，气囊长度为 10cm，气囊直径有 30、35 和 40mm 三种。导管直径均为 4.7mm，导丝可通过其孔道。导管与压力表相连。

（四）操作步骤

1. 探条扩张法 主要用于非动力性狭窄，如炎症、术后瘢痕及肿瘤等形成的狭窄。应在 X 线下进行，也可盲目扩张，具体步骤如下。

（1）直视下内镜靠近狭窄处，观察狭窄部位，并测量狭窄处至门齿的距离，根据狭窄口径选择所需扩张器。

（2）经胃镜活检孔道送入导丝，使导丝越过狭窄段并头端至胃远端。

（3）操作者一边缓慢退出胃镜，一边同步向胃内送入导丝。

（4）拔出胃镜后，沿导丝插入探条扩张器，当探条通过遇到阻力时，可在 X 线监视下慢慢将探条锥形端直径最粗段送过狭窄段远端，并保留探条 1～2 分钟。

（5）缓慢退出扩张器，并保留导丝于原位不动，逐级更换较大号扩张器重复以上扩张治疗。一次扩张治疗最好使用不超过 3 根不同直径的探条。

（6）扩张结束后将探条和导丝一同拔出。

（7）再次行内镜检查确认狭窄扩张程度及确定有无出血和穿孔，并进入胃腔观察。

2. 气囊（水囊）扩张法 主要用于动力性狭窄，如贲门失弛缓症。以 Rigiflex ABD 气囊扩张器为例，该气囊不能通过活检钳孔，操作时先置入导引钢丝，可在 X 线透视下或内镜监视下进行。内镜监视下扩张步骤如下。

（1）清除食管内潴留物，直视下内镜靠近狭窄处，观察狭窄部位，并测量狭窄处至门齿的距离，根据狭窄口径选择所需扩张器。

（2）经胃镜活检孔道送入导丝，使导丝越过狭窄段并头端至胃远端。

（3）操作者一边缓慢退出胃镜，一边同步向胃内送入导丝。

（4）根据狭窄口径选择合适的扩张气囊，并循导丝插入气囊扩张导管。

（5）在胃镜监视下调整气囊位置，使气囊中央位于狭窄中段。

（6）缓慢向气囊内充气，气囊充气压力一般为 20～40kPa，维持 1 分钟，内镜观察黏膜出血情况，如无明显出血，可于 2 分钟后再次充气。

（7）扩张完成后缓慢拔出气囊及导丝。

（8）再次内镜观察扩张情况并确定有无出血及穿孔等并发症。

（五）术后处理

扩张后不宜马上进食，需密切观察病情及并发症的发生。术后禁食 3 小时后，如无并发症发生，可进少量冷质流食，以后逐渐增加进食量。如需再次扩张，间隔时间应在一周以上。

（六）术后并发症的预防及处理

术后常见并发症包括出血、穿孔、感染、胃食管反流和吸入性肺炎等。

出血需在扩张后即刻观察，如少量出血，无须特殊处理可自行停止，如有明显出血，可行内镜下电凝止血，或黏膜下注射 1 ∶ 10 000 肾上腺素止血，必要时也可用钛夹止血。

穿孔发生率为 0.4%～0.6%。如发生胸部及颈部皮下气肿、肝浊音界消失，应立即胸腹透视或泛影葡胺或钡剂造影检查，如发生较小穿孔，多在禁食、胃肠减压、补液及抗感染治疗后愈合，如穿孔较大则需外科手术治疗。

胃食管反流在给予抑酸剂或抗酸剂，以及动力剂后可明显改善。继发感染及吸入性肺炎等给予抗感染治疗后一般均可控制。

二、上消化道狭窄支架置入术

消化道晚期肿瘤并发消化道梗阻，因失去手术机会，可选择消化道支架置入使管腔再通达到外科姑息治疗的目的。临床应用支架主要有塑料支架及金属支架，塑料支架因内径固定，插入困难，容易造成损伤，目前较少使用。金属支架目前使用较多的是自膨胀金属支架，本章节主要介绍自膨胀金属支架置入方法。

（一）食管、贲门狭窄支架置入术

1. 适应证与禁忌证　如下所述。

（1）适应证：食管、贲门恶性肿瘤无法进行手术者；食管、贲门良性狭窄反复扩张疗效差的患者。

（2）禁忌证：并发严重心肺疾患及其他严重疾病不能耐受内镜检查治疗；食管上段较高部位狭窄；狭窄较重导丝无法通过者；患者不能合作。

2. 术前准备　同狭窄扩张部分。

3. 操作方法　如下所述。

（1）首先进行常规内镜检查，观察狭窄部位，狭窄程度，计算狭窄长度及狭窄口距门齿的距离，选择合适的支架。

（2）狭窄严重的患者需先行狭窄扩张术，再行支架置入术。

（3）插入胃镜，从活检孔插入导丝，使导丝越过狭窄段，留置于胃内，退出胃镜。

（4）在导丝引导下插入推送器及支架，到达预定位置后逐渐释放支架于食管或贲门狭窄处，然后退出推送器及导丝。

（5）再次进镜，观察支架的位置及膨胀情况。

（二）胃、十二指肠狭窄支架置入术

胃、十二指肠狭窄多由胃、十二指肠以及周围脏器恶性肿瘤浸润或压迫所致，尤其在肿瘤晚期，常规外科手术只能选择姑息性手术，且创伤较大。胃、十二指肠支架置入术是应用内支架置入技术对狭窄或梗阻的胃、十二指肠段进行扩张，再次建立通道的微创介入治疗方法，因其具有创伤小、临床效果好、可重复操作等特点，目前临床上应用广泛，是外科姑息性手术的替代疗法之一。

1. 适应证和禁忌证　如下所述。

（1）适应证：胃、十二指肠以及周围脏器恶性肿瘤（外科手术不能切除）浸润或压迫所致管腔狭窄；部分良性狭窄，如术后胃、十二指肠吻合口狭窄等。

（2）禁忌证：同狭窄扩张术。

2. 术前准备　如下所述。

（1）术前检查：如狭窄段镜身无法通过，可行碘油造影定位，了解梗阻段部位及狭窄程度；腹部影像学检查，了解周围脏器肿瘤与肠管的关系。

（2）知情同意：向家属交代支架置入的可行性及必要性，以及可能发生的并发症，签署知情同意书。

（3）胃肠道准备：术前禁食禁水 4 小时，胃肠减压引流胃内潴留液。

3. 操作步骤　如下所述。

（1）送入导丝：经胃镜活检孔道将导丝连同导管送入胃内，通过狭窄段并尽可能深入上部小肠，然后撤出导丝。

（2）通过导管注射泛影葡胺造影，进一步确定狭窄长度。

（3）再次通过导管送入软头硬导丝深入空肠，保留导丝并缓慢退出导管。

(4) 沿导丝送入球囊扩张导管对狭窄段进行预扩张。

(5) 将支架及推送器沿导丝送至狭窄处，固定推送器后撤外鞘管使支架缓慢释放。

(6) 退出推送器及导丝，再次进境观察支架膨胀情况，或通过碘油造影X线下观察支架膨胀情况。

4. 术后注意事项　术后3~4小时即可进食流质。以后循序进食固体食物，但禁食多渣食物。

5. 术后并发症预防与处理　如下所述。

(1) 出血：多与术中操作不当有关，导致胃或肠壁损伤出血。熟练掌握操作技术，轻柔操作可以避免或减少损伤发生。

(2) 穿孔：因操作不当在送入推送器时导致肠壁穿孔，或支架置入后，头端与肠壁成角压迫肠壁导致穿孔。避免粗暴操作，支架长度选择恰当、置放位置合理可避免。

(3) 支架移位脱落：与支架选择不当、支架置入位置偏离，也可发生于外压性肿瘤体积缩小等有关。如支架向近端移位，可经内镜取出支架，重新放置。如支架向远端移位，则可通过异物钳钳夹支架上缘向上提拉调整位置。如支架完全从狭窄段移位脱落，必要时需外科手术介入。

(4) 梗阻性黄疸及胰腺炎：当狭窄位于十二指肠乳头及附近时，放置支架可能会发生支架堵塞胰胆管开口导致胆管梗阻及胰腺炎，多见于置入覆膜支架时，如选择非覆膜支架其发生率可明显下降。必要时可选择放置胰胆管支架。

(5) 支架置入术后再狭窄：多为肿瘤在支架内生长或压迫支架，以及食物堵塞支架所致，也可因支架移位引起。可以通过在原支架内再次置入支架，清理堵塞支架食物等办法解决。

三、下消化道狭窄

下消化道狭窄分良性狭窄和恶性狭窄。良性狭窄指术后吻合口狭窄、炎性狭窄，而恶性狭窄多为结直肠恶性肿瘤或周围脏器肿瘤压迫所致。关于良性狭窄的治疗可选择经内镜球囊扩张，必要时可行支架置入。对于恶性狭窄，当晚期肿瘤导致肠腔狭窄梗阻并广泛浸润无法手术切除，或因脏器功能不全等原因不能耐受手术时，可选择内镜下支架置入治疗。

(一) 结直肠狭窄扩张

1. 适应证　结直肠术后吻合口狭窄，结直肠炎性狭窄，如炎症性肠病、肠结核等。

2. 禁忌证　无绝对禁忌证，下列情况应慎重。

(1) 重度内痔或肛周静脉曲张出血期。

(2) 急性炎症、溃疡性结肠炎出血期。

(3) 有严重的出血倾向或凝血功能障碍。

(4) 严重心肺功能衰竭。

(5) 疑有肠道广泛粘连梗阻。

3. 术前准备　如下所述。

(1) 术前检查：结肠镜检查明确狭窄部位及程度，如狭窄段镜身无法通过，可行碘油造影定位，了解梗阻段部位及狭窄程度。凝血功能检测。

(2) 知情同意：向家属交代狭窄扩张的可行性和必要性，以及可能发生的并发症，并签署知情同意书。

(3) 肠道准备：肠道狭窄如无明显梗阻，可口服肠道清洁剂清洗肠道，如存在肠道梗阻，需术前清洁灌肠。

(4) 术前给予镇静并解除肠道痉挛：肌内注射地西泮10mg、山莨菪碱10mg。

(5) 仪器准备：结肠镜、X线机、扩张球囊、导丝、压力泵。

4. 操作步骤　如下所述。

(1) 经内镜活检孔道将导丝连同导管送入肠腔，并通过狭窄段尽可能深入，然后撤出导丝。

(2) 通过导管注射泛影葡胺造影，进一步确定狭窄长度。

(3) 再次通过导管送入软头硬导丝深入空肠，保留导丝并缓慢退出导管。

（4）沿导丝送入球囊扩张导管对狭窄段进行逐级扩张，最大直径可扩张至20mm，每次扩张持续90分钟，先后扩张2～4次。一周后结肠镜检查，如仍有狭窄，可再次扩张治疗。

5. 并发症　主要并发症为出血和穿孔。扩张术中及术后都要在内镜下观察出血情况，一般出血均可在内镜下喷洒去甲肾上腺素盐水或黏膜下注射1∶10 000肾上腺素盐水可止血成功。较小穿孔可在胃肠减压及抗感染保守治疗闭合，如穿孔明显需外科手术进一步修补治疗。

（二）结直肠狭窄支架置入

1. 适应证　如下所述。

（1）恶性肿瘤浸润压迫引起肠腔狭窄或阻塞（晚期肿瘤导致肠腔狭窄梗阻并广泛浸润无法手术切除）。

（2）结肠或者直肠瘘。

（3）外科术后结、直肠吻合口狭窄。

（4）也可作为外科手术前过渡期的应急治疗。

2. 禁忌证　无绝对禁忌证，相对禁忌证同狭窄扩张部分。

3. 术前准备　如下所述。

（1）结肠镜检查或结肠造影检查：结肠镜或使用水溶性含碘造影剂结肠造影了解肠道梗阻程度和梗阻部位。

（2）其他影像学检查：利用CT、彩超等检查手段了解病变部位和周围情况。

（3）肠道准备：肠道狭窄如无明显梗阻，可口服肠道清洁剂清洗肠道，如存在肠道梗阻，需术前清洁灌肠；对已有肠道梗阻临床症状者提前禁食，对完全性肠梗阻者及时给予留置胃管进行胃肠减压。

（4）知情同意：向家属交代支架置入的可行性和必要性，以及可能发生的并发症，并签署知情同意书。

（5）术前镇静并解除肠道痉挛：肌内注射地西泮10mg、山莨菪碱10mg。

（6）仪器准备：结肠镜、X线机、支架及推送器、导丝。

4. 操作方法　如下所述。

（1）将导丝连同导管在X线监视下经内镜孔道送入，直至通过狭窄段。

（2）交换软头硬导丝，并通过造影导管口造影定位及预扩张。

（3）留置导丝，经导丝送入支架推送器，到达狭窄部位近侧端，释放支架。支架置入后退出输送器保留导丝，再引入导管注入造影剂观察支架扩张后肠腔通畅情况，或进镜观察支架膨胀情况。

5. 术后注意事项及处理　术后给予静脉输液、消炎、止血等治疗。明确梗阻已解除即可准予进食流质，以后循序进食固体食物。

6. 并发症预防及处理　如下所述。

（1）出血：出血常见原因为操作过程中损伤肠黏膜或肿瘤组织，一般出血量较少，无须特殊处理。如出血量多可经静脉给予止血药或内镜下喷洒去甲肾上腺素及凝血酶等止血多可成功。

（2）肠壁穿孔：发生率低，一般<1%。发生原因主要为操作不当强行插送结肠镜或硬性插送支架推送器所致；或者因为应用软导丝不能引导支架推送器越过肠曲锐角而使推送器尖端损伤肠壁所致。一旦发生肠壁穿孔应立即撤除器械终止操作，留置胃肠减压管，并加强抗感染治疗，必要时外科手术修补。在X线监视下操作结肠镜及支架输送器，且手法轻柔，避免强行推送是防止发生结肠穿孔的关键。

（3）支架移位脱落：肠管收缩和蠕动，使结肠支架较易移位和脱落，其移位率高达40%，通常在置入后一周内发生。支架移位常与肠腔狭窄程度轻而选择支架直径偏小有关，或支架置入偏位、支架长度过短等有关。或者在支架置入后接受放化疗使肿瘤体积缩小，肠腔增宽，发生支架移位。而且覆膜支架较裸支架更易移位。支架移位后未及时复位调整可发生支架脱位，进而造成支架脱落。因此，在操作中准确判断结肠狭窄程度及选择合适内径及长度的支架对于预防支架移位脱落至关重要。同样释放支架时，在X线密切监视下判断好支架释放部位能够避免支架偏位发生。

（4）支架再狭窄：多由支架移位、粪块嵌顿以及肿瘤向支架内浸润生长所致。因此，在结肠支架置入时要规范，置入后尽量低渣饮食，服用矿物油或乳果糖等软化粪便减少梗阻发生。而针对肿瘤浸润生长导致支架再狭窄可选择支架内二次支架置入治疗。

（赵松峰）

第二节 上消化道异物取出术

消化道异物系指误吞或故意吞食进入消化道的各种物体。小而光滑的异物多可通过消化道自行排出，较大或锐利的异物因通过幽门困难，往往潴留在胃内，并可损伤消化道黏膜，甚至出血、穿孔。在内镜诊疗技术开展之前，消化道异物主要靠外科手术取出，创伤较大。而内镜下取出异物具有方法简单，成功率高，并发症少且痛苦小。目前绝大多数异物可经内镜取出，减少了患者手术的痛苦及医疗费用。

一、上消化道异物处理原则

（一）急诊内镜取异物

对于一些较大而锐利的异物、不规则硬性异物及有毒的异物因一般不易自行排出，且胃里存留时间长会引起消化道损伤、梗阻和中毒等严重后果。在确定没有穿孔的情况下，均应行紧急内镜检查，并积极试取。

（二）择期内镜取异物

对小而光滑又无毒性的异物，因可自行经消化道排出，可暂不行内镜下异物取出术，待不能自行排出时，可择期内镜取出。

对于胃内结石，可先口服药物溶解，若药物治疗无效时，再择期行内镜下取出或碎石。

二、适应证与禁忌证

（一）适应证

上消化道内任何异物，凡自然排出有困难均可在内镜下试取。

（二）禁忌证

（1）有内镜检查禁忌证。

（2）并发有消化道穿孔，异物可能已全部或部分穿出消化管外，不宜在内镜下试取。

三、操作

（一）术前准备

（1）内镜检查前患者需空腹4～6小时。

（2）术前X线摄影或造影检查了解异物的大小、形态和异物所在部位。尽量避免吞钡检查，以免影响内镜观察。

（3）小儿、成人不能配合者可适量使用镇静剂，必要时可作静脉麻醉。

（4）根据异物的大小和形状选用不同的取异物器材。常用的取物器材有：活检钳、鼠齿钳、鳄嘴钳、三抓钳、五抓钳、圈套器、网篮、内镜专用手术剪等。

（二）操作方法

根据X线检查结果提示，进行常规胃镜检查，寻找异物，并观察消化管有无损伤及损伤程度。食管异物一般较易发现，胃内的异物往往位于胃底体大弯侧的黏液湖中，如在食管和胃内反复寻找未发现异物，应进一步在十二指肠寻找。找到异物后，根据异物的大小和形态选择取异物器材，将异物取出。

1. 圆形或光滑的异物取出　玻璃球、小型胃柿石、果核等可选用网篮式取物器将其套住取出。

2. 长条形异物的取出　打火机、牙刷、筷子、笔、体温表、直尺可选用圈套器取物。将圈套器套住其较钝的一端，且距异物的端侧应在1cm之内，否则容易在贲门或咽喉部受阻，无法取出。

3. 扁平状异物的取出　硬币、纽扣、刀片、骨片、电池、钥匙等扁平状异物可选用活检钳、鼠齿钳、鳄嘴钳等钳物器或圈套器钳住异物并取出。

4. 锐利异物取出　较细小的异物如牙签、鱼刺、枣核、尖锐的骨头等，如异物一端刺入消化道壁内，另一端游离，可钳夹游离尖锐端；缓慢退镜取出。若异物两侧尖锐端都刺入消化道壁，则先游离一侧端，再钳夹取出，尤其在食管，操作时尽量轻柔，以防穿孔。刀叉、刀片、张开的别针、带金属钩的义齿等不规则较锐利的异物，可预先在内镜头端装一橡皮保护套，取到异物后，将其锐利端拉入橡皮套管中，缓缓退出。

5. 软物的取出　常见异物为食管肉团块堵塞在第二和第三生理性狭窄处，可用异物钳将其撕扯开，用圈套器分次取出。蛔虫团块、布团或棉花团亦可直接用钳物器钳住取出。

6. 胃内结石的取出　直径较大的胃石不易直接取出，如结石不是很坚硬，可以用异物钳或圈套器将其分割呈小块分次取出。如结石较坚硬，可用激光碎石，将结石碎为小块取出。也可服用可乐等碳酸饮料溶解结石，待结石体积变小，再试取石。

（三）术中注意事项

（1）取到异物后，应尽量收紧取物器材，并使其紧贴内镜，这样有利于异物与内镜同时退出。

（2）异物取出时在贲门或咽喉部等狭窄部位容易被卡住而难以退出。此时应将内镜朝前推进，将异物推入胃内或食管中，反复调整异物的位置，直至异物能顺利通过狭窄处。将异物随内镜退至咽喉部时，还应将患者的头向后仰，亦有利于异物的取出。

（3）嵌顿性异物可试用各种器械先缓缓将其松动，待嵌顿解除后方可取出，切忌强行牵拉造成损伤。

（4）异物取出过程中注意有无消化道损伤，如有损伤应及时处理。

四、并发症及其处理

（一）消化道损伤

大的锐利物在取出过程中可能会损伤消化道管壁，尤其是在贲门、食管、咽喉部，轻者多为黏膜损伤，发生黏膜撕裂和出血，严重可发生消化道穿孔。因此，操作要轻柔，切忌粗暴，以防损伤。对发生黏膜损伤出血者，需暂禁食，采用抑制胃酸分泌、补液及口服黏膜保护剂等治疗；如出血明显，可在内镜下止血，行黏膜下注射或钛夹止血，一般均可成功。如发生穿孔，可行内镜下钛夹夹闭，并行抗感染治疗。内镜无法治疗者，应尽早外科手术修补。

（二）继发感染

异物取出过程中发生消化道黏膜损伤后可继发细菌感染。患者在感染的部位有剧烈疼痛，并伴有寒战、发热。治疗上应予禁食、制酸、使用广谱抗生素。如有脓肿形成，必要时需手术治疗。

（赵松峰）

第三节　贲门失弛缓症的内镜治疗

贲门失弛缓症（achalasia）是由不明原因引起的食管运动异常的疾病，引起食管肌肉紧张［尤其是食管下端括约肌（LES）］以及食管蠕动消失。食管下端括约肌的不充分放松直接导致食物或者液体在食管内残留，难以进入胃腔。最常见的临床症状是液体和固体食物的吞咽困难（94%），而随着病情进展，约有76%的患者出现反流的临床症状。其他较常见的临床症状还有胸骨后烧灼感（52%）、胸痛（41%）以及体重下降（35%）。贲门失弛缓症是一种比较罕见的疾病，每年发生率约1/10万，尽管如此，贲门失弛缓症仍是食管疾病中诊断率最高的疾病。贲门失弛缓症的发生没有性别趋势，高发年龄段为25～60岁。贲门失弛缓症起病不明显，患者往往在起病数年之后才寻求医疗手段，但通常都被误诊为胃食管反流病（GERD）。因此对于长期吞咽困难的患者，在按照 GERD 治疗之后疗效欠佳，应该考虑到贲门失弛缓症的可能。另外，对于吞咽困难伴近期体重下降明显的患者，必须排除一切恶性肿瘤存在的可能性。

关于贲门失弛缓症的治疗，以往主要是药物治疗和外科手术治疗。鉴于贲门失弛缓症的病因，目前所有治疗手段都仅仅是缓解 LES 痉挛，但对食管蠕动的消失无任何作用。总的来说目前所有手段并不能根治此病，更多的是达到缓解病情。药物治疗（如硝酸酯）是疗效最低的治疗手段，但外科手术治疗创伤较大，因此人们开始发展其他效果明显而且对患者创伤较小的治疗手段。

本节主要介绍贲门失弛缓症的内镜下微创治疗，包括肉毒素注射、球囊扩张以及肌切开术。

一、内镜下药物注射治疗

除了口服药物，肉毒杆菌毒素治疗也是一种降低 LES 压力的选择手段，对于有明显手术禁忌证的患者，可以选择肉毒杆菌毒素治疗。但肉毒杆菌毒素治疗的远期疗效明显低于球囊扩张和外科手术治疗。

通过内镜操作，到达食管下段，靠近贲门附近口侧。然后在每个象限向食管肌层注射 25U 肉毒杆菌毒素，总共 100U。根据研究发现，肉毒杆菌毒素治疗一个月后，下段食管压力可降低 50%，而 75% 的患者可感觉到吞咽困难明显缓解。然而，肉毒杆菌毒素的药效最终会因为体内降解而逐渐消失，高达 50% 的患者在 6 ~ 12 个月之内需要再次治疗。另外，食管肌层的注射可导致瘢痕形成，这将会不同情况地增加外科肌切开术或者内镜下肌切开术的风险和难度。

二、内镜下球囊扩张术

球囊扩张术（pneumatic baloon dilation，PBD）的目的不仅仅是扩开食管下端括约肌，而且是通过球囊扩张将食管括约肌扯断，因此标准的球囊扩张和探条扩张远不能达到治疗目的。虽然内镜医师上交过多份不同的指南草案，但是目前标准指南是使用 3.0cm 直径的球囊，这种球囊可充气至 3.5 ~ 4.0cm 直径。如有需要，这种治疗可以重复操作。球囊扩张术不但比肉毒素杆菌毒素可以有更好的远期改善（44%），而且还有较低的食管穿孔率。球囊扩张术后所有患者需行上消化道造影术，来观察食管有否受伤。

许多研究显示，球囊扩张术后 50% ~ 93% 的患者临床症状缓解。这情况将可以在短期内维持（12 ~ 24 个月），但是随着时间进展，33% 的患者会在 5 年内临床症状复发。

行球囊扩张术的患者必须要无外科手术禁忌证，因为球囊扩张术最严重的并发症是食管破裂（发生率 2%）。对于疑似食管裂开的病例我们必须提高警惕。食管小穿孔可通过内科保守治疗治愈，包括抗生素、肠外营养，或者使用内镜下金属钳封补伤口。但是对于面积较大的裂口，甚至并发纵隔感染，则需要及时的外科手术治疗。

除了 PBD 的重大术中并发症，部分患者（15% ~ 35%）也会有术后并发症，包括胃食管反流病。对于这类患者，可予以质子泵抑制剂（PPI）治疗。

三、内镜下肌切开术

与外科手术 Heller 肌切开术以及腹腔镜下 Heller 肌切开术不同，近几年发展起来的经口内镜下肌切开术（peroral endoscopic myotomy，POEM）是直接从在食管内侧对肌肉进行切开，这是一种微创手术，对患者的损失更小，患者术后恢复更快。2007 年，Pasricha 等学者在猪的食管上完成了世界第一例 POEM。后来 Inoue 等也报告了 17 例贲门失弛缓症患者完成 POEM 手术。此后中国和欧洲均有相关的研究，POEM 逐渐成为贲门失弛缓症的新一代治疗手段。

经过食管测压、胸部及上腹部 CT、上消化道钡餐造影、胃镜检查等术前检查后，明确排除肿瘤性或其他脏器压迫导致不适临床症状，确诊为贲门失弛缓症的患者可接受 POEM 治疗。由于手术耗时较长，因此要求患者没有麻醉禁忌证。

另外，考虑到患者吞咽困难以及食物常停留在食管内，因此推荐患者术前禁食24小时，以及术前行常规胃镜检查清除食管内容物。这样可以减少食物残留在食管内，减轻食管黏膜水肿，有助于术后伤口愈合。

通常像操作ESD一样，通过一种标准的单腔胃镜来操作POEM，但同时也可以使用多种特殊制造的内镜刀来进行黏膜下隧道的建立以及括约肌的切开。

（一）POEM的步骤

POEM包括4个步骤：①常规内镜检查；②建立隧道；③环状肌切开；④缝补切口。

（1）首先常规行胃镜检查，观察患者食管和胃底贲门口情况。通常会在术前要求患者禁食24小时，因此食管内食物残留不会很多。另外，穿孔造成气胸或者纵隔气肿是POEM最常见的并发症，可导致血氧饱和度下降、患者感呼吸困难等，国内的周平红报道了其POEM术后皮下气肿发生率达55.5%，气胸发生率达25.2%。因此推荐进行CO_2气泵，即使发生纵隔气肿，CO_2也较一般气体容易吸收，可提高手术的安全性。

（2）食管及胃的常规检查如无明显异常，可进行第二部操作：建立隧道。我们可使用生理盐水+靛胭脂在EGJ（食管-胃交接）口侧10cm处进行黏膜下注射来抬起黏膜下层。使用靛胭脂是为了染色，让抬起的黏膜下层呈现紫蓝色，指导下一步切割或分离的方向。由于生理盐水较容易吸收，影响手术操作，因此可以使用玻璃酸钠+靛胭脂进行黏膜下层的注射。成功抬起黏膜下层后，可将内镜调至endo-cut模式，80W电流，将IT刀在抬起的黏膜下层上方的黏膜层进行切开。

切开黏膜层，暴露黏膜下层后，向肛侧方向，继续在黏膜下层注射玻璃酸钠+靛胭脂来抬起黏膜层。使用endo-cut模式，80W电流，用IT刀分离黏膜下组织。IT刀的刀头有一个陶瓷小球，可避免切割分离使导致肌层穿孔。我们需要这样重复地黏膜下注射+黏膜下层的组织分离，建立隧道，一直到越过贲门口3~5cm处即可。

在分离黏膜下组织、建立隧道的时候，必须注意保持以切线方向，以免导致穿孔。使用玻璃酸钠+靛胭脂可以更好地指导分离隧道方向。我们通常也会使用透明帽来帮助剥离黏膜下组织。

（3）完成隧道建立之后，在隧道内的贲门位置可以清晰地看到与隧道纵轴垂直的食管下端括约肌，这时内镜医师需要根据患者的各项指标（临床症状Eckardt评分、食管测压中的食管下段压力、残余压等）来确定需要长切开还是短切开，或者是否需要全层切开。通常会在EGJ上方5cm开始一直到贲门口下3cm切断括约肌。在切断食管下端括约肌时，需要注意的是切割方向要与隧道纵轴平行，这样就可以尽量避免切断括约肌外层的食管肌层。

（4）在完成食管下端括约肌切开之后，内镜离开隧道，可以发现食管腔贲门口明显松弛扩张。当手术满意后，可用金属夹子缝补黏膜下隧道切口。

POEM术对于传统外科或腹腔镜下Heller肌切开术有明显的优势，但并不是完全没有缺点。它要求很大量的训练、实践，因此需要一个标准化的POEM培训计划来保证其疗效。

（二）POEM的疗效

在Inoue等学者的研究中，POEM术后所有患者的吞咽困难情况得到明显缓解，且5个月有效率可高达100%。Chiu等报告了16例贲门失弛缓症术后3个月的随访，结果显示所有患者的Eckardt临床症状评分均有显著的下降，其中58.3%的患者术后高分辨测压4s-IRP恢复正常。学者Swanstrom报告了平均随访时间长达11个月的结果显示吞咽困难的缓解率达100%，胸痛的缓解率达83%。Eric学者等对比了Heller肌切开术和POEM术，结果发现POEM的有效率与Heller肌切开术相当。

虽然POEM的短期有效率令人鼓舞，但其长期有效率还需要大样本量更长时间的随机对照试验观察才能确定。同时POEM的并发症也是不可避免的。穿孔引致气胸或者纵隔气肿是POEM最常见的并发症。国内周平红教授报道了其POEM术后皮下气肿发生率达55.5%，气胸发生率达25.2%；而出血的发生率较小，仅有0.8%。而目前进行POEM广泛推荐CO_2气泵，因此即使发生纵隔气肿，CO_2也较一般气体吸收快，大大提高了POEM术的安全性。食管下端括约肌不同程度地切开后，可导致胃食管反流病（GERD）。GERD 也是 POEM 术后的并发症。Inoue 学者的研究中，17 例患者中有 1 例出现LA－B级反流性食管炎，并且开始了标准 PPI 治疗。Chiu 等也发现，术后20%的患者食管存在异常的酸暴露。Swanstrom 学者更长的随访时间结果发现，食管异常酸暴露的发生率可达到 50%。由于 POEM 不能像 Heller 肌切开术后再进行常规的胃底折叠术，因此这部分患者术后 GERD 的治疗问题尚待解决。

（三）POEM 术后复查

根据目前研究显示，POEM 在短期治疗能获得较好的疗效，但长期治疗效果仍不明确，因此 POEM 术后的患者需要进行定期随访，跟踪病情发展。通常建议患者术后 1 个月和 1 年返院复查食管测压、上消化道钡餐造影和上消化道内镜检查。

四、总结

目前针对贲门失弛缓症的有创性治疗手段包括肉毒素注射、球囊扩张、外科 Heller 肌切开术、腹腔镜下 Heller 肌切开术以及最近几年发展起来的经口内镜下肌切开术（POEM）。目前研究发现，POEM 对比肉毒素注射和球囊扩张术，有更显著和更持久的治疗效果。而对比外科 Heller 肌切开术以及腹腔镜下 Heller 肌切开术，POEM 具有相同的治疗效果，但产生更小的治疗性创伤，这不但能让患者更好恢复，还能降低治疗“门槛”。

总体来说，目前的研究发现 POEM 是一种非常有前景的治疗手法，但其远期治疗效果仍需要进一步的研究总结。

（赵松峰）

第四节　上消化道黏膜下肿瘤的内镜治疗

黏膜下肿瘤（submucosal tumor，SMT），也叫作上皮下病变（subepithelial lesions，SEL）通常没有临床症状，而在常规胃肠镜检查中偶然发现。黏膜下肿瘤的治疗方法包括内镜下切除、腹腔镜切除、外科手术，黏膜下肿瘤的性质直接决定了它的治疗方法。

一、上消化道黏膜下肿瘤的种类及切除的必要性

（一）上消化道黏膜下肿瘤的种类

上消化道黏膜下肿瘤包括一系列良性、潜在恶性、恶性的病变，主要包括胃肠间质瘤、平滑肌瘤、神经内分泌肿瘤、脂肪瘤、颗粒细胞瘤、囊肿、异位胰腺、布氏腺瘤和淋巴管瘤等。

（二）上消化道黏膜下肿瘤切除必要性

以几种常见的上消化道黏膜下肿瘤举例说明。胃肠间质瘤（gastrointestinal stromal tumors，GIST）是胃肠道最常见的间叶性肿瘤，由于胃肠间质瘤有低度的潜在恶性，所以一旦发现就要长期随访或是切除，尽管患者常常没有临床症状，且病变生长缓慢。绝大多数微小病变经长期随访风险不大，但长期的随访无疑会为患者带来沉重思想负担，既然所有的巨大恶性病变均是由小而大生长，如果能采取高效、安全、微创的方法去除这些微小病变，无疑是有益的。而且切除病变后通过病理检查还可以对其危险度进行评估。

类癌也是一种常见的潜在恶性 SMT，病变往往位于黏膜深层和黏膜下层。其危险度与病变的浸润深度和病变的大小两个因素密切相关。最大径 <2cm 的直肠类癌转移率 $<2\%$，而在 $1 \sim 1.9$cm 之间和 >2cm 的转移率分别为 $10\% \sim 15\%$ 和 $60\% \sim 80\%$，因此类癌一经诊断就可作为切除的适应证。

另外，一些上皮来源的恶性肿瘤内镜及超声内镜下表现与黏膜下病变极为相似，但进行内镜下切除后，病理提示为上皮来源的恶性肿瘤。出于以上原因，黏膜下病变的治疗是有重要诊治意义的。切除黏膜下病变传统方法是外科手术，近年来腹腔镜切除消化道 SMT 成了热门的话题。但与消化道内镜下切

除相比其创伤还是较大的。正确地采用内镜下切除治疗 SMT 可减少患者痛苦，且术后恢复快，远期生活质量高，治疗费用低。

二、上消化道黏膜下肿瘤的内镜下切除技术

随着多种内镜下切除辅助设备的问世使黏膜下肿瘤的内镜切除技术日渐成熟和完善。多种经内镜黏膜下肿瘤的切除技术也相继出现，包括经内镜黏膜切除术（endoscopic mucosal resection，EMR）、经内镜结扎术、经内镜黏膜下剥离术（endoscopic submucosal dissection，ESD）、经内镜黏膜下肿瘤切除术（endoscopic submucosal enucleation，ESE）、经内镜全层切除术（endoscopic full - thickness resection，EFR）、经内镜黏膜下隧道剥离术（endoscopic submucosal tunneling dissection，ESTD）等，均可以用来切除黏膜下肿瘤。

（一）黏膜深层 SMT 的切除技术

对于黏膜深层和黏膜下层的病变，EMR、结扎辅助 EMR（ligation device assisted - EMR，EMR - L）以及 ESD 技术可将之切除。

EMR 是切除起源于黏膜层及黏膜下层消化道 SMT 的有效方法。一些内镜下技术可使病变成为息肉样结构而更容易切除，比如“剥脱活检”技术，这项技术应用双腔道内镜，通过其中一个钳道伸出鼠牙钳，夹持病变，另外一个钳道应用圈套器切除病变；还有透明帽辅助 EMR 技术（EMR - C），应用透明帽吸起病变后，圈套器切除病变；还有结扎辅助 EMR 技术（EMR - L），将病变应用结扎器结扎后，圈套术切除病变。

Inoue 等首先报道了 EMR - C 技术是切除胃肠道黏膜层肿块的简单方法。起源于黏膜肌层的食管平滑肌瘤、胃肠道的颗粒细胞瘤也可以应用 EMR - C 技术切除。Lee 等报道了应用 EMR - L 技术成功切除 25 例食管黏膜层及黏膜下层病变，内镜下完全切除率为 100%（25/25），病理学证实完全切除率为 96%（24/25）。切除后有 4 例患者即刻出现出血，镜下止血确切，没有患者出现迟发性出血或穿孔。但是，EMR - C 及 EMR - L 技术受到黏膜下肿瘤直径的限制（因为透明帽和结扎器的直径是有限的），较大的病变，也能依靠 EMR 分片切除技术进行切除。应用 IT 刀（insulated - tip electrosurgical knife）的 ESD 技术可以整块切除病变，弥补了 EMR 分片切除病变无法进行准确病理评估的缺点，但是，ESD 耗时较长，而且往往依赖于术者的技术水平。

EMR 操作过程：

（1）黏膜下注射生理盐水或甘油果糖，观察病变非抬举征。

（2）若病变非抬举征阴性，使用圈套器完整圈套病变及少许病变周围的黏膜，高频电圈套术切除病变。

（3）整块组织取出送病理，有必要者行免疫组织化学检查。

（4）创面及边缘如有出血，可使用氩离子电凝术或电止血钳凝固血管止血。

（二）固有肌层 SMT 的切除技术

对于那些起源于固有肌层的肿瘤，内镜下切除发生出血、穿孔的风险相对较高。切除固有肌层肿瘤的内镜技术主要包括 ESE、ESD、EFR、ESTD 和经内镜结扎术。Park 等首先报道了应用 IT 刀对固有肌层来源肿瘤进行核除。Jeong 等也对这一技术进行了研究，并证实该项技术对于胃固有肌层来源肿瘤（尤其是对于位于贲门，以及胃体上部的病变）的切除是安全、有效的，并且能提供病理学诊断。对于一些胃的固有肌层肿瘤，应用 ESD 技术对病变进行完整剥离也是一个可行的、相对安全的方法。Lee 等的研究证实，ESD 技术切除胃固有肌层内生性生长的病变是可行的。Hwang 等的研究表明，ESD 切除 EUS 检查提示固有肌层结构清晰的病变是简单、有效的，内镜下完整切除率为 64%（16/25），其中固有肌层结构清晰的瘤体完整切除率为 93.8%（15/16），而结构不清晰的完整切除率仅为 11.1%（1/9）。有 3 例患者出现术后穿孔，这 3 例患者均为固有肌层结构不清晰者。Bialek A 等报道了，EUS 可以预测肿瘤完整切除率：成功 RO 切除者的 EUS 往往提示瘤体与固有肌层非紧密联结。Chun 等总结出直

径＜20mm，且触之活动性良好的固有肌层肿瘤适合 ESD 切除。

ESD 操作方法：

（1）使用氩离子电凝术围绕病变周围进行标记。

（2）黏膜下注射生理盐水或甘油果糖，使病变表面黏膜充分隆起。

（3）钩刀逐层剖开病变表面黏膜，找到病变位置，IT 刀完整剥离病变，取出送病理。

（4）如剥离过程中出现出血，可使用电止血钳或氩离子电凝术进行止血；如出现穿孔，及时将内镜注气将空气更换成弥散力更强的二氧化碳气体，病变完整剥离后，使用金属夹由穿孔处边缘向中央夹闭，逐渐缩小穿孔直径，完成穿孔闭合。

Wang 等首先报道了经内镜全层切除（endoscopic full - thickness endoscopic resection，EFR）技术用来治疗胃的非腔内生长黏膜下肿瘤。Zhou 等也报道了不需要腹腔镜辅助的 EFR 技术切除胃固有肌层肿块 26 例，完整切除率达 100%，平均手术时间 105 分钟（60～145 分钟），切除瘤体大小平均为 2.8cm（1.2～4.5cm）。全部患者无出血、腹膜炎、腹腔脓肿发生。

Xu 等的研究中表明，经内镜黏膜下隧道剥离术（endoscopic submucosal tunneling dissection，ESTD）治疗食管、贲门的固有肌层来源肿块是一种有前景的新方法，这种方法可以切除直径达到 4cm 的病变。Linghu 等报道了 ESTD 技术可以用来切除食管较大的固有肌层病变，在他的研究中，切除的 5 例病变平均直径达到了 5.7cm，平均手术时间为 77 分钟（50～120 分钟），全部病变均完整切除，无并发症发生。值得一提的是，在隧道剥离过程中，瘤体有时容易和大血管压迹相混淆，术中的 EUS 检查可以用来确定肿瘤的位置。EUS 还可以用来评估 ESTD 治疗后食管隧道的愈合情况。

经内镜黏膜下隧道剥离术操作方法：

（1）胃镜前端附加透明帽，吸净食管腔内潴留液体和食物残渣。距离病变位置上方 5～8cm 处行食管黏膜下注射（亚甲蓝、肾上腺素、甘油果糖混合液）。用钩刀或三角刀纵行或横行切开黏膜约 2cm，显露黏膜下层。

（2）分离黏膜下层，建立黏膜下“隧道”。

（3）用钩刀或三角刀从上而下建立隧道至病变处。注意保证食管黏膜层完整，对于创面出血点随时电凝止血。

（4）找到病变后，更换 IT 刀，完整剥离病变，并将病变从隧道口取出送病理。

（5）自隧道口退出内镜，金属夹呈“一”字形夹闭隧道口。

（6）整个过程使用二氧化碳注气。

经内镜结扎术治疗固有肌层黏膜下肿瘤。尽管大量文献证实经内镜黏膜下肿瘤核除术和 ESD 技术是治疗消化道黏膜下肿瘤有效的方法，但其耗时较长，且依赖于术者的熟练程度。由于术中视野的原因，一些直径较小的肿瘤，尤其是直径＜1cm 的肿瘤，其切除率反而不如直径较大的肿瘤。出于这一原因，一些直径＜1cm 的黏膜下肿瘤可以应用经内镜结扎术进行处理。这项技术已被证明是治疗胃肠道小的黏膜下肿的安全、有效的选择之一。

Sun 等报道了应用经内镜结扎技术治疗 50 例食管固有肌层肿块，切除率达 100%（50/50），没有出血和穿孔发生。内镜下完整结扎黏膜下肿瘤和少许周围正常黏膜，结扎部组织由于缺血坏死，会在 1～2 周后脱落。在 Sun 等的另一个研究中，29 例胃固有肌层肿块应用经内镜结扎术治疗，其中 28 例病变切除完整，1 例病变由于结扎不完整造成没有完整切除。Sun 等还证明了经内镜结扎术对于十二指肠黏膜下肿瘤的切除是安全有效的。

但是，对于位于胃底穹隆部的固有肌层肿块经内镜结扎术可能由于皮圈的过早脱落而造成术后穿孔。为防止术后穿孔的发生，结扎后可在瘤体边缘放置 3～5 枚金属夹减少皮圈造成的胃壁张力。

当然，经内镜结扎术也有缺点，其致命的弱点就是无法获取病变组织，行组织学检查和免疫组化。经内镜结扎剥离技术（ligation - assisted endoscopic enucleation，EE - L）可弥补这一不足，EE - L 是将经内镜结扎技术和 ESD 技术结合在一起，既能使剥离过程简单、有效，又能获得病变组织，是治疗消化道固有肌层肿块的新方法。

经内镜结扎剥离技术治疗小的固有肌层黏膜下肿瘤的操作过程：

（1）内镜前端放置结扎器，进镜至胃内，找到病变位置，结扎器完整包裹病变，使用内镜的吸引按钮，将病变完整吸入结扎器内，释放皮圈，将病变完整结扎。

（2）观察病变结扎情况，如必要可使用EUS，确定病变是否在皮圈内，病变是否结扎完整。如结扎不理想，可使用异物钳移除皮圈，重新进行结扎。

（3）确定病变结扎完整后，于皮圈周围放置2～3枚金属夹以降低胃壁张力，防止皮圈过早脱落。

（4）钩刀逐层剖开病变表面黏膜，将病变完整剥离，并送病理检查。

（5）创面以金属夹封闭，必要时可联合使用组织黏合剂。

各种内镜下治疗胃肠道黏膜下肿瘤的方法见表10－1。

表10－1 各种内镜下治疗黏膜下肿瘤的技术

	适应证	禁忌证	并发症	优点	缺点
ESMR－C	直径＜2cm，非固有肌层来源	直径＞2cm，固有肌层来源	轻微出血	比EMR更加简单、易行，切除成功率高	受透明帽直径限制，仅能切除小的病变
ESMR－L	直径＜1cm，非固有肌层来源	直径＞1cm，固有肌层来源	目前研究中尚无并发症发生	没有“内生性限制”，比EMR切除更为彻底，切除率高	受结扎器直径限制，仅能切除小的病变
ESE	胃固有肌层肿瘤	不符合适应证的病变	穿孔；轻微出血	该技术不受瘤体直径限制，也可用来切除与固有肌层连接紧密的黏膜下肿瘤	操作相对困难，仅能达到内镜下完全切除
ESD	非固有肌层来源黏膜下肿瘤，和部分固有肌层来源肿瘤	EUS提示瘤体与固有肌层之间结构清晰	出血、穿孔	病变切除完整，可提供完整、可靠的病理学依据	该技术高度依赖操作人员的熟练程度，且耗时较长
EFR	大的胃固有肌层来源肿瘤	暂无	出血、穿孔	病变切除完整，可提供完整、可靠的病理学依据	该技术高度依赖操作人员的熟练程度，且耗时较长
ESTD	食管、贲门大的固有肌层来源肿瘤	暂无	轻微出血	在切除瘤体同时保持了消化道管壁的完整性	该技术高度依赖操作人员的熟练程度，且耗时较长
Endoscopic Ligation	固有肌层来源肿瘤，且直径＜1cm	直径＞1cm	穿孔、轻微出血	简单、易行，耗时短	该方法受肿瘤直径限制，且无法提供病理学诊断依据

三、经内镜治疗黏膜下肿物的各种配件

（一）电刀

1. 针形刀（needle knife） 其优点在于前端较尖，切开效力高。其缺点是易引起穿孔。

2. IT刀（insulation－tipped diathermic knife） 其优点在于前端装有绝缘陶瓷，可防止穿孔发生；纵向切开较容易。其缺点是横向切开具有难度，需要熟练配合内镜操作；有时不能在直视下进行剥离，存在盲区。二代IT刀（IT2刀）在原IT刀基础上做了改进，绝缘陶瓷底部设计有3个电极，可轻松实现横向切开。

3. 螺旋伸缩刀（flex knife） 其优点是易于操控；通过摆动刀身和外鞘，可以从各个方位对病变进行剥离。缺点是随时需要掌控好刀身长度，防止穿孔发生。

4. 钩形刀（hook knife） 其优点是可旋转功能易于定位，可对病变进行全方位切开；可对黏膜下层血管进行电凝，防止出血的发生；切开前将黏膜提起，降低穿孔的发生率。缺点是穿孔发生率高于IT刀。

5. 三角刀（triangle tip knife） 其优点在于不需要旋转；可用于ESD的任何步骤（标记、预切开、切开、剥离、止血）。缺点是刀头造成的灼伤效果较大。

6. 海博刀（hybrid knife） 集染色、标记、黏膜下注射、黏膜切开、切圆、黏膜下剥离、冲洗、止血八大功能于一身，专用于ESD。分为I型海博刀和T型海博刀。

7. Flush刀 其先端类似于针状电刀，可行切割、分离、止血，外套管先端多孔结构，可连接专用水泵用于黏膜下注射及喷水冲洗，高压水流可直接穿透黏膜层。

8. 射水针刀（splash needle） 具有两种功能的ESD刀，针刀的长度是可变的，具有送水功能，可以确保良好的视野。

（二）透明帽

透明帽均为圆柱形、透明塑料质地，前端平面圆形或斜面，直径12.8～18mm，长度2～4mm。作用：充分显露黏膜下层，提供剥离空间，保持良好视野。

（三）黏膜下注射液

根据美国消化内镜协会（ASGE）的建议，理想的黏膜下注射液应包括以下特点：①提供厚的黏膜下液体垫（submucosal fluid cushion，SFC）；②在黏膜下可维持足够长的时间保证ESD的顺利完成；③保证切除标本的完整性，从而完成正确的病理检测；④价格便宜，容易获得，便于保存；⑤对组织无毒性，无损伤；⑥容易注射。

各种黏膜下注射液的优缺点总结见表10－2。

表10－2 各种黏膜下注射的优缺点

黏膜下注射液	黏膜下液体垫维持时间	优点	缺点
0.9%生理盐水	+	易于注射，便宜，容易获得	分散快，液体垫维持时间短
3.0%高渗盐水	++	易于注射，便宜，容易获得	组织损伤，注射部位炎症反应
羟丙基甲基纤维素	+++	液体垫维持时间长，相对便宜	组织损伤，注射部位炎症反应
透明质酸	+++	液体垫维持时间长	价格高，可能促进残留肿瘤细胞生长
甘油果糖	++	便宜，容易获得	组织损伤，注射部位炎症反应
高渗葡萄糖（20%、30%、50%）	++	便宜，容易获得	组织损伤，注射部位炎症反应
白蛋白	++	易于注射，容易获得	价格高
纤维蛋白原	+++	易于注射，液体垫维持时间长	价格高，不易获得
自体血液	+++	如未及时注射，可能凝固	受宗教信仰限制，数据资料有限

（四）电热止血钳

电热止血钳是带有旋转功能的止血钳，能够精确地抓住出血点，实施快速、高效止血。

（五）注水设备

良好的冲洗设备可以保证ESD术中视野清晰，尤其适用于ESD术中的止血治疗。该设备可很好地与内镜连接，踩踏脚踏板后，水能顺畅流出，冲洗术野。

（牛相吉）

第五节 早期食管癌的内镜治疗

消化道早期癌的内镜治疗适应证是“淋巴结或者血行转移可能性极低的病变”，即局部切除便可治愈的病变。因此，对切除标本应进行详细的病理组织学分析，以评估淋巴结及血行转移的风险，判断是否需要追加外科切除等其他治疗方法。为保障能够进行准确而详细的病理组织学检查，内镜下要尽可能完整切除包括病变边缘以及病变基底部在内的组织。

本节将对早期食管癌内镜治疗的适应证，以及根据病变状况如何选择适当的内镜切除手法做一概述。

早期食管癌的内镜治疗大致可分为两种：根治性的内镜切除法和姑息性的内镜组织破坏法。内镜切除法创面小，且可保留消化道功能，是早期食管癌的首选治疗手段。现在，早期食管癌的内镜切除法主要有两种，即以吸引法为主的标准内镜下黏膜切除术（endoscopic mucosal resection，EMR）和近年发展普及起来的内镜黏膜下剥离术（endoscopic submucosal dissection，ESD）。

食管壁薄，缺乏浆膜层，内腔狭窄，易受心脏搏动和呼吸的影响，因而食管病变的ESD治疗技术难度较大。在此将介绍EMR、ESD两种手法的各自特征，以及目前存在的问题。进而概述其他的内镜组织破坏法，如光线动力学治疗（photodynamic therapy，PDT）及氩离子血浆凝固术（argon plasma coagulation，APC）烧灼法。

一、内镜治疗的适应证及操作方法

（一）食管浅表癌内镜治疗的适应证

日本食管癌学会的“食管癌诊断治疗指南（2012年4月版）”中阐述了内镜治疗的适应证以及相对适应证（图10－1）。

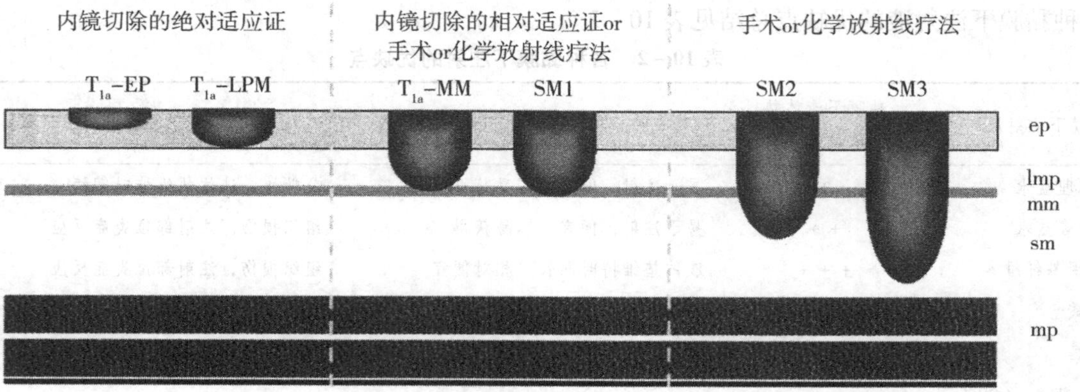

图10－1　浅表性食管癌浸润深度与治疗方针

1. 适应证　“食管壁浸润深度局限于黏膜上皮内（EP），或者黏膜固有层（LPM）的病变，淋巴结转移极为少见。因此内镜治疗可以获得根治效果。”

食管癌中，浸润深度局限于黏膜层（T1a）的EP、LPM病变，外科切除后发现淋巴结转移的概率极低。EMR术后5年生存率在90%以上，且死亡患者中大部分是其他疾病所致，治疗效果不逊色于外科手术。另一方面，食管癌外科手术的侵袭度很大，手术并发症常见、术后生活质量（quality of life，QOL）下降，困扰着患者的问题。因此在目前内镜下切除应作为EP/LPM癌首选治疗手段。

ESD可以详细设计切除范围，因此只要是EP/LPM癌，即便病变面积大，都可采用ESD。既往面积超过2/3周的病变也曾列为ESD适应证。但是大面积的切除，如黏膜缺损达3/4周以上时，术后狭窄发生率高。一旦出现狭窄便需要频繁的扩张治疗；且治疗后饮食也同样受限制，显著影响患者的生活质量。因此，面积太大者不主张采用ESD，主要是考虑到术后狭窄，而并不是淋巴结转移风险因子等肿瘤学问题。

2. 相对适应证　食管“壁浸润深度达到黏膜肌板（MM），或者稍微浸润到黏膜下层（SM1：200μm以内）的病变，可以内镜切除。但是因为有淋巴结转移的可能性，只能作为相对适应证。”

癌浸润深度达到黏膜肌板（MM），或者黏膜下层轻度浸润（200μm以内：SM1）的病变，其淋巴结转移率约为10%～15%，通常外科切除为第一选择。但是，反过来也可以说，80%以上的病例没有淋巴结转移，如果对这类早期癌也施行与进展期癌同等的治疗，则会降低早期发现癌变的利益优势。因此，鉴于外科手术受术后并发症以及术后QOL显著受损等问题，对于高龄或者全身状况不佳患者，以及患者本人意愿希望回避手术等，可作为内镜治疗的相对适应证。应注意如果术前内镜诊断或者ESD

后病理组织评价结果表明淋巴结转移的风险很大，还是应推荐追加手术在内的其他治疗。

淋巴结转移的高危因素有：肉眼型为 0 ~ Ⅰ型、0 ~ Ⅲ型、长径在 50mm 以上病变等。文献报道此类病变应首先考虑手术或者放射、化学治疗。另外，病理组织学诊断表明有下述任何一种表现：①低分化型扁平上皮癌；②脉管侵袭阳性；③IFN - β、γ 阳性、淋巴结转移率高者，应考虑追加手术或者放射、化学治疗。相反地，如果不存在上述高危因素，MM 癌的淋巴结转移率则可能降低到 4.2%（敏感度为 95.8%）。因此，MM 癌也可作为内镜治疗的相对适应证，但是目前尚未得到公认。

综上所述，除了病变本身的因素以外，尚需要根据患者年龄、全身状况等综合判断，以选择最佳治疗方案。

3. 适应证之外的病变　黏膜下层浸润深度达 200μm 以外的病变有 30% ~50% 的淋巴结转移率，外科手术切除为第一选择。但是也有将该类病变作为内镜治疗的研究性适应证，即以局部控制病变为目的而施行的姑息性内镜治疗。

根据文献报告，SM 癌的淋巴结转移率，SM1 癌为 8% ~27%，SM2 癌为 22% ~36%，该类病变的标准治疗是外科手术切除。但同时可见，这类患者中 2/3 无淋巴结转移，可望回避脏器侵袭极大的外科切除。浸润深度到 SM2 以内的癌，单纯从技术上讲也是可以内镜切除的。因此在内镜切除原发病灶后，对有淋巴结转移风险的病例追加化学、放射疗法的治疗方案，有望成为低侵袭度治疗的手段之一。日本临床肿瘤协会（Japan Clinical Oncology Group，JCOG）实施的一项Ⅱ期临床试验（JCOG0508），将目前以黏膜下层浸润的临床病期第Ⅰ期鳞状上皮癌患者作为研究对象，评价内镜切除与化学、放射疗法联合治疗的有效性和安全性。如果试验证明该联合方案可以获得与外科切除匹敌的成绩，即可成为新的治疗方案之一。

（二）内镜切除手法的选择

EMR 一次切除的病变大小受限，完整切除率为 23% ~57%，而 ESD 的完整切除率在 90% 以上。EMR 术后复发率较高（1.9% ~26%），并且分割切除次数越多，局部复发率越高。另外分割切除，也会给浸润深度或脉管侵袭的病理学判定带来困难。尤其 MM/SM1 食管癌的淋巴结转移风险增高，该类病变需要详细的病理学探讨，所以更应完整切除。

EP/LPM 的小病变可以作为 EMR 适应证病变，而较大的病变或者怀疑为 M3、SM1 的病变应选择 ESD。但是，如果病变位于食管内腔狭窄弯曲部位，且受心脏搏动或者呼吸性移动的影响大时，则食管 ESD 的难度增大。并且由于纵隔内负压，穿孔时容易导致纵隔气肿，甚至气胸等严重并发症。因此需要根据病变实际状况，慎重选择治疗方法。

内镜治疗后的切除边缘残留病变，可以考虑再次内镜切除。但是化学、放射治疗后的残遗或者复发等黏膜抬举困难的病变，或有出血倾向的病例而无法内镜切除时，可以考虑光动力学治疗（photodynamic therapy，PDT）或者氩离子血浆凝固术（argon plasma coagulation，APC）烧灼。

（三）内镜治疗方法

1. 内镜黏膜切除术　常规观察后施行碘染色以确认病变范围（可根据需要在病变边缘做标记）后，在病灶的口侧 2 ~3mm 处施行黏膜下注射使病变膨隆抬高。如果注射的液体外漏，得不到足够膨隆高度时不应勉强继续操作。

（1）EMR - C 法：将透明塑料帽安装在内镜的前端，并调整使从活检孔道出口位于透明塑料帽斜面后端。

病变部施行黏膜下注射后，从活检孔道插入圈套器。在正常黏膜处略微吸引封闭住透明帽开口后再将圈套器展开，使圈套器在透明帽前端形成圆圈以完成 pre - looping 的准备。然后再强力吸引使目标病变被整个吸入帽内并套扎，接通高频电流切除。该法适用于直径 15mm 以内的病变。

（2）Double - channel（双腔道）法：此法需要使用双腔道内镜。病变部施行黏膜下注射后，其中一个活检孔道插入高频圈套器，另一个活检孔道插入挟持钳。在食管腔内展开圈套器，将挟持钳伸入圈套器的圈内。收回圈套器并稍闭合。用挟持钳抓住病变边缘的正常黏膜后，再次展开圈套器，并适当上提挟持钳以抓起病变将其充分套入圈套器圈内，同时收紧圈套器后接通高频电流切除。该法适用于直径在10mm以内的病变。

（3）EEMR－tube法：该法使用全长60mm、外径18mm、内径14mm软透明的硅胶管（EEMR－tube）。管子的前端可与食管密切接触，并有插入套圈器的专用腔道和封闭管腔的气囊。其形状略有弯曲利于大面积吸引黏膜。具体手法如下。

将EEMR－tube套在镜身后插镜到食管。EEMR－tube表面涂抹润滑剂后慢慢推入病变附近（将前端斜面的短径端置于黏膜下注射部位），插入圈套器并展开在病变上方（套圈器放在7～8点方向位置时则插入以及展开的阻力较小）。EEMR－tube的气囊内注射约5ml的空气使气囊膨胀以封闭管腔。将病变吸入管腔内后套扎。套扎住后前后略微抖动圈套，如确认有一定的可动性则表明没有卷入肌层，则可通电（高频电流）一起切除。该法同样适用于直径15mm以内的病变。

上述各个方法的优点和缺点如表10－3所示。

表10－3　各种食管MR手法的比较

	EMRC法	双腔道法	EEMR－tube法
效果	一般能够一次性切除的病变大小为15mm左右	一般能够一次性切除的病变大小为10mm左右	一般能够一次性切除的病变大小为15mm左右
长处	手法简便，能够切除较大的病变。通过使用不同大小的透明帽，可以调整切除病变的大小 极少导致穿孔，但是如果黏膜下层注射液量少时可造成穿孔	凡是把持钳子能够抓住的小病变均可确实地切除掉可以调整切除病变的大小，极少穿孔	能够切除较大的病变。利用EEMR－tube的侧孔和活检孔道的双腔道法，小范围的病变也以切除。穿孔率在1%以下
短处	如有食管狭窄，透明帽无法通过时，需要施行气囊扩张术	手技手法繁杂需要熟练能够切除的范围较小	手技手法繁杂需要熟练 如有食管狭窄，透明帽无法通过时，需要施行气囊扩张术

2. 内镜黏膜下剥离术　食管ESD的特征：食管壁薄且缺乏浆膜层，管腔狭窄，呼吸性移动和心脏搏动的影响，椎体、气管等的压迫，不能反转操作，误吸的风险高。

上述特征表明食管ESD的难度高，仅是肌层的暴露也有导致纵隔气肿的可能，而穿孔更是严重并发症。因此应当熟练掌握食管ESD的技巧，准确而安全地施行。

ESD前准备：安全、准确地施行食管ESD，最好使用能够直观下进行剥离操作的尖端性刀具。为便于左右均等地处理病变，尽可能使用活检孔道位于6点方向，最好使用附有water－jet功能的内镜。内镜前端安装透明帽。使用二氧化碳气体可预防或减轻纵隔气肿和皮下气肿。局部注射液应选择组织损害少的高张性甘油果糖或透明质酸钠，易于形成理想高度的黏膜下膨隆。

（1）基本手法

1）标记：碘染色以确认病变范围后，在其2～5mm外侧作标记。标记点要小而锐。如果刀具过于按压黏膜，食管壁因为薄而会出现穿孔。在Barrett食管癌的情况下，时有遇到病变范围诊断困难的情况，因此至少要在病变的5mm以外作标记。如果病变口侧邻接鳞状上皮时其范围诊断更为困难，最低要在口侧10mm处作标记。

2）局部注射：食管壁厚度大概3～4mm，针头垂直于黏膜面刺入容易穿透黏膜下层达肌层或外膜。应尽量以锐角刺入或边注射边刺入黏膜下层。注射点之间如出现低谷时要适当追加注射使之消除。如果局部注射膨隆形状不良，而透明质酸钠又不会被马上吸收，则会给以后的切除带来困难，因此局部注射时要慎重施行。助手慢慢注射，如感到注射有抵抗时要及时告知术者。

3）预切、黏膜切开、修整：为预防剥离过头，一般首先在病变肛侧做好预切并修整、深切（deeper cut）达到黏膜下层以明确黏膜下层剥离的终点。然后再在病变口侧进行黏膜切开和修整、深切。预切要确实地将黏膜肌板切开，然后通过旋拧镜杆或使用角度钮进行横向切除。

4）黏膜下剥离：黏膜下层的剥离从病变口侧开始是食管ESD的铁原则。用前端透明帽顶推以充分确认黏膜下层和肌层。黏膜下层的中层稍深的部分组织稀疏适合剥离。另外，如果剥离过程中遇到食管固有腺时，应在该腺体的下方切除。为避免穿孔或肌层暴露，电刀要尽量与肌层平行，从而可以避免刀具与肌层接触的状态下通电。

为保障剥离操作的顺利进行，需要预防出血以保持良好视野。对黏膜下层的细小血管，电刀的凝固便可止血。但是直径 1mm 以上的血管需要止血钳施行预防止血处置。止血钳止血时要在抓住出血点后稍微提牵以离开固有肌层后通电。高频装置的设定：soft coagulation mode effect 3 ~5，60 ~100W。

（2）食管 ESD 的顺序：食管 ESD，几乎所有病变都可以从同样的方向、采用相似的方式进行处置。因此食管 ESD 的最佳顺序可以自己下功夫形成独自的做法。在此介绍 ESD 的代表性的 C 字法和隧道法。

1）C 字法：首先将病变的一侧黏膜（通常是水或者血液易于潴留而造成处置困难的食管左侧）进行 C 字切开，然后进行该侧的黏膜下层剥离。剥离到一定程度后，再切开对侧的黏膜并剥离黏膜下层。最后处理病变中央的竖长形的残留部分。此法可以减少因剥离的病变口侧倒向肛侧而造成的肛侧剥离困难。

2）隧道法：切开黏膜并加以深部修整，剥离出病变中央附近的黏膜下层后，顺着黏膜下层由口侧向肛侧打通 1 ~2 条隧道，最后剥离残余的黏膜下层。此法在打通隧道时的黏膜下层的剥离非常容易且迅速，但是如果边缘黏膜切开的深度不够，则会造成最后剩余黏膜下层的剥离困难。

关于 ESD 中使用的各种工具如下：前端透明帽、针刀、IT 刀（insulation - tipped knife）、Flush knife、Flex、Hook 刀、APC 等。各自的特征请参考有关专业书籍。

（四）并发症

食管癌的内镜切除时主要并发症有出血、穿孔、纵隔气肿、吸入性肺炎，其中最严重的是穿孔。如果导致纵隔炎会造成严重的全身炎症反应。以下阐述并发症的原因及对策。

1. 出血　ESD 时，辨清血管逐一加以处理以预防出血。食管黏膜下层血管大多在中、深层纵向走行，因此横向黏膜切除易于导致出血。最好横向黏膜切开稍浅一些，将血管露出后再追加修整。黏膜下层的剥离在血管和肌层之间（黏膜下层的略深部位）施行可减少血管损伤。血管处理或者血管损伤后的止血，大都可用 ESD 凝固。但是 1mm 以上较粗的血管，需要使用止血钳。过度的热凝固是导致迟发性穿孔的原因之一，因此止血处理时，应针对出血点施行所需最小的凝固处理。

2. 穿孔　食管 ESD 中的穿孔，在标记、黏膜切开、黏膜下层剥离等任一阶段都有可能发生。但大多发生在刀具与肌层接触的状态下进行黏膜下层剥离时。最基本的是，充分施行黏膜下局部注射以在黏膜下层造成安全空间，不怠慢血管处理和对出血的控制。保持良好视野，在可以直接看到的情况下施行剥离操作很重要。另外，使用 IT -2 刀可以迅速进行黏膜的切开，但是如将刀具平倒下去押切容易造成穿孔，需要予以注意。

ESD 的术中穿孔，相比 EIR，其穿孔的口径通常较小。穿孔发生后在注意继发性穿孔有无扩大的同时，尽可能使用 clip 将穿孔部位闭合。穿孔后的术后管理，通常是禁饮食，使用抗生素，或者根据情况施行肠外营养等保守治疗大多可以愈合。气胸并发时尚需要胸腔引流，出现纵隔脓肿时需要开胸引流等处置，因此与外科医师的配合非常重要。

吸引法 EMR 造成的穿孔，多为可以直观胸腔内脏器的大穿孔，钳夹闭合困难时应考虑外科治疗。迟发性穿孔的预测比较困难。在肌层表面止血多的情况，或者明显损伤了内环行肌的情况下，饮食应推迟数日，观察确认病情稳定后再开始。

3. 纵隔气肿　即便没有穿孔，ESD 后 CT 检查可以确认到有相当的概率出现纵隔气胸。固有肌层暴露时，或者 ESD 操作时间长时易发生。但是如果不伴有发热、明显的胸痛等显示纵隔炎的临床症状时，大多不需特殊处理。

4. 吸入性肺炎　治疗时间过长时，尤其在高龄患者容易出现吸入性肺炎。除了适当的口腔内吸引等以外，如果术中呕吐反射较强的情况下，应考虑气管插管。颈部食管病变的 ESD，最好在全身麻醉下施行。

5. 术后食管狭窄的对策　病变占周长的 2/3 以上，纵向长径达 3cm 以上的情况下，容易出现食管

EMR后狭窄。因此日本食管学会食管癌治疗指南中也指出内镜治疗的绝对适应证要求病变占周长范围在2/3以下，超出此范围的病变则为相对适应性病变。

对于术后食管出现狭窄的病例，内镜下气囊扩张术是有效手段之一。但是，狭窄成形后的情况下由于纤维化变得硬且实，气囊扩张术常常变得难以收到预期效果。因此在狭窄形成之前施行扩张术很重要。一般在瘢痕化刚刚开始，狭窄尚未完成之前的软溃疡阶段便开始内镜气囊扩张术，即“预防性扩张术”。井上等报告对6例食管全周性ESD后施行了预防性扩张术。术后第1~3天开始扩张，扩张期间平均103天，扩张次数平均31次左右可得到充分的扩张。另外术后口服肾上腺皮质激素或者内镜气囊扩张术的同时黏膜下层局部注射激素等方法治疗或缓解术后狭窄。因此目前对全周性病变等大面积病变，也被考虑纳入内镜治疗的适应证。

但是鉴于上述ESD后严重的食管狭窄对患者术后生活质量（QOL）的严重影响，并且外科手术也采用胸腔镜或腹腔镜下的食管切除再建术以减轻手术侵袭性，加之ESD适应性病变的放射线化学疗法的根治率也较高等的情况下，ESD治疗并非占有绝对的优势。因此在决定治疗方针时，需衡量各治疗法在治疗期间以及治疗后的QOL的影响，通过反复斟酌以选择最佳方案。

关于术后食管瘢痕狭窄的治疗目前尚无明确的有效工具。临时支架（temporary stent）也有脱落，或者拔去困难以及拔去后再狭窄等问题。其他有通过自身细胞培养得到的口腔黏膜上皮细胞膜贴到ESD后的食管溃疡底以预防狭窄的动物实验阶段的研究。虽然目前尚需要克服存活性、费用、癌变等多重困难障碍，但是如果能够实用化，将更会增大食管ESD作为较低侵袭性治疗手段的优势。

二、其他内镜下组织破坏法

（一）氩离子血浆凝固术

氩离子血浆凝固术（argon plasma coagulation，APC）是以氩气为电导体的非接触型高频凝固法。目前应用于各种消化管疾病的内镜治疗。其特点是并发症少，术后疼痛小。

APC使用离子化的气体氩，其优点是可以离开病变数毫米以上的位置将病变凝固。面积较大的病变也可以施行。理论上凝固深度可达3mm。但是在伸展的食管，3mm的凝固深度也可能损伤固有肌层，因此食管病变的APC烧灼时最好在黏膜下层注射生理盐水以保障安全。

除了上述针对黏膜内的食管病变的APC疗法以外，APC疗法可缓解进展期食管癌患者癌性狭窄导致的哽咽，食管支架放置后的肿瘤的内生长（ingrowth）和过度生长（overgrowth）的治疗等方面的应用。

（二）光动力学疗法

本疗法是通过光动力学反应治疗肿瘤等疾病的一种新型疗法，该法利用肿瘤亲和性光感受性物质（photosensitize，PS）在肿瘤组织及新生血管的特异性集聚的特性，以及激光激活的光化学反应进行治疗。原理是以卟啉（porphyrin）为代表性物质的PS与糖蛋白结合被吞噬到肿瘤细胞内，由于肿瘤细胞的PS排泄速度慢，从而与正常组织之间产生浓度差。待此浓度差达到最大时用激光照射使PS发生光化学反应，产生具有强酸性的一级酸。一方面通过诱导凋亡，造成肿瘤细胞死亡，另一方面导致新生血管内皮细胞坏死而造成继发性肿瘤组织的缺血性坏死。

食管癌治疗时的具体方法是：首先静脉注射光敏剂photophrin，患者由此对光产生过敏的需要隔离日光。48小时后和72小时后，肿瘤组织和正常组织之间的浓度差达到最大时，以激光照射（YAG-OPO laser）病变及病变周围（5mm）。第二次照射时，需要除去表面坏死物质以便使浸润到黏膜下层的肿瘤组织也能得到确实照射。日光隔离可以逐步放宽，大约在注射photophrin后2周左右便可出院。

主要适应证是外科手术或者放射治疗的高风险患者，拒绝接受上述其他治疗的患者，以及放射治疗后或者EMR/ESD后遗残复发病变。与APC的不同之处是，即便浸润到黏膜下层的食管癌也可以成为适应证。

三、Barrett 食管腺癌的内镜治疗

（一）适应证

1. 浸润深度　Dunber 等报道外科手术切除的 Barrett 食管黏膜内癌 1 350 名患者的 meta 分析表明黏膜内癌的淋巴结转移率为 1.93%。该转移率低于外科手术的死亡率，因此认为 Barrett 食管黏膜内癌可以施行内镜治疗。日本 2012 年 4 月修订的食管癌治疗指南中以鳞状上皮癌为基准，规定内镜治疗的适应证为浸润深度在 LPM 以内的病变。但是，淋巴结转移的风险因子不单纯局限于浸润深度，组织类型、溃疡、病变的大小等，尚需要进一步探讨。

2. 周在性　ESD 虽然不存在切除面积的限制，但是大面积切除时需要考虑如何预防术后狭窄的问题。不过从预防异时性多发性癌发生的角度看，全周性切除病变周围的非癌组织也有一定的可取之处。但目前尚未达成一致的见解，有待进一步研究。

（二）Barrett 癌 ESD 的特征

Barrett 癌的 ESD 有以下特点：

（1）Barrett 癌所致管腔狭窄部位，要求精密的操作。不但上下角度弯曲的操作，尚需左右角度弯曲以及单手操作的技术。

（2）胃食管反流导致的食管纤维化。

（3）黏膜比鳞状上皮厚。

基本策略是，首先切开、剥离病变肛侧，将病变从胃侧移到食管，然后按照食管癌 ESD 的做法施行口侧切开，再从口侧向肛门侧进行剥离。

（三）追加治疗的条件

胃癌可以根据病变的大小、组织类型、有无溃疡、浸润深度、脉管浸润等因素，判断淋巴结转移的风险因子。但是，Barrett 癌的淋巴结转移的风险因子尚不明确。因此日本食管学会的治疗指南中并没有记载关于 Barrett 癌的追加治疗的条件，该问题需要进一步研究。

（牛相吉）

第六节　早期胃癌的内镜治疗

早期胃癌中，没有淋巴结转移风险的病变可以施行内镜切除术（endoscopic resection，ER）治疗。ER 包括内镜下黏膜切除术（endoscopic mucosal resection，EMR）和内镜黏膜下剥离术（endoscopic submucosal dissection，ESD）。EMR 具有安全性和简便性的优势，在临床上至今仍广泛应用。但是由于技术上的限制，直径 1cm 以上的病变或者黏膜下层有纤维化的病变，常需要多次分块切除，因此易产生病变残遗或者局部再发的问题。鉴于上述 EMR 的缺陷，ESD 则将重点放在整块切除病变而发展起来的技术。其最大的优势是可以进行完整且详细的病理组织学的分析，从而能够更准确、更完整地评价病变根治程度。ESD 近年成为早期胃癌内镜治疗的主流，并越来越得到广泛的普及和临床应用。

治疗方案的选择必须以胃癌的根治为目标。需要强调的是内镜切除仅是局部病变的控制，与外科切除的最大的不同点在于无法清扫淋巴结。为保障内镜治疗质量，需要进行详细的术前检查，慎重选择适应证。并且在切除后予以恰当的病理组织学评价，根据其评价结果决定随访时机或追加治疗手段。除了根据病变部位和病变性状以外，同时要结合患者身体状态等因素来全面衡量内镜治疗的利与弊。应当不拘泥于内镜治疗，多方面斟酌治疗手段的妥当性，来最终选择治疗方案。临床实际中，有病例最终判断应选择外科切除，也有不加以治疗反而是最佳选择的病例。

一、内镜治疗的适应证

（一）绝对适应证（表 10 -4）

表 10 -4 胃癌 ESD 治疗的绝对适应证和相对适应证

浸润深度	溃疡	分化型	未分化型	脉管浸润
M	-	≤2cm* >2cm**	≤2cm** >2cm	ly（-），v（-）
	+	≤3cm** >3cm	≤2cm	
SM1		≤3cm** >3cm		

注：*绝对适应证；**相对适应证。

2cm 以上，未分化型黏膜癌；2cm 以下，伴有溃疡的未分化型黏膜癌；3cm 以上，伴有溃疡的分化型黏膜癌；3cm 以上，黏膜下层轻度浸润分化型癌，均应首选外科切除治疗。

根据日本胃癌学会发表的《胃癌治疗指南》中指出内镜治疗适应证的原则是：

（1）淋巴结转移的可能性几乎没有的病变（cN_0）。

（2）技术上能够完整切除的大小和部位。

满足上述原则的具体适应证的条件如下：

（1）2cm 以下肉眼评价为黏膜癌的病变（cT_{1a}）。

（2）病理类型为分化型（pap，tub1，tub2）。

（3）对于凹陷型病变，要求不伴有溃疡才能作为适应证。

（二）相对适应证（表 10 -4）

早期胃癌外科切除的 5 年生存率（除外其他疾病死亡），M 癌为 99.3%、SM 癌为 96.7%。对此日本国立癌症中心和癌症研究会附属医院，对 5 265 例单发性早期胃癌（未分化型癌除外）施行的病理组织学的研究表明，M 癌不伴有溃疡者不论病变大小，以及伴有溃疡但直径在 3cm 以下的病变，其淋巴结转移率均在 0.7% 以下，而 3cm 以下的 SM1 癌（浸润深度 500μm 以内）不论有无溃疡，其淋巴结转移率则在 3.3% 以下。因此日本胃癌学会《胃癌治疗指南》中提出 2cm 以上的不伴有溃疡的病变或者伴有溃疡但直径在 3cm 以下的分化型癌，都可作为相对适应证而成为 ER 的治疗对象。日本消化内镜学会在《消化内镜指南》中要求，相对适应证病变治疗时应进行详细的病理组织学分析，判定根治性，并推荐该类病变最好施行 ESD。

另外 2cm 以下不伴有溃疡的未分化型 M 癌，其淋巴结转移率为 2.6%。日本临床肿瘤研究组（Japan Clinical Oncology Group，JCOG）正在进行一项临床研究，研究该类病变的 ER 治疗的可能性。目前有文献报告指出，上述相对适应证病变的 ESD 治疗在预后以及安全性方面与外科切除疗效相似，不过这仅是停留在溯及性探讨阶段的研究，因此可以说相对适应证病变的内镜治疗尚处于临床试验阶段。

二、组织学评价的重要性

关于浸润深度（癌的深度）、脉管侵袭（淋巴管或静脉内癌的浸润）等与判断有无淋巴结转移的风险度的相关因子，百分之百准确的术前诊断是不可能的。因此，临床根治度的评价必须通过详细的病理组织学的分析来判定。治疗之前应考虑到内镜切除后的结果为非治愈性切除的可能性（即切除的病变是淋巴结转移的可能性比较高的病变），ESD 后尚需要追加外科手术的可能性。为此，应用 ESD 的完整切除是绝对条件。从这个意义上，ESD 并未使内镜切除由“诊断性切除”蜕变到“根治性切除”的根本性转换，换言之，ESD 依然未跳出内镜切除的开发初期，即 ESD 切除依然属于广义“巨大活检”（jumbo biopsy）的范畴。

三、知情同意

胃癌治疗方针选择，应根据上述知识和《胃癌治疗指南》向患者及家属进行以下内容的说明。

1. 病变的适应证　如下所述。

（1）病变所在位置。

（2）病变大小。

（3）病变的病理类型。

（4）预测的浸润深度。

（5）根据该病例的状况，进一步说明作为术前诊断中的临床诊断以及术前评价的局限性，即根治度的评价最终需要以切除后标本详细的病理组织学的结果为基准，并且根据该病理结果存在需要追加外科手术的可能性等情况。

2. 治疗技术　如下所述。

（1）内镜切除的方法以及该方法的优势和缺陷。

（2）预计所需时间。

（3）可能出现的并发症及其对策。

3. 根治度的评价　如下所述。

（1）以“胃癌治疗指针”为基准的根治度的评价。

（2）有无追加外科手术切除的必要性及其理由。

四、术前检查

（一）内镜检查

根据胃癌治疗指南决定内镜治疗的适应证时，需要对病变作出如下诊断：①病理类型；②病变大小；③浸润深度；④病变部位；⑤有无并发溃疡。在病变范围的诊断中，靛胭脂色素内镜以及 NBI 联合放大内镜非常有效。进一步施行活检以确认病理类型。对呈现明显的 SM 深部浸润的病变不可轻易施行 ER。另外，施行 ESD 时不但各种器具的使用手法相异，镜杆的硬度或者先端弯曲部的大小的差异，都会影响术中视野变化和靠近病变距离的处理方式。所以术前内镜检查时应考虑如何选择最佳的内镜或刀具，拟定具体的如何切开及剥离操作的策略。

1. 病理类型诊断（分化型、未分化型）　胃癌根据其组织学分化度诊断是分化型（intestinal type）还是未分化型（diffuse type）。内镜下将两者完全区别是不可能的，原则上必须参考术前活检的病理诊断。

内镜下病理类型的鉴别诊断的要点是：首先，肉眼形态为 0～Ⅰ型、0～Ⅱa 型的病变几乎都是分化型癌，然后关于 0～Ⅱb 型、0～Ⅱc 型，病变边缘部的色调可以参考。具体而言，红色或者与周围黏膜同色的是分化型，退色性病变则多为未分化型癌。在肉眼形态最多的 0～Ⅱc 型病变，色素散布后明了化的表面结构也可成为参考指标。即边缘呈不规则的棘状凹陷边界的病变为分化型，呈断崖状峻急的凹陷边界者多为未分化型，内部有非癌黏膜岛的病变，应怀疑是未分化型。

2. 病变大小、切除范围的诊断　内镜由于镜头的曲面变形，原则上不能准确测量病变大小。测量病变大小的方法包括使用一定大小的橡皮圆盘放在病变近旁或者中心来测量的圆盘法；使用双镜头应用三角测量原理测量病变大小的立体内镜等。除上述以外，X 线下双重造影法也可测量病变大小。

如果癌水平方向的浸润范围不能明确，则无法提供依据来判断内镜切除还是外科切除。ESD 对大范围的病变也可完整地一次切除。并且随着时代的变迁，常规内镜下界限不清的早期胃癌也越来越多，对该类病变癌浸润范围的判定也需要全周性地施行。

癌浸润范围的诊断一般是使用常规内镜联合色素内镜来进行。常规内镜观察时要注目于背景黏膜的血管透视像，根据血管的中断或消失去判断，或者散布靛胭脂后根据胃小区的凹凸与肿瘤的凹凸的差异去判断。常规色素内镜下全周性断定困难的早期胃癌约有 20% 左右。这种情况下放大内镜的观察非常有用。不过，即便使用放大内镜也无法全周性界限诊断的早期胃癌有 4%。尤其组织学上含有未分化型癌成分的早期胃癌，尽管使用常规内镜观察，联合色素内镜，放大内镜观察也大多无法全周性地断定境界。因此，未分化型癌原则上需要进行详细观察，对周围断定为非癌黏膜处取多处活检（4 点活检），通过确认活检材料中不含有癌细胞来判断切除范围。

3. 浸润深度诊断　使用常规色素内镜或超声内镜进行。常规色素内镜下，癌块如果浸润到黏膜下层，则胃壁的伸展性不良等间接表现可判断浸润深度。操作中可见，内镜送气使胃壁充分伸展后，局限在黏膜内的病变，与周围黏膜同样伸展；而黏膜下层深部浸润处，变硬而不伸展，呈台状上举，同时伴有皱襞集中。如果这两种表现为阳性，可以判定病变伸展不良，从而可诊断为黏膜下层深部浸润癌。超声内镜检查时，将胃内充满脱气水，使用超声探头，或者超声内镜专用机通过观察包括肿瘤在内的胃壁的断层像，判断黏膜下层有无癌块的存在的直接诊断的方法，是胃癌浸润深度诊断的有力的辅助诊断方法。

（二）其他术前检查

施行 ER 时需要使用解痉剂。使用前必须询问患者有无青光眼、心脏病、前列腺肥大、糖尿病等病史。确认抗凝固药物和抗血小板药物的停药时间也很重要。考虑到发生穿孔时的对策，还应确认有无腹部手术病史。并且还需考虑治疗时静脉麻醉药的使用或者因并发症的发生需要外科紧急手术等情况，术前胸部 X 线片、心电图、血液生化检查、凝固功能检查、血型等检查都应施行。

五、内镜治疗的实际应用

（一）内镜黏膜切除术

1. 胃病变的 EMR　如上所述，目前早期胃癌、食管癌的内镜治疗以内镜黏膜下剥离术（endoscopic submucosal dissection，ESD）为主。但是，ESD 操作中可能遇到需要 EMR 技术，或者不得不改变切除方法应用 EMR 进行分块切除的情况。因此施行 ESD 治疗的医师应当首先掌握好 EMR 的技术。

EMR 最早是一种诊断方法，被称为黏膜活检术（strip biopsy），始于 20 世纪 80 年代初期，后逐渐成为早期胃癌的标准治疗手段。以后，又出现了先端安装透明帽的 EMR－C 法（endoscopic mucosal resection using a cap－fitted panendoscopy）以及应用于食管静脉瘤的 EMR－L 法（endoscopic mucosal resectiona ligation）。

胃病变的 EMR 适应证仅限于绝对适应证性病变，即 2cm 以下肉眼评估为黏膜癌的分化型，不问肉眼形态，但限于不伴有溃疡的病变。但应尽量限于小病变。

胃增生性息肉中，伴有出血、贫血的病变或者怀疑有癌变的病变也可成为适应证。

对于不需要 ESD，但是 EMR 有可能不易完成一次性切除的病变，可以施行 EMR－MS 法（EMR－margination&snaring method）。

2. 关于十二指肠病变的 EMR　如下所述。

（1）适应证：由于十二指肠肿瘤性疾病的发生率低，该类疾病 EMR 适应证未明确确定。目前有十二指肠癌、腺瘤、类癌等，黏膜内癌作为 EMR 的适应证。临床上，局限于黏膜内或黏膜下层的十二指肠癌，内镜下活检钳钳取的组织病理诊断多作为腺瘤。因此，对诊断为腺瘤的病变，施行 EMR 以完全活检是合理的。但由于解剖学上的特殊性，在十二指肠实施 EMR，比在胃和大肠实施的难度明显增加，故能够确实切除的病变面积比其他部位要小。因此，在临床，十二指肠病变实施 EMR 的适应证应限于 1cm 以下的腺瘤和黏膜内癌。

关于类癌，有报告肿瘤直径 10mm 以下，浸润深度黏膜下层以内的病变的 EMR 治疗取得了良好的临床效果。但是切除标本的组织学检查中有半数以上出现断端阳性。因此，该标准还需要进一步探讨。

（2）并发症

1）穿孔：在十二指肠，固有肌层菲薄，内镜治疗中即便轻度的肌层损伤或者前端透明帽导致的过度牵拉都易于造成穿孔。

另外，由于 Brunner 腺的存在，黏膜下层的局部注射不像胃或者食管那样充分隆起。一旦出现穿孔，如导致胆汁以及胰液流入腹腔内，或者腹膜后腔则会加重病情。因此，出现穿孔后应马上用金属夹闭合。如果不能闭合应马上考虑外科处置。

2）出血：可以使用金属夹或者止血钳止血。因肌层薄，过度的通电可能成为穿孔的原因。为防止过度通电，通常是用金属夹止血。但是金属夹也有造成肌层撕裂的危险。因此，十二指肠的 EMR 时尤其需要注意。

（二）内镜黏膜下剥离术

1. ESD 的基本步骤　如下所述。

（1）观察：确认病变范围。

（2）标记：病变周围大致 5mm 外周作标记。病变口侧或肛侧作双重标记以确定病变方向。

（3）局部注射：向病变下（黏膜下层）注射生理盐水或者透明质酸钠液。

（4）切开：在标记的外缘黏膜上作 1 ~2mm 大小的切口，并根据需要适当扩展。

（5）剥离：进行黏膜下层的剥离。适当止血，以及追加局部注射。

（6）回收病变：切除结束后，将病变回收。对切除面进行止血处置。如果有露出的血管使用止血钳止血。

ESD 中使用的各种工具的特征请参照专业书籍。

2. 并发症及其处理　ESD 与 EMR 比较有一定的优势，但也有一些劣势。首先技术较为复杂，需要较长时间的训练。另外术中并发症发生率也高。因此，需要进行包括并发症的知识及其对策在内的内镜技术的训练。“预测可能发生的突发情况”，并对此做好充分准备非常重要。

（1）穿孔：一般术中穿孔率在 1% ~5%。

胃体上部的病变，直径超过 3cm 以上的病变，伴有溃疡瘢痕的病变等难度大的病变穿孔率高。

穿孔发生时，使用金属夹闭合后，插入胃管持续减压，抗生素以及 PPI 或者 H_2 受体拮抗剂的静脉滴注等处置，一般可以保守治疗。穿孔大多术后第 2 天即可愈合。

如有腹膜刺激征，需要马上与外科联系，判断有无外科手术的指针。

迟发性穿孔的发生率在 0.1% 以下。但是保守治疗难以奏效，原则上需要开腹手术。

预防对策：

1）出血会造成视野不良，因此应尽可能在切离前发现血管并施以凝固以防出血，有出血时要迅速止血。

2）运刀时的切开剥离线要与预想的胃壁曲面尽量平行。

（2）出血

1）术中出血：①术中出血必然发生。②静脉性出血或者细小动脉出血可以用高频电刀止血。粗大一些的动脉性出血需要使用止血钳、Coagulaspar、电热活检钳等处置。③金属夹有可能妨害以后的处置，应极力避免。但是高频凝固法无法止血时，可考虑使用。④止血困难的大量出血会带来生命危险，需要输血或者紧急手术，并注意血液反流误吸到气管内。

2）术后出血：术后出血的发生率在 5% 左右。①有报道治疗后 2 周出现术后出血的情况（除抗血栓药服用者的特殊情况以外）。②切除后溃疡面的血管使用止血钳、Coaglaspar、电热活检钳、氩离子血浆凝固治疗、金属夹等凝固处理，可以降低术后出血的频度。③溃疡面的过度烧灼可能造成迟发性穿孔，要注意不要过度烧灼。④使用 PPI 比 H_2 受体拮抗剂的术后出血较少。

其他的并发症有吸入性肺炎、肺栓塞、发热等。还有报道腹部间隔综合征（compartment syndrome）或空气栓塞导致死亡的事故。

ESD 治疗中出现危及生命的情况虽然极少，但还是应该在术前对患者说明有需要外科手术甚至死亡的风险。

六、根治度的评价

根治度的评价大致分为：根治性切除、扩大适应证的根治切除和非根治性切除。

术前无法百分之百准确判断病变的浸润深度（癌的深度）以及有无脉管侵袭（淋巴管或者静脉内癌细胞的浸润）。关于根治度的评价，临床工作中需要详细的病理组织学分析。因此术前要考虑到 ESD

后被判定为非治愈切除（即淋巴结转移可能性高的病变），需要外科手术的情况。因此，ESD时能将病变一次性完整切除是非常理想的情况。从这个意义上内镜治疗由"为诊断而切"，上升到"为根治而切"的阶段，取得了飞跃性进步。但是依然未超出"巨大活检（jumbo biopsy）"的范畴。

七、ESD术后的治疗方案和随访

（一）ESD术后的治疗方案

以日本胃癌学会编制的"胃癌治疗指南2010年10月修订（第3版）"为基准（图10－2）。

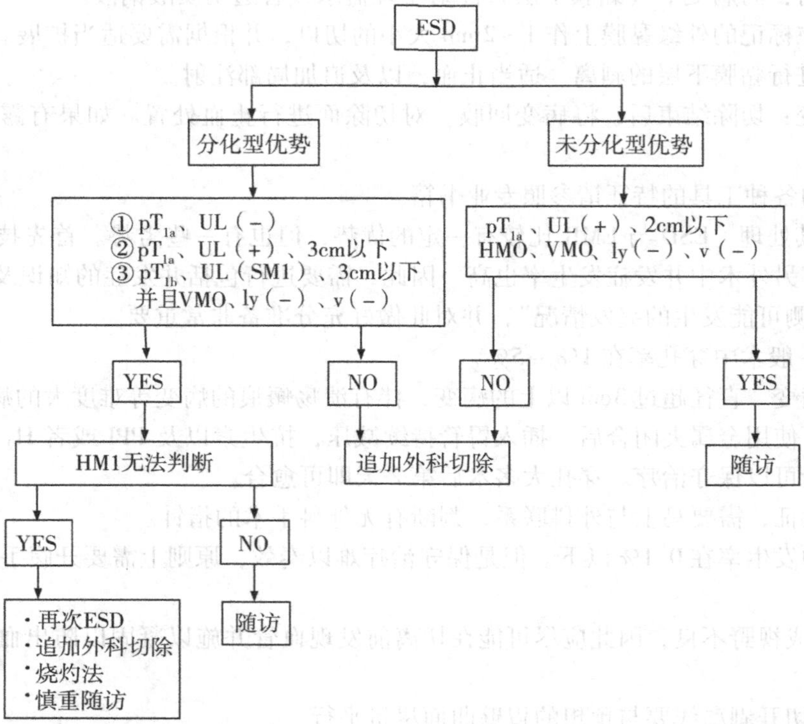

图10－2 ESD后随访

（二）ESD后随访

（1）根治性切除术后应进行幽门螺杆菌检测，阳性患者考虑除菌治疗。每年施行1次随访内镜检查，以发现异时性、多发性病变。

（2）扩大适应证的根治性切除术后，也应进行检查有无幽门螺杆菌感染，阳性患者考虑除菌治疗。随访中，术后1年施行1次随访内镜检查，术后3～5年每年施行1次腹部超声检查、CT检查等以观察有无转移。

（3）非根治性切除术后需要区分必须要追加外科手术［尤其垂直断端阳性和（或）脉管侵袭阳性者］和不一定必须要追加外科手术的两种不同情况。后者可制定个体化方案，根据各个设施的方针如采取再次ESD，追加外科手术，烧灼法，严密随访等。尽可能让患者到外科就诊，征求意见。

（牛相吉）

第十一章

胃肠道相关检查及治疗的护理配合

近年来，随着各种内镜治疗附件的发明与使用，胃肠镜不仅在消化道疾病的诊断上发挥了极其重要的作用，而且开辟了治疗的新领域，形成新兴的治疗内镜（therapeutic endoscope）领域。目前，在胃肠镜下不但可以进行止血、圈套结扎等内镜治疗，还可进行胃肠镜下黏膜剥离术及黏膜切除术等内镜手术。熟练掌握术前、术中、术后护理配合，对检查、治疗的顺利进行起着至关重要的作用。

第一节　胃镜检查的护理配合

胃镜检查能直接观察到被检查部位的真实情况，同时通过对可疑病变部位进行病理活检及细胞学检查，可进一步明确诊断，因此是上消化道病变的首选检查方法。随着附属配件的不断发展，胃镜不仅可用于诊断，还可用于内镜下治疗、生理测试和功能检查等，为上消化道疾病的诊断、治疗提供了重要手段。充分的检查前准备，娴熟的操作配合以及完善的术后护理，可有效降低检查的风险，提高检查的安全性。

一、适应证

（1）反复或持续出现上消化道症状和（或）粪便隐血阳性，需做检查以确诊者。

（2）不明原因的上消化道出血者。

（3）X 线钡餐检查发现上消化道有病变，而未能确定其性质者。

（4）咽下困难、吞咽疼痛或胸骨后有烧灼感者。

（5）慢性萎缩性胃炎伴肠上皮不典型化生，必须按时随访者。

（6）药物治疗后随访或观察手术效果者。

（7）治疗性内镜包括食管、胃内异物夹取，切除电凝止血及导入激光治疗贲门和食管恶性肿瘤等。

（8）常规体检。

二、禁忌证

（1）严重的心肺疾病或极度衰竭不能耐受检查者。

（2）上消化道大出血生命体征不平稳者。

（3）精神病或严重智力障碍不能合作者。

（4）咽部急性炎症者。

（5）明显主动脉瘤者。

（6）腐蚀性食管炎急性期。

（7）疑有胃肠穿孔者。

（8）患有烈性传染病者。

三、术前准备

（一）器械准备

1. 检查电子胃镜　包括检查插入管表面有无凹陷及凸出；内镜弯曲功能是否正常；光学系统性能是否良好；管道系统是否通畅。确保电子胃镜性能良好。

2. 连接主机和冷光源　根据内镜型号选用相匹配的主机和冷光源。连接主机和冷光源，将胃镜操作部置于内镜台车的挂镜臂上，将胃镜接头部插入冷光源的内镜插座中。

3. 连接内镜电缆　将内镜电缆接头上的白点对准电子接口的白点平行插入，然后顺时针旋转卡紧。

4. 连接注水瓶　将注水瓶装入2/3瓶水，旋紧瓶盖，将注水瓶的挂钩挂于冷光源侧面的悬挂板上，再把注水管接头接到胃镜接头部的注水管接口上。

5. 连接吸引装置　将吸引管的末端连接到胃镜接头部上的吸引管接口上。

6. 接电源　将冷光源的电源插头插入电源插座中，开启冷光源的电源开关，如见光从胃镜先端射出，并听到气泵转动的声音，证明光源工作正常。

7. 检查送气/送水功能　将胃镜先端置入水中，塞住送气/送水按钮，气泡连续逸出为正常；将胃镜先端从水中取出，将送气/送水按钮按到底，30s后见到水从注水喷口成线状喷出为正常。

8. 检查吸引器功能　将胃镜先端置入盛水的杯中，按下吸引按钮，观察吸引功能是否正常。

9. 检查角度控制旋钮　是否处于自由位，图像是否正常。

10. 白平衡系统调节　打开内镜电源开关和灯泡，将内镜插入调节白平衡专用帽中，当视频监视器上显示白色图像时，按住图像处理中心白平衡开关，持续约1s，待白平衡指示灯灭后，白平衡调节即完成。

11. 其他物品

（1）活检钳、细胞刷、各种型号的注射器。

（2）牙垫、治疗巾、弯盘。

（3）咽麻祛泡剂、染色剂。

（4）标本瓶、载玻片、细菌培养皿。

（5）生理盐水、蒸馏水。

（二）患者准备

（1）询问病史，阅读有关X线片，了解患者的病情及上消化道的大致情况，掌握适应证。

（2）向患者说明检查的目的和大致过程，并交代检查过程中的注意事项，解除患者的焦虑和恐惧心理，取得合作。

（3）检查前签署知情同意书。

（4）患者术前禁食、禁水至少6h。吸烟患者检查当天最好禁烟，以减少胃液分泌，便于观察。

（5）有胃潴留者，应先洗胃或做胃肠减压。

（6）如患者已做过钡餐检查，钡剂可能黏附于胃肠黏膜上，特别是溃疡病变的部位，故必须在钡餐检查3d后再做胃镜检查。

（7）如装有活动性义齿，嘱患者于检查前取出，以免检查中误吸或误咽。

（8）询问患者有无青光眼、高血压、心律失常、前列腺肥大，是否装有心脏起搏器等，如有以上情况，应及时与术者取得联系。

（9）精神过度紧张者，术前可肌内注射或静脉缓慢推注地西泮5～10mg或山莨菪碱10mg，以利于患者镇静，减少恶心不适感，配合检查。

（10）询问患者的药物过敏史，如对麻醉药物过敏，可不予麻醉。检查前10min，让患者口服一支含祛泡剂的麻醉口服液，消除胃黏膜表面的含泡沫黏液，使镜下视野清晰，避免遗漏微小病变。

四、术中护理配合

（一）患者护理

（1）协助患者松开腰带、领带，摘掉眼镜，取左侧卧位，头稍后仰，双腿屈膝。在其背部垫一靠垫，起支撑作用，使患者更舒适。嘱其放松身躯，颈部保持自然放松状态。

（2）指导患者张开口咬住牙垫，头下放一治疗巾，防止口水污染诊床及患者衣物。进镜时，护士应让患者头部保持不动，勿向后仰，协助术者插镜，告知患者操作过程中有恶心反应时用鼻子缓慢深呼吸，尽量放松，将牙垫咬紧，切不可吐出牙垫。

（3）检查过程中，注意观察患者的神志、面色、生命体征变化，如有异常，立即停止检查，并做对症处理。

（二）治疗过程中的配合

（1）插镜是检查中的第一步，也是患者最紧张和担心的环节。轻柔、顺利地插入胃镜，对减轻患者不适及加快检查速度具有很重要的作用。操作时，护士位于患者头侧或术者旁，可适当扶住患者头部固定牙垫。注意保持患者头部位置不动，插镜有恶心反应时牙垫不要脱出，嘱患者不要吞咽唾液以免呛咳，让唾液流入盘内或用吸引器将口水吸出。

（2）进镜检查时，护士应适时做好解释工作，使患者尽可能地放松，以更好地配合检查。当镜头通过幽门、进入十二指肠降段、反转镜身观察胃角及胃底时可引起患者较明显的不适及恶心呕吐，此时护士应嘱患者深呼吸、肌肉放松。防止患者憋气，身体僵硬对抗。必要时护士可按压患者虎口穴，减轻患者的恶心反应。

（3）检查过程中如胃内泡沫多、黏液多、有食物残留等影响视野清晰度时，术者可按压胃镜操作部的送气/送水按钮冲洗镜面或护士用30mL或50mL注射器吸水，经钳道管注水冲洗。术中发现胃内有活动性出血或活检后出血较多时，护士需协助术者行内镜下止血，如喷洒去甲肾上腺素生理盐水或孟氏液等。

（4）检查结束退镜时，护士手持纱布将镜身外黏液血渍擦掉，撤下送气/送水按钮，换上清洗专用按钮（A/W槽），在流动水下初步清洗。

（三）取活检时的配合

胃镜检查中对病变组织需钳取活组织送病理检查，配合活检术及标本处理是内镜室护士最基本的操作，必须熟练掌握。

（1）护士将活检钳从活检孔道插入，活检钳送出内镜兜端后，根据术者指令张开或关闭活检钳钳取组织。取活检过程中需注意：①钳取标本时，应均匀适度用力关闭钳子，防止突然用力过猛，易造成钳子里面的牵引钢丝损坏和（或）拉脱钳瓣开口的焊接点。②某些肿瘤组织较硬，钳取时关闭速度要稍缓慢才可取到大块组织。③活检钳前端有一个焊接点连接前、后两部分，该焊接点易折弯折断，在操作时术者及护士均应注意保护该处，防止其受损。

（2）钳取组织后，护士右手往外拔出钳子，左手用纱布贴住活检孔，防止胃液涌出溅至术者。因钳子金属套管很长，在退出活检钳的过程中可将金属套管绕成大圈握在手中，及时擦去钳子上的黏液血渍。

（3）活检钳取出后，张开钳瓣在滤纸上轻轻一夹，钳取的组织便附在滤纸片上，最后将多块组织一起放入盛有10%甲醛溶液的标本瓶中（标本与10%甲醛溶液配制比例为1∶20），写上姓名、取样部位并填写病理检查申请单送检。不同部位钳取的活组织分别放入不同的标本中，标本瓶要给予编号，并在申请单上注明不同编号组织的活检部位。

（四）刷取细胞的配合

当疑有肿瘤、真菌感染等病变时，应使用细胞刷采集黏膜和病变表面的细胞和黏液以协助诊断。

1. 刷取细胞　一般放在活检之后或检查结束之前进行。护士右手握住细胞刷的尾部，左手握住细胞刷的头部，配合术者将细胞刷从胃镜活检孔道送入，直到细胞刷头部的毛刷伸出胃镜先端，在胃镜视野中可以见到细胞刷。术者用细胞刷头端的毛刷在病变表面平行反复刷取细胞，护士握住细胞刷的末端转动细胞刷，使毛刷各个部分均能刷取到细胞。然后将刷头退至内镜头端侧（不退入内镜内，以免细胞丢失在管道壁内），随胃镜一起退出体外。有外套管的细胞刷可不用退镜，随时刷取细胞由钳道管内取出。

2. 涂片　保持细胞刷仍留在内镜钳道管中，将细胞刷稍送出内镜先端，护士握住内镜先端部，用毛刷在玻片上旋转做圆圈状涂抹，一般涂 2~4 张，标明玻片编号，涂后立即将玻片放入装有固定液的玻璃缸内，贴上标签，注明患者姓名，填写细胞学检查申请单，新鲜送检。做真菌涂片时标本不需固定，直接新鲜送检。

3. 涂片后处理　先用纱布擦净镜身及细胞刷黏液，再用水将细胞刷洗净，最后将细胞刷从管道拔出。

五、术后护理

（一）患者护理

（1）术后患者因咽喉部麻醉作用尚未消失，应嘱患者不要吞唾液，以免引起呛咳。待 30~60min 麻醉作用消失，无麻木感后可先饮水，如无呛咳可进食。

（2）检查后可能会有短暂的咽喉部疼痛，同时咽后壁因局部麻醉关系，可有异物感，嘱患者不要反复用力咳痰，以免损伤咽喉部黏膜，这类症状 30~60min 后会自行消失。

（3）如患者出现严重呕吐、腹痛、腹胀等不适，需报告医师。患者检查后会出现腹胀，这是因为检查时胃内反复注气引起的，可指导患者坐直哈气或做腹部按摩促进排气。

（4）常规检查 60min 后可正常进食，如患者取活检、咽喉部疼痛明显，宜于术后 3h 进食，且宜进食清淡温凉半流质食物一天，勿进食过热的食物，防止粗糙食物或刺激性食物引起活检处出血，晚餐进软食，次日饮食照常。必要时可给予药物辅助治疗。

（5）注意观察有无胃镜检查并发症的发生。

（二）器械及附件处理

检查结束后，护士首先对胃镜进行床侧初步清洁，接着将胃镜及其附件按消毒规范进行处理。

六、并发症及防治

（一）吸入性肺炎

常由于吸入唾液、胃镜头端误入气管、局部麻醉或外伤导致咽部运动功能失调等原因所致。预防的方法是检查时取左侧卧位，尽量使左口角放低，以利于分泌物从口角流出，嘱患者勿吞咽口腔内分泌物；用前视胃镜检查，特别在咽下部时一定要看清食管腔后才能将胃镜向前推进，否则胃镜头端易误入气管。

（二）出血

黏膜损伤撕裂或插镜后的反复剧烈呕吐可致出血，故操作过程中动作要轻柔，勿用暴力，防止擦伤出血。

服用非甾体抗炎药、抗凝血药或有血液系统疾病者，取活检时可导致出血。因此，取活检时应避开血管，避免取组织太深，或撕拉过甚；对于并发动脉硬化的老年患者，在溃疡瘢痕部活检、凝血功能有障碍的患者，取活检时应谨慎操作。

（三）穿孔

食管穿孔是最严重的并发症，较少见，多为进镜时用力过猛，或试图盲目进入食管所致，可导致胸痛、纵隔炎、纵隔及皮下气肿、气胸及胸腔积液、食管气道瘘等。

胃穿孔也较少见，多由于操作粗暴损伤胃壁、深凹病变的活检、穿透性病变注气过多等原因导致。患者可出现腹部剧痛、腹胀，且向肩部放射。体检肝浊音界消失，X线透视可见膈下有游离气体，一旦确诊穿孔，应立即手术治疗。

（四）心血管意外

胃镜检查时可出现心率加快、血压升高，心绞痛及心律失常，偶尔发生心搏骤停、心肌梗死。因此对老年患者可采用经鼻胃镜。对有心血管疾病的患者应事先查心电图，测血压，详细了解病情，必要时预防性应用受体阻滞剂，并尽量缩短检查时间，密切观察患者。

（五）药物不良反应

静脉注射地西泮过快，可引起低血压、窒息；阿托品可诱发青光眼发作、排尿困难和尿潴留等。用药前应仔细询问有无过敏史，青光眼及前列腺肥大患者应避免术前注射阿托品。检查室中应备肾上腺素等抗过敏和抗休克药物，以备紧急情况时应用。

（六）假急腹症

注气过多、过快时，大量气体进入小肠，可引起小肠急剧胀气。临床表现为严重腹胀、腹痛、弥漫性腹部压痛，类似穿孔。X线检查可排除穿孔，排气后症状消失。

（七）下颌关节脱臼

患者用力咬住牙垫、张口过大、呕吐时，下颌关节发生异常运动而脱臼。用手法复位即可。

七、注意事项

（1）检查前全面评估，严格掌握适应证与禁忌证，充分与患者沟通，解除其顾虑。

（2）检查前禁食6h，胃排空延缓者，需禁食更长时间，有幽门梗阻者需先洗胃再检查。钡餐检查的患者，3d后才能再进行胃镜检查。青光眼患者禁用阿托品。

（3）检查前先检查仪器性能。注意在胃镜各部没接好之前，不要打开光源的开关，防止损伤胃镜或造成术者的身体伤害。

（4）操作时动作轻柔，遇有阻力勿强行通过以免发生意外或损坏器械。

（5）妥善放置标本于10%甲醛溶液内，标贴标本，与医师一起核对标本，及时送病理科。

（6）检查结束，及时清理设备及用物，定期检查设备性能，如有故障及时报告、维修。

（7）检查后一周内应密切观察有无消化道出血、穿孔、感染等征象，患者出现严重不适，应即刻来院就诊。

（牛相吉）

第二节　结肠镜检查的护理配合

结肠镜检查是经肛门将肠镜循腔插至回盲部，对整个大肠进行检查的一种安全有效的检查方法，是诊断大肠黏膜病变的最佳选择。通过结肠镜检查可诊断结肠和直肠疾病、可行结肠和直肠的活检、摘除结肠息肉，还可以行内镜下止血、上药及手术治疗。结肠镜检查的成功与否与护理密切相关，只有正确地做好检查前准备、术中配合及术后护理，才能保证检查的顺利进行及患者的安全。

一、适应证

（1）不明原因的下消化道出血。

（2）慢性腹泻久治不愈者。

（3）下腹痛、腹泻与便秘，X线钡餐检查阴性者。

（4）钡餐检查发现肠内有可疑病变，需进一步明确病变性质者。

（5）肠道内肿物性质未定，炎性病变需明确范围、程度或疑有癌变者。

（6）结肠息肉、肿瘤、出血等病变需在内镜下治疗或手术定位。

（7）药物或手术治疗复查及随访。

（8）原因不明的低位肠梗阻者。

（9）不明原因的消瘦、贫血者。

（10）常规体检。

二、禁忌证

（1）严重的心肺功能不全，不能承受检查前清洁肠道准备者。

（2）肛管直肠狭窄，肠镜无法插入者。

（3）有腹膜刺激症状的患者，如肠穿孔、腹膜炎等。

（4）肛管直肠急性期感染或有疼痛性病灶，如肛裂、肛周脓肿等。

（5）妇女月经期不宜检查，妊娠期应慎做。

（6）年老体衰、严重高血压、贫血、冠心病、心肺功能不全者。

（7）腹腔、盆腔手术后早期，怀疑有穿孔、肠瘘或广泛腹腔粘连者，急性腹泻、严重溃疡性结肠炎、结肠克罗恩病者。

（8）肠道大出血血压不稳者。

（9）精神或心理原因不能合作者。

三、术前准备

（一）器械准备

肠镜的安装及检查与胃镜相同（具体方法见本章第一节）。

（1）电子结肠镜。

（2）主机和光源。

（3）注气/注水瓶。

（4）吸引装置。

（5）活检钳、细胞刷。

（6）标本瓶、载玻片、细菌培养皿。

（7）常用药品、内镜润滑剂、生理盐水、染色剂、注射器。

（8）其他：橡胶手套、消毒纱布、卫生纸、治疗中单。

（二）患者准备

（1）向患者介绍检查的目的、方法及注意事项，消除患者的恐惧，取得患者的配合。

（2）检查前签署知情同意书。

（3）检查前2天进食少渣易消化的饮食，尽量减少食用绿色蔬菜等带渣食物；检查前1天晚进无渣的流质饮食；检查当天早晨禁食。便秘的患者，可先进食两天流食后再吃泻药进行肠道准备。

（4）肠道准备的清洁程度直接影响诊疗效果，因此十分重要。常用的肠道准备方法如下。

1）平衡电解质法：配方为1 000mL温开水内加入氯化钠6.14g、碳酸氢钠2.94g、氯化钾0.75g。检查前3～4h患者在60min内共饮3 000mL配方液。如排便中仍有粪渣，则继续再饮1 000mL配方液，直到排出物是清水为止。此法清洁肠道效果好，但因短时间内饮入大量液体，常引起患者不适。

2）口服甘露糖醇法：检查前2～3h一次口服20%甘露糖醇溶液250mL，同时口服凉开水（或糖盐水）1 500～2 000mL。待患者排出清水后检查。此法效果较好，但是甘露糖醇可在肠道内被细菌分解，产生易燃气体，当达到可燃浓度时，可能引起爆炸。因此不能随时做电灼电切息肉治疗。

3）口服硫酸镁法：于检查前4h口服33%硫酸镁溶液80～90mL，同时饮水1 500～2 000mL。此法简便易行。

4）口服番泻叶法：取10g番泻叶用500～1 000mL沸水冲泡当茶饮。于检查前12h口服1次，检查前2～3h再服1次。此法可致肠绞痛和肠黏膜充血，并产生较多泡沫影响观察。

5）蓖麻油灌肠法：检查前8～10h口服蓖麻油25～30mL，同时饮水2 000mL。再于术前1h内用800～1 000mL温开水行高位清洁灌肠，直至元粪渣排出为止。此法效果较好，但部分患者服蓖麻油后可出现恶心呕吐。

6）口服聚乙二醇（polyethylene glycol，PEG）法：PEG具有很大的分子质量，在肠道内不被水解和吸收，可在肠液内产生高渗透压，形成渗透性腹泻。检查当天早晨用2 000mL水冲服。此法肠道清洁效果好，患者易接受。

（5）对于不能耐受常规方法清洁肠道的患者，可于检查前2天进食无渣全流质饮食，同时服用杜秘克30mL，每天2次，检查前4h，再服30mL。

（6）术前用药：肠镜检查会引起患者不适，严重时可导致检查无法顺利进行。因此，术前可给予适当的药物。

1）解痉剂：肠镜刺激大肠黏膜可促进肠蠕动甚至肠痉挛。检查前10min注射阿托品0.5～1.0mg或东莨菪碱10mg，可抑制肠蠕动解除痉挛，以利于检查顺利进行。青光眼、前列腺肥大者禁用。

2）镇静、镇痛剂：为减轻检查中的精神紧张、疼痛不适感或病情需要者，术前可适当给予解痉镇静止痛剂。检查前10min肌内注射地西泮10mg或地西泮10mg＋哌替啶25～50mg。

3）麻醉剂：由麻醉科医师实施静脉麻醉。常用的药物有异丙酚、芬太尼。检查前用2%丁卡因溶液棉球塞肛麻醉。

四、术中护理配合

（一）患者护理

（1）协助患者更换检查裤，取左侧卧位，膝盖弯至胸部，以利于肠镜检查。检查床上垫一次性中单于患者腰部以下，以防粪水污染检查床及患者衣物。注意保护患者隐私，检查前可用毛巾适当遮盖。

（2）指导患者在检查过程中深呼吸，保持情绪稳定，防止或减少腹胀、腹痛、恶心等反应。

（3）急危重症、高血压病、心肺功能不全等患者，密切观察患者的生命体征，随时向术者报告。

（4）术中密切观察患者腹痛、腹胀等情况，遇到异常及时处理。

（二）治疗过程中的配合

肠镜检查的操作方法有双人插镜法和单人插镜法。助手娴熟的配合，可提高检查的成功率，缩短检查时间，减轻患者痛苦，减少并发症的发生。

1. 双人插镜法

（1）第一助手负责插镜：插镜前，先用1%～2%丁卡因溶液棉球塞入肛管数分钟后取出，接着在肛门口涂少量润滑剂，然后用左手拇指与示指、中指分开肛周皮肤暴露肛门，右手持镜，握持在弯曲部距镜头数厘米处，将镜头侧放在肛门口，用示指将镜头压入肛门，然后稍向腹侧方向插入。注意握持部不能距离镜头太远、插入方向不能垂直，否则可因弯曲部打弯而不能插入，甚至有折损内镜的危险。镜头进入5～10cm后，观察肠腔并循腔进镜向纵深插入。在插镜过程中，助手手托蘸有润滑剂的纱布，左、右手分别在距肛门数厘米及与肩等宽处握持镜身，根据术者的指令进镜或退镜，直到检查完成。肛外镜身要不断涂抹润滑剂，以减轻摩擦肛门的痛苦，保护肠黏膜。

（2）第二助手负责观察患者的反应，协助患者更换卧位：进镜过程中，可根据需要变换体位，如右侧卧位、仰卧位、头低臀高位等，以改变肠管走向，加大弯曲部角度以利于进镜。必要时行辅助手段帮助进镜，同时需配合活检、黏膜染色及其他治疗。

2. 单人插镜法　术者单人插镜，助手主要负责监测患者，必要时行辅助手段，配合冲水、取活检、黏膜染色、高频电切手术、止血等。

3. 辅助手段　当肠镜在通过乙状结肠、脾曲、肝曲困难时或进镜时内镜打弯结襻时，可利用辅助手段促进内镜的顺利插入。主要的辅助手段有手压法、变换体位、指导患者呼吸、涂润滑剂等。

（1）手压法：主要作用是形成内镜推进的支点，通过按压肠管使其缩短，防止“打弯”。手压法需掌握手压的部位、压迫的方向及压迫力的增减。

手压法基本有效的部位包括下腹部正中、右下腹部、左下腹部、左季肋部、上腹部正中、右季肋部及左右侧腹部。①下腹部：手压左耻骨联合部上方，有助于不伸展乙状结肠且缩短肠管。②右下腹部：手压髂前上棘和脐连线的中部附近，适用于乙状结肠形成较大袢而不能推镜及乙状结肠产生“打弯”现象时。③左下腹部：对于乙状结肠降结肠交接处（SDJ）附近的压迫，可使锐角化的乙状结肠降结肠交接处钝角化，内镜容易插入。④左季肋部：对于左肋骨弓下的压迫，适用于经脾曲部插入横结肠困难时。⑤上腹部正中：对于脐上部的压迫，适用于阻止横结肠形成袢时。⑥右季肋部：对于右肋骨弓下的压迫，适用于肝曲部附近的横结肠、肝曲部插入困难时。⑦右侧腹部：适用于肥胖患者插入困难时。⑧左侧腹部：适用于肥胖患者插入困难时。

基本的手压法是利用指尖、手腕、整个手掌进行压迫。压迫的力度分为弱、中、强三种，根据实际情况而定，切忌野蛮用力。

（2）变换体位：检查时的体位包括左侧卧位、仰卧位、右侧卧位、俯卧位。左侧卧位、仰卧位是内镜插入的基本体位，根据情况，右侧卧位、俯卧位也很有效。左侧卧位有助于插入升结肠和盲肠。仰卧位在通过直肠乙状结肠结合部后插入乙状结肠时有效。右侧卧位在经脾曲部插入横结肠、经横结肠插入升结肠时有效。俯卧位有助于插入升结肠和盲肠。

（3）指导患者呼吸：插入时指导患者呼气和吸气，有利于插镜，可让患者有安全感，从而可进行无痛苦的顺利插入。深吸气有助于经肝曲部插入至升结肠。但是，有时需要进行多次反复深呼吸。

4. 退镜后　为患者擦净肛门，协助患者更换衣裤。

五、术后护理

（一）患者护理

（1）询问患者腹胀、腹痛及排便情况。若腹痛、腹胀未缓解，可指导患者适当走动、腹部热敷、频繁改变体位以及垫高臀部帮助排气，必要时还可进行肛管排气。注意观察粪便的颜色、性质和量，如有异常及时处理。

（2）常规检查未做活检者可进普通饮食；行活检者，进流质或半流质、少渣饮食 1～2 天。病情需禁食者应严格禁食。

（3）注意观察有无肠镜检查并发症的发生。

（二）器械及附件处理

检查结束后，护士首先对肠镜进行床侧初步清洁，接着将肠镜及其附件按消毒规范进行处理。

六、并发症及防治

（一）肠穿孔

常见原因有操作手法不当导致机械性损伤及肠道本身疾病导致肠壁结构薄弱。患者表现为下腹部持续性胀痛，并逐渐加重。对于较小的穿孔，如患者症状及体征较轻，可采取非手术治疗，给予禁食水、胃肠减压及营养支持治疗。对于较大的穿孔，需立即手术。

预防肠道穿孔首先是检查前肠道准备一定要充分，良好的视野对于检查十分重要；其次是插镜时必须严格遵守“循腔进镜”的原则，切忌暴力插镜；最后检查过程中注意控制注气量也是预防肠穿孔的有效措施。

（二）肠道出血

常见的原因有服用非甾体抗炎药、抗凝血药或有血液系统疾病者，取活检时可导致出血；富含血管的病变或炎症明显、显著充血的部位取活检时也可导致出血；操作不熟练，导致肠道黏膜擦伤可引起出血。出血按发生时间可分为即刻出血、早期出血、延迟出血。患者表现为大便带血、黑便、鲜血便。少量出血可暂不处理；出血量较多应立即行内镜检查，明确出血部位后，给予局部止血，如喷洒止血药、金属夹、硬化剂注射及电凝、激光等内镜止血措施。如上述方法无效，应立即手术治疗。

预防肠道出血，首先要了解患者的用药史及凝血功能，操作时动作轻柔，勿强行进镜及过度注气。取活检时应避开血管，避免取组织太深，或撕拉过甚；对于并发动脉硬化的老年患者，在溃疡瘢痕部活检、凝血功能有障碍的患者，取活检时应谨慎操作。

（三）肠系膜、浆膜撕裂

主要原因是在插镜的过程中有肠襻形成，继续进镜，肠襻增大、肠管过度伸展使浆膜和肠系膜紧张，此时如再注入过多空气，使肠腔压力升高，超过浆膜和肠系膜所能承受的限度时便会发生撕裂。少量出血，患者可无特殊症状；出血量较大时，患者表现为腹腔内出血征象，并伴有腹膜刺激征。一旦确诊有腹腔内出血应立即手术。

预防肠系膜、浆膜撕裂的主要措施是插镜时应循腔进镜，切忌暴力插镜，滑行时要看清肠腔的走行方向，避免过度注气。

（四）感染

主要原因是内镜消毒不合要求或患者身体抵抗力低下。患者表现为发热、腹泻等。可给予抗感染治疗，补充水和电解质，保持体液平衡。

预防感染的主要措施是内镜的消毒一定要严格、规范。当患者抵抗力低下时，取活检后，可适当给予抗生素口服。

（五）肠绞痛和腹胀

由于肠襻弯曲度大、结肠镜刺激及患者精神紧张，可导致肠管痉挛性疼痛。如镜身没有拉直，肠襻不断扩大，旋转镜身可诱发肠绞痛。检查过程中如注气过多，或术前应用了过多的镇静剂，可引起术后腹胀。

预防的措施：当患者腹部疼痛较剧烈时，及时拉直镜身，安慰患者，短时间内疼痛可基本缓解；如症状较重，在排除肠穿孔的情况下可肌内注射解痉剂。检查过程中避免过度注气，检查结束后尽量吸尽肠内残气可预防腹胀。

（六）心脑血管意外

检查时注气过多、肠系膜过度牵张、精神紧张等原因可导致心力衰竭、急性心肌梗死、心搏骤停、脑出血等并发症。患者一旦出现心脑血管意外，必须立即停止检查，根据具体情况给予积极治疗及抢救。

检查前常规行心电图检查，老年人、心肺疾病患者、高血压患者术中注意监测心电图及生命体征，给予必要的镇静镇痛处理，可有效降低此类意外事件的发生。

七、注意事项

（1）检查前全面评估患者，严格掌握适应证。与患者充分沟通，消除患者的紧张情绪。

（2）检查前 2 天进食易消化半流质饮食如稀饭，禁食含粗纤维的食物。检查当天禁食早餐。检查后 24h 内禁食辛辣食物，12h 内不能饮酒。按要求做好肠道清洁，直到排出物是清水为止。

（3）取活检后需卧床休息，3 天内禁止剧烈运动，不可行钡剂灌肠检查。

（4）操作时动作轻柔，遇有阻力勿强行通过以免发生意外或损坏器械。

（5）妥善放置标本于 10% 甲醛溶液内，粘贴标本，与术者一起核对标本，及时送病理科。

（6）检查结束及时清理设备及用物，定期检查设备性能，如有故障及时报告、维修。

（7）检查后注意有无腹胀、腹痛、黑便等情况，指导患者若出现严重不适，应即刻来院就诊。

（牛相吉）

第三节　无痛内镜技术的护理配合

无痛内镜技术是指在静脉麻醉或清醒镇静状态下实施胃镜和结肠镜检查，使整个检查在不知不觉中完成，具有良好的安全性和舒适性。目前多采用清醒镇静（conscious sedation）的方法，在镇静药物的诱导下使患者能忍受持续保护性反应而导致的不适，以减轻患者的焦虑及恐惧心理，提高痛阈，但患者仍保持语言交流能力和浅感觉，可配合医师的操作。无痛内镜克服了传统内镜操作过程中患者紧张、恶心、腹胀等缺点，消除患者紧张、恐惧的情绪，提高对检查的耐受性；胃肠蠕动减少，便于医师发现细微病变；减少了患者因痛苦躁动引起的机械性损伤的发生及因紧张、恐惧和不合作而产生的心脑血管意外。护士应严格掌握各种药物的正确使用、注意术中的监测及并发症的及时发现与处理，密切配合医师完成检查，确保患者安全。

一、适应证

（1）有内镜检查适应证但恐惧常规内镜检查者。

（2）呕吐剧烈或其他原因难以承受常规内镜检查者。

（3）必须行内镜检查但伴有其他疾病者，如伴有癫痫史、小儿、高血压、轻度冠心病、陈旧性心肌梗死、精神病等不能合作者。

（4）内镜操作时间长、操作复杂者，如内镜下取异物等。

二、禁忌证

（1）生命处于休克等危重症者。

（2）严重肺部疾病，如COPD、睡眠呼吸暂停；严重肺心病、急性上呼吸道感染、支气管炎及哮喘病。

（3）腐蚀性食管炎、胃炎、胃潴留。

（4）中度以上的心功能障碍者、急性心肌梗死、急性脑梗死、脑出血、严重的高血压者。

（5）急剧恶化的结肠炎症（肠道及肛门急性炎症、缺血性肠炎等）、急性腹膜炎等。

（6）怀疑有胃肠穿孔者、肠瘘、腹膜炎及有广泛严重的肠粘连者。

（7）极度衰弱，不能耐受术前肠道准备及检查者。

（8）肝性脑病（包括亚临床期肝性脑病）。

（9）严重的肝肾功能障碍者。

（10）妊娠期妇女和哺乳期妇女。

（11）重症肌无力、青光眼、前列腺增生症有尿潴留史者。

（12）严重过敏体质，对异丙酚、咪达唑仑、芬太尼、东莨菪碱、脂类局部麻醉药物过敏及忌用者。

（13）严重鼻鼾症及过度肥胖者宜慎重。

（14）心动过缓者慎重。

三、术前准备

（一）器械准备

（1）内镜及主机。

（2）常规内镜检查所需的物品（同常规胃肠镜检查）。

（3）镇静麻醉所需设备：麻醉机、呼吸机、心电监护仪、简易呼吸球囊、中心负压吸引、中心吸氧装置等。

（4）必备急救器材：抢救车（包括气管切开包、静脉切开包等）、血压计、听诊器、专科特殊抢救设备等。

（5）急救药品：肾上腺素、去甲肾上腺素、阿托品、地塞米松等。

（6）基础治疗盘（包括镊子、聚维酮碘、棉签等）。

（7）各种型号注射器、输液器、输血器。

（8）镇静药物：主要包括苯二氮䓬类抗焦虑药和阿片类镇痛药。在镇静内镜检查中，一般都采取某几种药物联合应用，因为联合用药可以发挥协同作用，达到更好的镇静效果，但是这也增加了呼吸抑制和低血压等不良事件的发生。因此在用药类型和剂量选择时应因人而异，在联合用药时适当减量。在镇静期间需追加药物时，应与上次给药时间有充分的间隔，以保证药物起效。

（二）患者准备

镇静剂在内镜操作中，既要减轻患者操作中的痛苦，又要保证操作安全。因此，除按常规内镜检查准备外，还要注意以下方面。

（1）仔细询问患者病史，了解重要脏器功能状况，既往镇静麻醉史、药物过敏史、目前用药、烟酒史等。体格检查包括生命体征、心肺听诊和肺通气功能评估。

（2）向患者说明检查的目的和大致过程，解除患者焦虑和恐惧心理，取得合作，签署检查和麻醉知情同意书。

（3）完善术前准备：如心电图、胸片等。

（4）除内镜检查常规术前准备外，检查当天禁食 8h，禁水 4h。

（5）建立一条静脉通道，维持到操作结束和患者不再有心肺功能不全的风险时。

（6）协助患者取左侧卧位，常规鼻导管给氧，行心电监护，监测血压、脉搏、平均动脉压、心电波形及血氧饱和度。由麻醉医师缓慢注射药物。

四、术中护理配合

（一）患者护理

（1）病情监测：观察患者意识、心率、血氧饱和度、皮肤温度和觉醒的程度等变化，在镇静操作前、中、后做好记录。

1）意识状态：镇静内镜检查需等患者睫毛反射消失后开始进镜。检查中，护士应常规监测患者对语言刺激的反应能力，除儿童、智力障碍者和不能合作者（这些患者应考虑予以深度镇静）。同时，注意观察患者的“肢体语言”（如发白的指关节开始放松、肩下垂、面部肌肉放松、面色安详等）也有利于判断是否达到松弛和无焦虑状态。一旦患者只对疼痛刺激发生躲闪反应时，提示镇静程度过深，有必要使用拮抗药对抗药物反应。

2）呼吸状况：镇静内镜的主要并发症是呼吸抑制。因此，镇静内镜检查中对呼吸状况的监测尤为重要。呼吸抑制的主要表现是低通气，护士在检查中要注意观察患者的自主呼吸运动或者呼吸音听诊，一旦发现患者呼吸异常或血氧饱和度下降，可指导患者深呼吸，并吸氧，同时通知术者并配合处理。

3）循环变化：镇静内镜过程中循环系统的并发症包括高血压、低血压、心律失常等。护士应严密观察患者的血压及心电图情况，如有异常应及时通知术者并配合处理。检查中早期发生心率、血压的改变有利于及早发现和干预阻止心血管的不良事件。血氧饱和度的监测有利于及时发现低氧血症，避免由此带来的心肌缺血和严重心律失常，降低了心搏骤停的危险性。

（2）对有恶心呕吐反应的患者，给予异丙嗪注射液 25mg 静脉滴注。

（3）由于患者在检查中处于无意识状态，因此护士应特别注意防止患者坠床。

（4）将患者的头部向左侧固定，下颌向前托起，以保持呼吸道通畅。

（5）妥善固定牙垫以免滑脱而咬坏仪器。

（二）治疗过程中的配合

镇静内镜的医护配合同常规内镜检查的配合。

1. 无痛胃镜及经口小肠镜　患者咽喉部均喷洒2%利多卡因2～3次行咽部麻醉或给予利多卡因凝胶口服。静脉缓慢注射阿托品0.25～0.5mg，芬太尼0.03～0.05mg，继而静脉注射异丙酚1～2mg/kg（速度20～30mg/10s），待其肌肉松弛，睫毛反射消失后停止用药，开始插镜检查。根据检查时间的长短及患者反应，酌情加用异丙酚和阿托品。

2. 无痛肠镜及经肛小肠镜　先小剂量静脉注射芬太尼0.5μg/kg，后将丙泊酚以低于40mg/10s的速度缓慢静脉注射，患者睫毛反射消失，进入睡眠状态，全身肌肉松弛后，术者开始操作，术中根据检查时间的长短及患者反应（如出现肢体不自主运动），酌情加用丙泊酚，最小剂量50mg，最大剂量280mg，退镜时一般不需要加剂量。

五、术后护理

（一）患者护理

（1）每10min监测一次意识状态、生命体征及血氧饱和度，直到基本恢复正常。

（2）因使用了镇静剂及麻醉剂，检查结束后不应急于起身，应该保持侧卧位休息，直到完全清醒，如有呛咳可用吸引器吸除口、鼻腔分泌物。

（3）胃镜检查后宜进食清淡、温凉、半流质饮食1天，勿食过热食物，24h内禁食辛辣食物，12h内不得饮酒。肠镜检查后当天不要进食产气食物，如牛奶、豆浆等。

（4）注意观察有无出现并发症如出血、穿孔、腹部不适等。

（5）门诊的患者需在内镜室观察1h，神志清楚、生命体征恢复至术前或接近术前水平、能正确应答、无腹痛、恶心呕吐等不适可回家，需有家属陪同。个别有特殊病情的患者需留院观察。

（二）器械及附件处理

内镜的处理按内镜清洗消毒规范进行处理。

六、并发症及防治

1. 低氧血症　其原因除与丙泊酚和咪达唑仑本身药物作用外，可能与舌根后坠、咽部肌肉松弛阻塞呼吸道及检查过程中注气过多，引起肠肌上抬和肺压迫，导致肺通气不足有关。处理：立即托起下颌，增加氧流量至5～6L/min及面罩吸氧。预防：严格掌握适应证，遇高龄、肥胖、短颈、肺功能较差的患者时，要尽量托起下颌，使其头部略向后仰15°～20°，以保持呼吸道通畅，防止舌根后坠等阻塞呼吸道。同时，要加大给氧流量，避免操作过程中注气过多。

2. 低血压　其原因除与药物本身作用外，也与用药量偏大且推注速度较快有关。处理：①血压下降>30%以上者，予以麻黄碱10mg静脉推注。②心率明显减慢，低于60次/分者，予以阿托品0.5mg静脉推注。预防：严格掌握给药速度和给药剂量，若以手控给药时，最好将药用生理盐水稀释后缓慢匀速静脉推注，可有效预防注射过快和用药量偏大引起的循环抑制并发症；有条件时，建议靶控输注给药，能更准确地调控血药浓度，从而降低不良反应。

3. 误吸　误吸的主要原因为麻醉深度不够以及液体或咽部分泌物误入气管。处理：增加丙泊酚首剂用药量；口腔及咽喉部有分泌物时快速去除。预防：增加首剂用药量，待药物作用充分后再进镜；及时抽吸口腔和咽部分泌物；有胃潴留和检查前6h内有进食、饮水者列为禁忌。

4. 心律失常　心率减慢在无痛内镜检查中较为常见，可能与迷走神经反射有关。处理：一般只要暂停操作即可恢复。如心率减慢<60次/分者，静脉注射阿托品0.5～1.0mg后心率恢复正常。发生心动过速一般为麻醉剂量不足所致，如心率>100次/分时，可追加异丙酚剂量。出现频发性室性期前收缩用利多卡因静脉注射。

5. 眩晕、头痛、嗜睡　麻醉苏醒后部分患者出现头晕、头痛、嗜睡及步态不稳。主要与药物在人体代谢的个体差异有关，也与异丙酚引起血压下降脑供血不足有关。多见于高血压、平素不胜酒力的患者和女性患者，绝大多数经卧床或端坐休息后缓解。

6. 注射部位疼痛　异丙酚为脂肪乳剂，浓度高，刺激性强，静脉推注时有胀痛、刺痛、酸痛等不适。处理：注射部位疼痛一般持续时间短且能忍受，麻醉后疼痛会消失，无须特别处理。如在穿刺时将穿刺针放于血管中央，避免针头贴住血管壁，或选择较大静脉注药可减轻疼痛。

七、注意事项

（1）检查前全面评估，严格掌握适应证与禁忌证，充分与患者沟通，解除其顾虑。

（2）术后2h需有人陪护，24h内不得驾驶机动车辆、进行机械操作和从事高空作业，以防意外。

（3）选择镇静麻醉药物时，注意药物类型和剂量应因人而异，在联合用药时适当减量。在镇静期间需追加药物时，应与上次给药时间有充分的间隔，以保证药物起效。

（4）给药时应通过缓慢增加药物剂量来达到理想的镇静/镇痛程度，比单纯一次给药效果更理想。根据患者的体表面积、年龄、体重和伴随病，从小剂量开始给药。

（5）应用异丙酚镇静时，该药物使诱导全身麻醉和呼吸暂停的风险增加，必须由受过专业训练的麻醉医师来应用。

（6）门诊患者严格把握离院指征，注意患者安全。

（7）其他同常规胃肠镜检查。

（牛相吉）

第四节　消化道异物取出术的护理配合

消化道异物是指故意吞入或误吞入消化道的各种物体。根据异物的不同形状分为长条形异物、锐利异物、圆钝异物及不规则异物。大多数光滑的、柔软的异物不需处理，异物可经消化道自行排出；少数尖锐的、体积大不易自行排出、有腐蚀性或有毒的异物需取出；胆道蛔虫可引起机体严重反应，亦需取出。护士应熟练掌握如何选择钳取异物的附件，术中与术者密切配合，术后注意观察有无并发症。

一、上消化道异物取出术

上消化道异物是指故意吞入或误吞入上消化道的各种物体；某些既不能被消化，又不能通过幽门的食物或药物，在胃内形成团块；上消化道手术后不慎遗留在消化道的各种引流管和器械；手术残留的缝线、吻合钉等。

（一）适应证

消化道异物，凡自然排出有困难者均可试行内镜下取出。尤其是有毒性异物应积极试取。

1. 各种经口误入的真性异物　如硬币、纽扣、戒指、别针等。

2. 各种食物相关性异物　如鱼刺、果核、骨头、食团等。

3. 各种内生性的结石　如胃结石等。

（二）禁忌证

（1）异物一端部分或全部穿透消化道者或在消化道内形成严重的嵌顿者。

（2）某些胃内巨大异物，无法通过贲门及食管取出者。

（3）内镜检查禁忌证者。

（4）合并气管有异物者。

（三）术前准备

1. 器械准备

（1）内镜：最好选择大活检孔道胃镜，安装及检查方法同常规内镜。

（2）附件：主要取决于异物的种类及异物的停留部位。常用的器械有活检钳、圈套器、三爪钳、鼠齿钳、鳄鱼钳、V字钳、扁嘴钳、取石网篮、网兜形取物器、内镜专用手术剪、拆线器、吻合钉取出器、磁棒、机械取石器、橡皮保护套、外套管。

（3）液电碎石器或超声碎石机：注意检查仪器性能是否良好。

（4）生理盐水、去甲肾上腺素等。

（5）急救药品及器材。

（6）其他同常规内镜检查。

2. 患者准备

（1）了解病史，详细询问吞入的异物种类、发生时间、有无胸痛、腹痛等症状。

（2）根据需要行 X 线片检查，确定异物所在部位、性质、形状、大小，有无在消化道内嵌顿及穿透管壁的征象。钡餐检查后常会影响视野清晰度，不利于异物的取出，因此一般不做钡餐检查。

（3）必要时检查血型、凝血功能等。

（4）向患者家属讲明取异物的必要性和风险，耐心回答患者提出的问题，消除其顾虑，取得患者的信任和配合，签署手术同意书。

（5）成人及能较好配合的大龄儿童可按常规内镜检查做准备。术前禁食 8h 以上，术前给予镇静剂及解痉剂，如地西泮 5 ~ 10mg 及解痉灵 20mg 肌内注射或静脉注射。

（6）有消化道出血和危重患者应先建立静脉输液通道，以保证安全。

（7）婴幼儿、精神失常、操作不合作者、异物较大或估计取出有困难者，可行全身麻醉下取异物。

（四）术中护理配合

1. 患者护理

（1）术中注意观察患者全身状况，监测生命体征，必要时心电监护。特别是小儿全身麻醉时，及时清除口腔内分泌物，防止窒息。

（2）对剧烈恶心者嘱其做深呼吸，以减轻症状。

（3）如操作过程中，患者突然出现腹痛剧烈、腹肌紧张者，立即报告术者，停止操作，并做好抢救准备工作。

2. 治疗过程中的配合

（1）选择取异物的附件：不同形状、性质的异物，钳取时所用的附件亦不相同。护士应正确选择取异物的附件。

1）长形棒状异物：如体温表、牙刷、竹筷、钢笔、汤勺，对此类异物较短的、较细的可选择各式异物钳、鳄口钳、鼠齿钳、三爪钳、圈套器等；较长的，预计通过咽部困难，需备内镜外套管，用于保护咽部。

2）尖锐异物：如张开的安全别针、缝针、刀片、鱼刺等，应设法使异物较钝的一端靠近内镜头端，除备各种异物钳外还需在内镜前端加保护套，将异物抓住后收到保护套中，避免损伤消化道。较小的异物可在内镜前端装透明帽，较大的应装橡皮保护套。

3）圆形和团块异物：水果核、玻璃球、纽扣电池等，可选择网篮、各式异物钳、鳄口钳、鼠齿钳、三爪钳等。应设法将食管内的食物团块捣碎，或使其进入胃内，或者用网篮取出。胃内巨大结石可用碎石器将其击碎成小块，让其自然排出体外。

4）胆道蛔虫：可选择圈套器。

5）其他：吻合口缝线、胆管内引流管、吻合口支撑管等。吻合口缝线可采用内镜专用剪刀或拆线器将缝线逐一拆除。胆管内引流管可用圈套器或专用器械顺利取出；吻合口支撑管取出有困难，应酌情考虑。

（2）取异物的配合技巧

1）长形棒状异物：用异物钳抓取棒状异物的一端，将异物调整成纵轴与消化道平行，小心拖出体外；如异物较长、较大，护士可先协助术者下一内镜外套管，将套管先送入口咽部和食管上段，抓住异物后，将异物先拖到套管内，再连异物同内镜、外套管一起退出。注意抓取到的异物应尽量靠近内镜前端，防止异物与内镜“脱位”。异物如果坚硬，各种抓钳不易抓牢，极易滑脱，护士应与术者小心配合。当异物拖到口咽部时，应使患者头稍后仰，以利于异物顺利通过。

2）尖锐异物：此类异物如果处理不好在取物过程中易对消化道造成损伤，故可根据异物的大小和形态在内镜前端装保护套，将异物抓到保护套内，拖出体外。

3）圆形和团块异物：硬性圆形异物可用网篮套取。软性团块异物可用鳄口钳、鼠齿钳等咬碎，或取出或推入胃内，使其自然排出；胃内巨大结石，可用液电碎石器进行碎石后再取出。

4）胆道蛔虫：通常蛔虫的一部分钻入十二指肠乳头，还有一部分留在十二指肠内，用器械取出可立即缓解症状。可选用前视式胃镜和圈套器。发现蛔虫后，先送入圈套器，张开圈套器后，将圈套器由蛔虫尾部套住，护士慢慢收紧圈套，待手下感到已套住后，不要再收，过度用力可把虫体勒断，术者将圈套器向肛侧推，将蛔虫拉出十二指肠乳头，最后连同内镜一起退出，整个过程护士应保持圈套器松紧适度，不能过紧也不能过松。

（五）术后护理

1. 患者护理

（1）全身麻醉下取异物时，应待患者完全苏醒后再让其离院。通常患者需留院观察24h，一般情况好才可离开；有并发症者应收入院。

（2）根据异物对消化道损伤程度指导患者进食，损伤小或无损伤者可正常进食；轻、中度损伤者进半流质饮食或全流质饮食；重度损伤者或有并发消化道出血者应禁食。术后2～5天勿进硬食、热食，应食冷半流质饮食或冷流质饮食，以免食管伤口继续擦伤或损伤的黏膜血管扩张引起食管出血。

（3）术中如有黏膜损伤，出血者，术后患者留观24h，禁食，并给予止血剂和黏膜保护剂。必要时可应用广谱抗生素2天。

（4）吞入含有毒物的异物者，处理后，密切观察有无中毒表现。

（5）术后注意有无腹痛、呕血、黑便等消化道出血症状及皮下气肿、腹部压痛等消化道穿孔表现。一旦发生，应立即行外科处理。

2. 器械及附件处理

（1）胃镜处理：同胃镜检查护理常规。

（2）附件处理：根据内镜附件清洗消毒规范进行清洗消毒。

（六）并发症及防治

1. 消化道黏膜损伤　较大的锐利物在取出过程中可能会损伤消化道黏膜，尤其是在咽喉部、食管、贲门、幽门、十二指肠等狭窄或管径较小部位，轻者可造成黏膜撕裂和出血，重者可造成穿孔。操作过程中应小心、轻柔，切忌粗暴，以防损伤。已造成黏膜损伤或有轻度渗血者可禁食、补液，使用抑制胃酸分泌的药物和黏膜保护剂；出血不止者，可在内镜下止血；有穿孔者，应尽早行手术修补，并予以抗生素治疗。

2. 感染　在损伤的消化道黏膜上可继发细菌感染而发生红肿，甚至化脓。治疗上应予以禁食，使用广谱抗生素，已形成脓肿者应手术治疗。

3. 呼吸道并发症　常为窒息或吸入性肺炎，多发生在吞入较大异物及全身麻醉下取异物的婴幼儿。因吸入胃内容物或异物堵塞呼吸道引起。一旦发生应紧急处理抢救。

（七）注意事项

（1）严格掌握内镜取异物的适应证与禁忌证。当取异物危险性较大时，不可强行试取，以免引起并发症。证实已有消化道穿孔或尖锐异物已穿透管壁，不可用内镜取异物者，应采取外科手术处理。

（2）根据异物性质和形状选择合适的取异物器械。

（3）取异物时，抓取必须牢靠，钳取的位置多为特定的支撑点，如金属扁平异物边缘、义齿之钢丝、长条异物的一端，并设法让尖锐端向下。

（4）食管上段异物、咽喉部及咽肌水平段异物，应与耳鼻咽喉科医师合作，采用硬式喉镜取异物。

（5）操作过程中注意保护呼吸道通畅，防止误吸及异物掉入气管内。

（6）退出时，异物尽量靠近胃镜头端，不留间隙，通过咽喉部时，患者头部后仰，使咽部与口咽部成直线，易顺利退出。

（7）怀疑有消化道损伤时，应留院观察或收住院治疗。

（8）手术结束，及时清理设备及用物，定期检查设备性能，如有故障及时报告、维修。

二、大肠异物取出术

大肠异物多为误服，部分为故意吞服或肠道内瘘排出进入大肠。一般情况下，大肠异物可自行排出体外，无须特殊处理。只有当异物在大肠停留时间过长，排出有困难，或出现穿孔、溃疡、结肠功能紊乱时，才需要行结肠镜取出。

大肠异物取出术是一种安全、可靠的方法，可使患者免受外科手术之苦。患者术前准备同结肠镜检查，器械准备除常规结肠镜检查所需用物外，还应根据所取异物的性质、形状，准备相应的异物取出器械，如活检钳、圈套器、三爪钳、鼠齿钳、扁嘴钳、取石网篮、网兜形取物器、内镜专用手术剪、拆线器、吻合钉取出器等。

下面介绍几种常见的大肠异物取出方法。

（一）长条形异物取出

长条形异物多为遗留在大肠内的各种引流管及吞入的各种长条形的异物。这类异物可用圈套器套住异物一端，随内镜一起退出体外。

（二）圆球形异物取出

圆球形异物以粪石和胆石最为多见。这类异物如体积较小，可用三爪钳、取石网篮取出；如体积较大，可用碎石器将其击碎成小块取出或让其自然排出体外。

（三）扁平形异物取出

这类异物可选用鼠齿钳取出。

（四）吻合口残留缝线拆除

手术后吻合口缝线内翻于肠黏膜是最常见的大肠异物，可引起腹泻、腹痛、吻合口黏膜糜烂、溃疡甚至出血。如缝线已浮于黏膜表面者，可用活检钳咬夹拔出。对于缝线结牢固地结扎于黏膜深面者，可用内镜专用手术剪刀剪断缝线，再用活检钳拆除。

大肠内小而规则的异物取出一般较容易、安全，且无并发症。对于一些形状不规则、锐利、带钩的异物取出时，操作应轻柔，退出时异物的位置应与肠腔纵轴平行，并且尽量靠近肠镜端面，与肠镜一起退出体外。避免动作粗暴及用力外拉，防止出现肠黏膜损伤、出血，甚至穿孔等并发症。操作过程中，护士应密切配合术者完成手术，随时观察患者病情变化，出现异常及时处理。

（牛相吉）

参考文献

[1] 于皆平，沈志祥，罗和生．实用消化病学．（第3版）．北京：科学出版社，2017.

[2] 姜泊．胃肠病学．北京：人民卫生出版社，2015.

[3] 夏冰，邓长生，吴开春，沈博．炎症性肠病学．（第3版）．北京：人民卫生出版社，2015.

[4] 戈之铮，刘文忠．消化道出血的诊断和处理．北京：人民卫生出版社，2014.

[5] 林三仁．消化内科学高级教程．北京：中华医学电子音像出版社，2016.

[6] 侯刚，王强修，温黎．消化系统疑难肿瘤诊断解析．北京：科学出版社，2017.

[7] 林晓珠，唐磊．消化系统CT诊断．北京：科学出版社，2016.

[8] 唐志锋，樊红，崔涛．实用临床医学消化内科学（上册）．北京：知识产权出版社，2013.

[9] 池肇春，毛伟征，孙方利，王正根，王浩文．消化系统疾病鉴别诊断与治疗学．济南：山东科学技术出版社，2017.

[10] Kasper，Fauci，Hauser，Longo，Jameson，Loscaizo．哈里森内科学——消化系统疾病分册．周丽雅，译．北京：北京大学医学出版社，2016.

[11] 唐承薇，张澍田．内科学——消化内科学分册．北京：人民卫生出版社，2015.

[12] 段志军，白长川．实用功能性胃肠病诊治．北京：人民卫生出版社，2016.

[13] 郭晓迪，贾继东．自身免疫性肝炎的诊断与治疗．中国实用内科杂志，2014，26（23）．

[14] 金震东，李兆申．消化超声内镜学．第3版．北京：科学出版社，2017.

[15] 王宝恩，张定凤．现代肝脏病学．北京：科学出版社，2013.

[16] 姚礼庆，徐关东．实用消化内镜手术学．武汉：华中科技大学出版社，2013.

[17] Jean Marc Canard，等．消化内镜临床与实践．徐红，译．上海：上海科学技术出版社，2017.

[18] [美] 诺顿·J. 格林伯格．胃肠病学、肝脏病学与内镜学最新诊断和治疗．陈世耀，沙卫红，译．天津：天津科技翻译出版有限公司，2016.

[19] 丁淑贞，丁全峰．消化内科临床护理．北京：中国协和医科大学出版社，2016.

[20] 张铭光，杨小莉，唐承薇．消化内科护理手册．第2版．北京：科学出版社，2015.